# 膳食营养保健与卫生

王东方　曹　慧　著

科学出版社

北　京

# 内 容 简 介

　　本书系统阐述了膳食营养和食品卫生的基本理论知识，以及人们日常生活中所涉及的营养与健康、食品安全与卫生等问题。具体内容包括人体构成与代谢、构成生命的物质——营养素、食物营养素的有效利用与保健、现代健康食品、膳食指南与公共营养、膳食营养健康与疾病、食品卫生安全及管理、食物中毒与预防等内容，具有较强的实用性。

　　本书可适用于各大专院校相关专业的学生作为学习参考书，以及一般读者阅读参考。

**图书在版编目（CIP）数据**

膳食营养保健与卫生/王东方，曹慧著. —北京：科学出版社，2015.10
　ISBN 978-7-03-045826-1

　Ⅰ.①膳…　Ⅱ.①王…②曹…　Ⅲ.①膳食营养–基本知识②食品卫生–基本知识　Ⅳ.①R15

　中国版本图书馆 CIP 数据核字（2015）第 229083 号

责任编辑：吴美丽/责任校对：何艳萍
责任印制：张　伟/封面设计：庆全新光

科 学 出 版 社 出版
北京东黄城根北街 16 号
邮政编码：100717
http://www.sciencep.com

**北京九州迅驰传媒文化有限公司** 印刷
科学出版社发行　各地新华书店经销
*
2015 年 10 月第 一 版　　开本：787×1092　1/16
2023 年 7 月第九次印刷　　印张：15
字数：302 000
**定价：59.00 元**
（如有印装质量问题，我社负责调换）

# 前　言

俗话说"民以食为天，食以安为本"。食物是人类赖以生存的物质基础，不仅提供了人体生长发育和维持健康的营养素，而且精美的食物也给人以味觉、视觉上的享受。但是，很多人都会提出疑问，今天的食物是否营养、安全，搭配是否合理？是否平衡？"吃什么，吃多少，怎么吃"在追求膳食营养与健康的今天，尤其受到关注和重视。

随着社会的发展，经济水平的不断增长，人民的生活水平逐步提高，膳食营养与卫生安全问题越来越引起人们的关注。然而，目前我国居民膳食营养和安全与身心健康的矛盾却日益凸显。例如，城市居民膳食结构不尽合理，畜肉类及油脂食用过多，粮谷类食物消费偏低，奶类、豆类制品摄入过低；一些营养缺乏病依然存在，特别是儿童营养不良在农村地区仍然比较严重，铁、维生素 A 等微量营养素缺乏是我国城乡居民普遍存在的问题。人们患心脑血管疾病、肥胖症、糖尿病、高血压、血脂异常、肿瘤等慢性疾病的患病率不断增加。现代科学研究证实，这些慢性疾病不仅与不科学的膳食结构、烹饪方式及膳食安全密切相关，而且与膳食中各种营养素的不平衡紧密关联。与此同时，食品安全也是影响人体健康的重要问题。食源性疾病仍然是危害公众健康的重要因素，我国食源性疾病的发生比例及潜在隐患有增加趋势，食品中各种有害物质的污染对健康的潜在威胁已经成为一个不容忽视的问题。食品安全事件频繁发生，充分说明食品安全已经成为严重影响公众身体健康和生命安全的重要问题。食品新技术、新资源（如转基因食品）的应用给食品安全带来新的挑战。

近年来，随着营养科学、生命科学、食品科学等学科的飞速发展，对于有益健康的食物成分及膳食与疾病的相互关系得到广泛而深入的研究，人们对营养与健康更加重视。食物、营养与健康是关系到每个人的大事。就营养学的研究趋势而言，与经济发展一样在与时俱进。营养学已由过去确定某些营养素的需要量及了解其在预防相关缺乏症中的作用，通过平衡膳食预防慢性病等，转到目前深入研究膳食中各种化学成分与预防疾病特别是某些慢性病的新时期，而且从基因水平认识一些营养素的功能，并利用现代生物技术寻找与营养相关的新基因、加强这些基因的功能研究及与营养相关的疾病基因诊断，以及新资源食品、保健食品的开发等方面。

营养教育作为一种国民营养改善与促进手段，在世界范围内日益受到重视和推崇，也是指导人们科学合理地选择膳食及建立健康生活方式的重要保证。科学膳食、合理营养、促进健康已成为当今社会的基本需求。因此，掌握基本营养学知识，了解科学膳食、合理营养的健康理念，有助于人们日常健康的维护和疾病的防治，从而提高生活和生命的质量。但是，我国的公众营养学基础普及还比较滞后。因此，有必要让大家了解基本营养知识，合理膳食，从现在做起，养成良好的膳食习惯，达到终身受益的目的，同时作为营养知识的传播使者，使家庭及周围人群受益。当前我国居民对营养知识的了解较少，营养人才严重缺乏。为了广泛普及营养知识，提高全民营养素质及身体素质，本书将食品的营养学和安全性有机结合起来，运用通俗易懂的语言探讨了基本的营养学和食品安全知识。按照膳食营养、膳食卫生与安全健康各自的理论体系及它们之间的有机结合，力求做到概念清晰、准确，语言文字通俗易懂，内容简明扼要、由浅入深、循序渐进、适合广大读者。

　　感谢各位同行、同事的帮助，感谢所有被本书作为文献、资料引用的作者。由于作者知识更新和水平有限，加之时间仓促，书中难免有不足之处，敬请广大读者批评指正。

王东方

2015 年 5 月

# 目　录

# 绪　论

为什么要关注饮食营养？

当一个人活到 65 岁时，将进食 70 000 餐，经过身体所处理的食物高达 50 吨。所选择的食物对人体是有累积作用的。到 65 岁时，这些累积作用就会在我们的身体上显现出来。

每天，网络、报纸、广播、电视、杂志、广告中眼花缭乱的食品广告在诱惑着我们，我们到底该如何合理饮食？

学习营养知识，可以知道哪种食物对身体有益，可以运用所学的知识帮助我们选择合适的食物，安排一日三餐，设计食谱。学习营养知识，有助于促进健康，不必担心自己吃的是否合适，不必再为饮食不合适而自责和烦恼。

## 一、饮食的概念

饮食，就一个国家来说，满足人民的物质文化生活是其根本奋斗目标，也是国家长治久安的根本保障；就一个家庭来说，消费支出无外乎衣食住行、教育、医疗、赡养老人、购买大宗生活用品等几个方面。对于健康，如果家庭成员都健康，就可省去"医疗支出"，这无形中降低了支出，客观结果就是"节流"和"创收"。

"缺啥别缺钱，得啥别得病"、"健康是财富"、"健康是金"等这些流行语表达了两层意思，一是健康最重要，二是健康与经济关系密切，而健康又与饮食密切相关。

所谓"病从口入"，充分说明饮食与健康的关系，要保持健康就必须正确合理地饮食。

"饮食"包含了两重意思：一为饮，二为食。

所谓"正常饮食"，含义有三：①在感觉饿的时候吃东西，吃饱了就停下；②体察身体的需求，并且对之做出反应；③了解哪些食物对健康有益，并且在大多数情况下选择这些食物，但也不排斥偶尔为了让自己高兴而决定吃其他食物。

"正常饮食"应该是愉快的，健康的，也是灵活的。帮助孩子、自己和家人"正常饮食"其实就是在逐步养成对待食物的健康态度。

饮食的定义：一种符合一般健康成人营养的均衡饮食，旨在提供健康个体所需的热量及各种营养素，使其生理机能运作正常以维持生命。

一般原则：①每日应从各类食物中均衡地摄取各类营养素以提供身体所需，并养成不偏食、不暴饮暴食的习惯；②热量的摄取应视个人的体位（年龄、身高、体重）及活动量的实际状况而定，以免因摄取的热量大于消耗的热量而造成肥胖症；③每日应配合适度的运动以维持身体的健康。

## 二、饮食的发展历史

饮食的发展水平和历史阶段与烹饪技术和水平是一致的。

人类经过漫长的岁月,逐渐脱离蒙昧状态而进入开化文明时期。在这一过程中,烹饪技术的发展可以粗略地划分为三个阶段:第一阶段是石烹阶段,第二阶段是水烹阶段,第三阶段是油烹阶段。

我国的烹调技术在距今 3000 年左右的殷周时期就有了高度发展。在调味方面,已能够酿造酱油、醋、酒,且能制作多种多样的酱,烹调方法也相应地多样化。

在秦以后到近代的 2000 多年间,我国的烹饪技术有了很大的提高。经过长期的发展提高,我国的烹饪技术融合了中华民族的灿烂文化,使中国菜点形成了具有中华民族文化风格的特点,如选料讲究、刀工精细、配料巧妙、精于运用火候、调味丰富多彩、烹调方法多样、菜点品种丰富、讲究器皿等。

翻开日历,从岁初到岁尾,几乎每个月都有一个或几个节日。这些节日的来源往往是纪念人们所崇拜的历史人物或传说中的神话人物,或者有信仰和宗教的色彩。当初,这些节日的形成,与饮食并无多大关系。但是,当这些节日流传成俗的时候,每个节日便明显带有特定饮食和特定饮食方式的特征。

自古以来中国各地佳肴数不胜数,或原料稀异,或成菜独特,或与伟人、名人相伴,或与历史事件相生,形成了独特的中国饮食历史文化,成为研究中国古代菜,创新中国现代菜的文化宝库。

## 三、饮食营养、卫生安全与人体健康

食物是人类赖以生存和发展的物质基础,一方面人类需要食物提供能量和各种营养素来满足自身生理和生活的需要,保证身体的健康;另一方面人类要求食物无毒、无害、卫生,保证身体的健康安全。

### (一) 饮食营养与人体健康

民以食为天。人类为了生存,就必须要饮食,只有每天以膳食的形式从外界摄取食物,从中获取各种各样的营养物质,才能维持人体正常生理需要和身体健康。

**1. 饮食与营养**

1995 年我国通过的《中华人民共和国食品卫生法》(后简称《食品卫生法》)中规定:所谓食品是指各种供人食用或饮用的成品和原料,以及按照传统既是食品又是药品的物品,但是不包括以治疗为目的的物品。

食品 (food) 包括:各种供人食用或饮用的成品,如糕点、面制品、调味品、茶叶等;各种供人食用或饮用的原料(包括半成品),如粮食、蔬菜、肉类、水产品类等;按照传统既是食品又是药品的物品(双品)。根据卫生部 2002 年公布的既是食品又是药品的物品共 87 种,如生姜、枣、黑芝麻、甘草、白果(银杏)、鱼腥草、薄荷、罗汉果等,见第四章附录。

食物是为维持人体正常生理机能而经口摄入体内的含有营养素的物料。很明显,绝大多数食物是经过加工才成为食品的。

营养是人类从外界摄取食物满足自身生理需要的过程。营养是指人体吸收、利用食物或营养物质的过程，也是人类通过摄取食物以满足机体生理需要的生物过程。

营养素是保证人体生长发育、繁养和维持健康生活的物质。目前已知的有40～45种人体必需的营养素，并存在于食品中，可概括为七大类：蛋白质、脂肪、糖类、无机盐、维生素、水和食物纤维。

营养学是研究人体营养规律及其改善措施的科学。营养学研究目的是根据机体在不同生理、病理状况下体内新陈代谢的需要，科学确定机体营养素的需要量，制订合理利用营养素的原则，指导工农业生产的发展，从膳食营养上保证人体的需要。

人们每天摄取的食物中含有各种营养素，包括蛋白质、脂肪、碳水化合物、维生素、矿物质等，这些营养素能满足日常的生理和生活需要。一旦缺乏，就会产生各种各样的疾病，当然，营养素也不是摄入越多越好，有些营养素摄入过量可产生不良反应，甚至导致死亡。因此，应通过合理的日常膳食摄取需要的各种营养素，保证合理营养和身体健康。人类获得营养素的途径是通过合理的膳食和科学的烹调加工实现的，人们通过合理的膳食和科学的烹调加工，为机体提供足够数量的热能和各种营养素，并保持各营养素之间的数量平衡，以满足人体的正常生理需要，保持人体健康的过程称为合理营养。

**2. 食品的功能**

食品的功能可分为生理功能和社会功能。

在生理活动中，人们为了维持生命与健康，保持生长发育和从事劳动，每天必须摄取足够含有人体需要的各种营养的食物。

食品的生理功能概括为三点：一是为人体提供必要的营养素，满足人体营养需要；二是满足人们的不同嗜好和要求，如色、香、味、形态、质地等；三是某些食品中的某些成分具有调节人体新陈代谢、防御疾病、促进康复等作用，具有这种功能的食品就是人们所说的"功能性食品"。

食品除具有生理功能外，还具有两个重要的社会功能。一是食品具有联络感情的功能，每当"有朋自远方来"或有庆典、庆功时，经常要用好酒好菜来招待；二是从更高层次看，食品关系到国家和民族的兴亡，具有维护社会安定的功能。

在20世纪90年代初，美国科学家布朗提出一个严峻的问题："21世纪谁来养活中国？"中国是以世界7％的耕地养活世界21％的人口，但已进入21世纪，中国仍然在不断发展的过程中，没有出现布朗预测的问题，由此看来，中国政府的方针政策是正确和伟大的。

**3. 健康**

健康（health）的定义：是指不仅不生病，而且机体与环境之间在生理上、心理上、社会上保持相对平衡，有适应社会生活的能力。

亚健康：指健康的透支状态，即身体确有种种不适，表现为易疲劳，体力、适应力和应变力衰退，但又没有发现器质性病变的状态。

**4. 饮食营养与人体健康的关系**

（1）促进生长发育

生长是指细胞的繁殖、增大和细胞数目的增加，表现为全身各部分、各器官、各组织的大小、长短和质量的增加；发育是指身体各系统、各器官、各组织功能的完善。影响生长发育的主要因素有营养、运动、疾病、气候、社会环境和遗传因素等，其中营养占有重要地位。

人体细胞的主要成分是蛋白质，新的组织细胞的构成、繁殖、增大都离不开蛋白质。此外，碳水化合物、脂肪和钙、磷、维生素 D 等营养素也是影响生长发育的重要物质。近年来，人们普遍认为人体身高与饮食营养有关。例如，日本青少年的身高普遍比第二次世界大战时期增加了 12cm 左右，我国儿童的身高、体重也较新中国成立之前有明显的增长，这都与膳食营养质量的提高有关。

（2）防治疾病

充分、合理的营养可以帮助机体处于最佳状态。当一个人与疾病作斗争、从事繁重的工作，或承受精神上的痛苦时，机体会承受较大的压力。营养充足的人通常能承受这些压力，这是因为营养过程可以促进健康，保持人体精力旺盛；而营养不良或营养过剩都可以引起疾病。由于营养不良所引起的疾病为营养缺乏病，如缺铁性贫血、佝偻病、夜盲症等；由营养过剩引起的疾病称为"富贵病"，如糖尿病、胆石症、心血管疾病等。

（3）增进智力

营养状况对儿童早期的智力影响很大，到晚期就少多了。1980 年联合国粮食及农业组织（Food and Agriculture Organization of the United Nations，FAO）报告，有 1.5 亿非洲人面临饥荒，联合国儿童基金会（United Nations International Children's Emergency Fund，UNICEF）曾称，因营养不良和营养不足，有 1 亿多 5 岁以下的儿童身心健康受损，并处于危险之中，这些地方的孕妇由于营养不良，其子女的学习领会能力明显受到不利影响。例如，瑞士曾对百余所小学进行调查，学习不用心、成绩较差的学生约有 50% 处于贫血状态。

儿童时期是大脑发育最快的时期，需要有足够的营养物质，如二十二碳六烯酸（DHA）、卵磷脂、蛋白质等，特别是蛋白质的供应，如果蛋白质摄入不足，就会影响大脑的发育，阻碍大脑的智力开发。

（4）促进优生

计划生育是我国的一项基本国策，而优生是计划生育的一项重要内容，遗传是影响优生的因素，但营养也是一个不容忽视的因素。怀孕初期，孕妇就应注意先天营养对婴儿体质的重要性。世界上有些地区，母亲的饮食缺乏营养，导致胎儿畸形、流产、死产，以及分娩时各种问题的发生率很高。如果母亲每天可以摄入适量的营养物质，就能使胎儿正常生长，后天发育良好。

（5）增加机体免疫功能

免疫是机体的一种保护反应，是维护机体生理平衡和稳定的一种功能，营养与机体免疫系统的功能状态有密切的关系。营养不良者的免疫功能常低于正常人，从而导致人体特别容易受各种疾病的侵犯。这是因为营养不良者的吞噬细胞对细菌攻击的应答能力降低，虽然对细菌的吞噬功能可能正常，但对已吞噬的细菌的杀伤力却降低和减慢了。营养素缺乏或过多都会对机体的免疫功能产生影响，因此要注意营养素的均衡摄取。例如，多种维生素和矿物质都有提高免疫功能的作用。

（6）促进健康长寿

人体衰老是自然界的必然过程，长生不老的妙方是没有的，只有注意摄取均衡营养，才能推迟衰老，到达长寿的目的。老年人身体机能逐渐衰老，生理机能发生衰退，有针对、合理地安排饮食营养，如摄入适量蛋白质，多吃蔬菜、水果等清淡食物，避免摄入过多热量和动物脂肪，既有利于食物的消化吸收，又可以预防高血压、心血管疾病、糖尿病等老年性疾病的产生和复发，以达到促进健康和延年益寿的目的。

## （二）饮食卫生与健康

随着社会的发展，人们生活水平不断提高，在追求食品营养的同时，饮食卫生越来越受到社会的重视。环境污染是人类所面临的最大生存危机之一，随着现代工业的发展，废水、废气、废渣对环境的污染与损害日趋严重，生物圈中有害化学物质的积累，不但给环境本身而且也给食品原料的生产和食品加工带来不良影响。农业上大量施用化肥、农药使得食物中农药等残留量超过人体能够承受的限度，如长期食用，日积月累将会严重威胁和损害人们的身体健康。畜牧业生产中滥用兽药和饲料添加剂，食品工业中大量使用食品添加剂，放射性污染发生的危险性及水污染导致水产品的污染等现象时有发生，因此，人们应该提高食品卫生意识，避免食用不卫生的食物，保证人体的健康。

### 1. 食品卫生

世界卫生组织（World Health Organization，WHO）对食品卫生的定义是：从食品的生产、制造到最后消费之间无论在任何步骤，都能确保食品处于安全、完整及美好的状态。

食品的安全与卫生关系到食用者的健康和生命。而影响食品卫生乃至食用安全的因素较多，除了食物本身可能存在的影响食品卫生的因素外，各类食物从原料生产、加工、运输、储存及销售等环节都有可能受到不同程度有毒有害物质的污染。例如，农药的滥用、环境污染、非食品添加剂的使用或食品添加剂超量使用、食品的腐败变质及不科学的加工方法等，会对人体产生毒害作用和致癌作用，使人的健康和生命遭到威胁。因此必须运用科学技术、道德规范、法律规范等手段来保证食品的安全卫生。

绿色食品的兴起，充分说明了人们对食品安全性的重视。目前世界各国都在极力推广绿色食品、有机食品、无公害食品。

### 2. 绿色食品

绿色食品并非指"绿颜色食品"，而是对"无污染食品"的一种形象表述，特指无污染、安全、优质、营养的食品，由专门机构认定，分为 A 级和 AA 级，有专用标志性商标。A 级：限制使用农药、化肥等化学合成物的可持续农业产品。AA 级：对应的是有机食品。

**3. 有机食品**

根据国际有机农业运动联合会（International Federation of Organic Agriculture Movements，IFOAM）的有关规定，有机食品应符合：有机（天然）食品的原料须来自有机农业的产品；须按照有机农业生产和有机食品加工标准生产加工；产品须经过授权的有机食品颁证组织进行质量检查并符合有机食品生产标准，方可称为有机食品。即根据有机农业和有机食品生产、加工标准而生产加工的、由授权的有机（天然）食品颁证组织颁发证书、供人们食用的一切食品称为有机食品。

## （三）膳食营养素参考摄入量

膳食营养素参考摄入量（dietary reference intakes，DRIs）是一组每日平均膳食营养素摄入量的参考值，包括4项内容：平均需要量、推荐摄入量、适宜摄入量和可耐受最高摄入量。

**1. 平均需要量**

平均需要量（estimated average requirement，EAR）是根据个体需要量的研究资料制订的，是依据某些指标判断可以满足某一特定性别、年龄及生理状况群体中50%个体需要量的摄入水平。这一摄入水平不能满足群体中另外50%个体对该营养素的需要。EAR可以用于评估群体中摄入不足的发生率；对于个体，可以检查其摄入不足的可能性。

**2. 推荐摄入量**

推荐摄入量（recommended nutrient intake，RNI）是可以满足某一特定性别、年龄及生理状况群体中绝大多数（97%～98%）个体需要量的摄入水平。长期摄入RNI水平，可以满足身体对该营养素的需要，保持健康和维持组织中有适当的储备。RNI的主要用途是作为个体每日摄入该营养素的目标值。RNI是以EAR为基础制订的，RNI＝1.2×EAR。RNI是健康个体膳食营养素摄入量目标，但当某个体的营养素摄入量低于其RNI时并不一定表明该个体未达到适宜的营养状态。如果某个体的平均摄入量达到或超过了RNI，可以认为该个体没有摄入不足的危险。

**3. 适宜摄入量**

适宜摄入量（adequate intakes，AI）是通过观察或实验获得的健康人群某种营养素的摄入量。AI的主要用途是作为个体营养素摄入量的目标，同时用于限制过多摄入的标准。当健康个体摄入量达到AI时，出现营养缺乏的危险性很小。如果长期摄入超过AI值，则有可能产生不良作用。在个体需要量的研究资料不足，不能计算EAR，因而不能求得RNI时，可用AI来代替RNI。AI与RNI相似之处是二者都用作个体摄入的目标值，能满足目标人群中几乎所有个体的需要。AI和RNI的区别在于AI的准确性远不如RNI。

**4. 可耐受最高摄入量**

可耐受最高摄入量（tolerable upper intake level，UL）是平均每天可以摄入某营养素的最高量。这个量对一般人群中的几乎所有个体都不至于损害健康。UL主要用途是检查个体摄入量过高的可能，避免发生中毒。当摄入量超过UL时，发生毒性作用的危险性增加。

## 四、饮食营养与卫生的形成和发展

### 1. 营养学的形成和发展

营养学的形成、发展与国民经济、科学技术水平紧密相关。

我国是最早记录营养缺乏症的国家。早在公元前 2600 年，我国已有脚气病和夜盲症症状和治疗的记载。公元前 1046～公元前 771 年的西周时期，已建立了完善的医政制度并将医分为四大类，即食医、疾医、疡医和兽医。其中的食医排在诸医之首，"掌和王之六食、六饮、百馐、百酱、八珍之奇"（《周礼·天官》），现在来看，是专事饮食营养的医生，也可以说是最早有记载的营养师。产生于战国至西汉时期的中医经典著作《黄帝内经》中就有关于食疗与养生的记载，如"五谷为养，五果为助，五畜为益，五菜为充，气味相合而服之，以补精益气"，这被认为是目前世界上最早、最全面的饮食指南。

现代的营养学奠基于 18 世纪中叶。营养学应用了化学、生物化学、微生物学、生理学、医学等多门学科的基本原理，使自身得到不断进步。继 1783 年 Lavoisier 发现氧，并证明呼吸和燃烧都是氧化作用以后，一大批化学工作者陆续发现了蛋白质、脂肪、碳水化合物和常量矿物元素，并证明是人体必需的营养素。19 世纪和 20 世纪初期，是发现和研究各种营养素的最鼎盛时期。1842 年德国化学家，农业化学和营养化学奠基人之一李比希提出，机体营养过程是对蛋白质、脂肪、碳水化合物的氧化，并开始进行有机分析。他建立了碳、氢、氧定量测定法并由此确立了食物组成与物质代谢的概念。从 1912 年 Funk 发现第一种维生素——硫胺素（维生素 $B_1$），到 1945 年共发现了 14 种脂溶性维生素和水溶性维生素。在此期间，科学界接受了坏血病、脚气病、佝偻病、癞皮病、眼干燥症等致残、致死性疾病是营养素缺乏性疾病的观点。营养学在 1934 年美国营养学会成立后才正式被承认为一门科学。到 20 世纪 50 年代，40 多种营养素被识别及定性，并对其功能进行系统的探讨，到六七十年代，由于化学分析技术的灵敏度和精密度的提高，陆续发现一些微量元素和其对人体健康的重要意义。1973 年世界卫生组织（WHO）的专家委员会根据动物研究成果，将当时发现的 14 种微量元素确定为动物必需的微量元素，并提出了部分元素的日摄入量范围。1996 年，联合国粮食及农业组织（Food and Agriculture Organization of the United Nations，FAO）/国际原子能机构（International Atomic Energy Agency，IAEA）/世界卫生组织（World Health Organization，WHO）联合委员会确定 8 种元素是人体的必需微量元素，对防治贫血、地方性甲状腺肿及克山病等疾病有重要作用。20 世纪中后期，营养学的研究工作日益深入，从营养素的消化、吸收、代谢、生理功能、需要量等问题进展到用分子生物学手段从微观水平阐明营养素生理功能的机制，进一步探索各种营养素缺乏病的发病机制和防治手段。20 世纪 70 年代以来，人们开始研究膳食纤维及其他化学成分的特殊生理功能。目前营养学已经进入了重视和深入研究期。营养学研究在微观领域深入发展的同时，宏观营养研究也取得很大的进展，出现了专门研究群体营养的公共营养学，包括营养调查、营养监测与各种人群干预研究等。1943 年，美国学者首次提出推荐营养素供给量（recommended dietary allowance，RDA）的概念和一系列的数量建议。随后许多国家也提出了自己国家的营养素供给量建议。许多国家还编制本国的《膳食指南》以指导民众合理地选择食物。

营养学研究经过长期发展，已经形成了一个系统的、包含多个研究领域的独立学科。近年来，在宏观和微观两个方面的研究工作都得到不断扩展和深入。在宏观研究方面，对营养素生理功能的认识逐步趋于完善和系统化。一方面对营养素缺乏造成的身体和智力损害有了更深入的了解；另一方面对膳食成分和营养素摄入量在预防慢性疾病、提高机体适应能力及延缓衰老方面有了诸多发现。这进一步推动了营养素推荐摄入量的研究。在微观研究方面，对营养素生理作用的认识已由组织器官水平推进到亚细胞结构及分子水平。

**2. 卫生的形成和发展**

食品卫生学的研究内容包括食品污染的种类、来源、性质、作用、含量水平、监测管理及预防措施，各类食品的主要卫生问题，食品添加剂，食物中毒及其预防和食品卫生监督管理等。

食品卫生学也经历了较长的历史发展过程。3000年前的周朝就设置了"凌人"，专司食品冷藏防腐。《唐律》规定了处理腐败食品的法律准则。在古医籍中，对于鱼类引起的组胺中毒，有很深刻而准确的描述，这均体现出预防食物中毒的思想。

现代食品卫生学起源于19世纪，首先提出的是微生物引起食品变质的看法和巴氏消毒的理论和应用。随着商品经济的发展，食品掺假伪造相当严重，法国、英国和美国先后颁布了《取缔食品伪造法》《防止饮品掺伪法》和《食品、药品、化妆品法》，三者均为食品卫生法规的制定奠定了基础。

20世纪中叶，由于现代食品的出现和环境污染的日趋严重，发生或发现了各种来源不同、种类各异的食品污染因素，如黄曲霉毒素，多环芳烃化合物，$N$-亚硝基化合物，化学农药的污染、残留，食品容器包装材料等高分子物质的单体及加工中所用的助剂、食品添加剂等，从而使食品毒理学理论与方法得到了进一步发展。随着科学的进步、社会的发展和人们生活水平的不断提高和丰富，食品的安全和卫生显得越来越重要。1995年我国正式制定和颁布了《中华人民共和国食品卫生法》，进一步形成了较完善的食品卫生法律体系和食品卫生监督管理体系，从而使我国的食品卫生监督管理工作进入了一个依法行政的新历史发展时期。

2009年2月28日，《中华人民共和国食品安全法》颁布，2015年4月24日，第十二届全国人民代表大学常务委员会第十四次会议对《中华人民共和国食品安全法》进行修订，这标志着我国的食品卫生监督管理工作更加完善和成熟。

近年来，关于环境污染对食物链造成的污染问题的研究，如工业生产及食品包装材料和垃圾焚烧中产生的二噁英、杂环胺等污染物对人体的生物作用，已取得了可喜的进展。

保健食品或功能性食品的安全性及功能的评价和研究开发，最近已成为食品卫生学中一个新兴领域。越来越多的发现表明营养素的功能已不仅仅是预防营养缺乏病，而且在慢性病的预防中也起着重要作用。

食品卫生学科的另一个新的且十分重要的动向是它在日益频繁的国际食品贸易中显示出重要的作用。特别是我国加入世界贸易组织后，食品安全和卫生已成为世界贸易组织的重要文件。在 FAO/WHO 的积极支持和推动下，由危险性评估、危险性管理和危险性交流组成的危险性分析技术在解决重大食品问题和制订食品卫生标准中得到了越来越多的应用。

## 五、我国居民的营养状况

### （一）饮食营养现状

世界卫生组织（WHO）用身体质量指数（body mass index，BMI）评价成年人的营养状况时发现，在世界上约有 9% 的人处于慢性营养不良的状态，还有 15% 的人处于超重或肥胖状态。根据有关部门调查，中国约有 1 亿肝炎病毒携带者，95% 的中老年人有高血压和高血脂症状，2000 万糖尿病患者，有 4 亿人生活在缺碘地区，有 600 万人忍受着甲状腺病的折磨，由于缺钙，有 49% 的三岁以下的儿童患有佝偻病。

近年来，我国的国民经济有了飞速发展，人们生活水平有了很大的提高，我国国民的健康状况有了很大的改善，主要指标已跃居世界发展中国家的前列。婴儿死亡率从 1949 年的 20% 降到 3.14%；孕妇死亡率从 1.5% 降为 0.006 19%；平均期望寿命从 1949 年的 35 岁提高到 70 岁。1992 年全国营养调查结果表明，平均每人每天标准摄入热量达 9744kJ，蛋白质达 68g，脂肪达 58g，热量和蛋白质的摄入量分别占中国营养学会推荐的每日膳食供给量标准的 97.1% 和 90.3%，基本上满足了广大居民的生理需求。

但是，我国仍属于发展中国家，城乡及地区发展不平衡。我国农村儿童中还存在许多营养缺乏问题，主要为蛋白质-热量营养不良，贫困农村儿童的身高、体重均低于世界卫生组织指标，低体重平均为 23.7%，矮小儿童或慢性营养不良平均达 36.2%，缺铁性贫血为 38%，在贫困地区特别是山区维生素 A、维生素 C、碘缺乏随处可见。而在北京和上海等地区，由于营养过剩导致的"富贵病"正在增加，如体重超出标准的肥胖儿童近年来不断增加，与膳食营养因素有关的高血压、高血脂、冠心病、癌症等的发病率也在不断上升。因此，我国人民的营养状况仍不乐观。

为此，我国食品业要面临三大矛盾：一是食物资源供给与人口饮食需求之间的矛盾，我国和世界上的人口仍保持增长，而科学家预测地球上所有植被最多只能养活 80 亿人；二是随着生活节奏的加快，人们需要更好的便于加工的食品，这导致了饮食现代化的社会需求与我国食品工业相对落后的矛盾；三是存在着膳食科学化与居民、食品企业、餐饮业营养科学知识贫乏之间的矛盾，有些人营养不良，有些人却因营养过剩产生肥胖、高血压、糖尿病等"富贵病"。

### （二）饮食卫生现状

#### 1. 食品安全事故频发

近年来，食品安全事故备受关注，目前在我国的市场经济体制还不健全、不完善的情况下，少数不法分子在食品生产加工中掺假造假，牟取暴利。食品安全问题涉及范围非常广，从肉类到奶类，再到水产、蔬菜和水果，如苏丹红事件、三聚氰胺事件、孔雀绿事件、多宝鱼事件、地沟油事件等，在一定程度上影响了人们的正常生活。

**2. 食品源头污染导致安全卫生问题**

种植业和养殖业等源头污染严重影响食品安全。现代的种植和养殖业中，使用了大量的农药和兽药，农作物和畜禽体内残留的农药和兽药还未排除干净便进入了市场，由此也产生了一系列的食品安全问题。

**3. 食品新科技、新资源带来的挑战**

新科技、新资源的出现丰富了食品来源的同时，也带来了一定的挑战。例如，单细胞蛋白的生产为人类提供了大量优质的蛋白质，但单细胞蛋白含有较高的核酸类物质，核酸类物质在人体内代谢可产生大量尿酸，如不能及时排除，则易患风湿性关节炎，目前该技术主要应用在动物饲料中。再如转基因食品，现代科学还没有证实其对人体是否有害，但实验表明，转基因食品可对动物造成一定的伤害，因此，在一些发达国家规定，凡是使用了转基因农作物作为原料，或者添加了转基因农作物的食品，都应详细标明。

## 六、我国居民饮食营养与健康的任务

根据我国居民的食品营养与食品卫生现状，现阶段饮食营养与健康任务主要有以下几点。

**1. 充分利用、挖掘食品资源**

我国人均粮食占有量约 400kg，动物性食物的摄入量大大低于世界水平，有些地区特别是农村，蛋白质供给数量不足，质量较低。另外由于食品加工落后，使本来不足的食品资源未能重返利用，食品运输、储藏手段的简陋造成各种食品腐败变质。目前，我国大约有 1/3 的水果烂掉，全国大中城市约有 1/3 的蔬菜被损耗。

海洋可提供巨大的生物资源，21 世纪应是向海洋进军的时代。也可以利用生物技术改良农作物和动物，提高产量，同时开发新的食品资源，如昆虫、酵母等都是优质的蛋白质来源。要大力改进食品加工、保藏的方法，尽量减少食品的腐败变质，防止食品污染，加强开发及综合利用现有食品资源。

**2. 普及营养学知识，建立营养、科学、卫生、合理的膳食习惯，防止营养失调**

在导致大量疾病发生的原因中，来自于遗传基因的影响约占 20%。而由饮食、环境等因素的影响约占 80%，而且还有上升的趋势。"文明病"不是因为物质文明的提高而造成的，而是精神文明不足、健康知识缺乏而产生的。美国饮食、营养与癌症委员会（diet nutrition and cancer council，DCN）预测：由于饮食的改善，至少可使美国的癌症发生率下降 35%。因此专家呼吁"千万不要死于无知"，为此，必须正确引导人们的食物消费，改变不科学、不文明的食物消费习惯。必须加强营养知识的宣传和普及力度，让我国居民了解营养与健康、营养与疾病的关系，根据营养学知识，了解食物在加工、储藏、销售过程中应如何尽量减少营养素的损失和食物搭配的合理性。

任何一种完整的天然食物都不能提供人类所需的全部营养素，其所含的营养素之间的比例关系也并不能符合人体需要。合理营养是健康的物质基础，而平衡膳食是合理营养的唯一途径。因此，1998 年 9 月，卫生部发布了《中国居民膳食指南》、《特定人群膳食指南》和《中国居民平衡膳食宝塔》。这些指南是以科学研究结果为根据，针对我国居民的需要及膳食中存在的主要缺陷而制定的，具有普遍指导意义。

**3. 发展方便的高营养食品**

目前我国城市就业人口迅速增长，迫切要求减轻家务劳动，消除紧张工作带来的疲劳，以保证清醒的头脑，旺盛的精力，提高生活质量。满足这一人群要求的食品有快餐食品、方便即食食品、娱乐消遣食品、活力高能组合食品。全营养性食品会有较大需求，生产这些便于携带、方便随时食用、快速补充体力和能量的食品，将是食品业的发展方向和必然趋势。

**4. 重视慢性病的预防和治疗**

我国慢性病的发病率和发病人数呈逐年上升趋势，居世界前列，已经引起了举国上下的关注。如何从饮食上预防和治疗慢性病、摆脱亚健康成为当前最为艰巨和紧急的任务。

**5. 加强食品安全卫生立法及管理**

以现代食品卫生监督管理最新理论和成就，不断制订和修订各项食品卫生技术规范，并落实各项技术规范；不断完善法律法规；研究食物中毒的新病原物质，提高食物中毒的科学管理水平；提高食品合格率；进一步以危害性分析理论与方法和质量控制体系完善各种食品污染物安全性评价的标准制订；进一步扩大研究新的食品污染因素，采用良好生产工艺和危害分析关键控制点管理体系，提高各种监测分析方法水平，加强食品安全与食品质量。控制食品生产中的污染，控制食品的污染应该从食品的原料、食品加工过程、食品销售和最后的食用等各个环节进行控制。例如，减少农药、兽药的使用，加强食品加工过程中食品添加剂的管理和使用，控制食品加工过程中微生物的污染。

# 第一章　人体的构成与代谢

人，必须具备两个要素，即合理的营养和适当的体力活动与锻炼。世界上的食物并没有好坏之分，只有合理的饮食结构和不合理的饮食结构的区别。因为营养不是越多越好，也不是单一的脂肪、蛋白质或者蔬菜的营养就是好，而是要根据各种食物的营养物质，组合成能让人体合理吸收的成分才行。

## 第一节　人体的化学组成与物质平衡

### 一、人体的化学组成

#### 1. 组成人体的元素

碳、氢、氧、氮占身体的 96％，对于其他元素成分而言，钙、磷在骨质中很多，钾在细胞内液中比较多，钠在细胞外液中也就是血液和组织间液中比较多，硫是蛋白质的成分，氯和镁是存在于体液中的盐类，铁是血红素的成分，铜是酶的成分，锰是辅酶的成分，碘含于甲状腺素中，钴含于维生素 $B_{12}$ 中。

#### 2. 人体所含的化合物

人体的化学组成很复杂，在生命活动中，已知的有 40～45 种必需营养素，其中水、碳水化合物、蛋白质、脂肪、矿物质和维生素被称为"六大营养素"（表 1-1）。

表 1-1　人体的基本化学构成（65kg 体重，男性）

| 化学物质 | 蛋白质 | 脂肪 | 碳水化合物 | 水 | 矿物质 |
|---|---|---|---|---|---|
| 质量/kg | 11 | 9 | 1 | 40 | 4 |
| 百分比/% | 17.0 | 13.8 | 1.5 | 61.6 | 6.1 |

人体必须不断地补充基本营养物质来维持人体的生命活动，包括摄取、消化、吸收和体内利用等。人体内的化学组成随年龄和身体状况的差异也有很大不同，但总的来说，维持人体健康的化学组成总是存在物质和能量两方面的平衡。

### 二、人体的物质代谢与物质平衡

#### （一）物质代谢

食物在体内消化以后，营养素被吸收进入血液循环，同时发生许多化学反应，为机体提供能量或构成组织，这些反应总称为代谢。物质代谢是生物体与环境之间的物质交换过程，物质代谢过程包括消化吸收、中间代谢和排泄三个阶段。

#### 1. 消化吸收阶段

摄入的食物经胃肠蠕动的机械性消化和各种消化酶的作用，把蛋白质、糖及脂肪等复杂大分子物质变为可溶解又能扩散的低分子物质，并通过消化管壁将低分子物质吸收进入血液循环，分布到全身。

**2. 中间代谢阶段**

随血液循环分布到全身的各种物质在各个不同的组织细胞内进行中间代谢，以合成生物自身需要的新物质，同时体内原有的高分子物质又不断地分解为低分子物质，与由食物经过消化吸收的低分子物质相互混合，被机体选择利用，不能被机体选择利用的物质则排出体外。因此，中间代谢又可分为分解代谢和合成代谢。

（1）分解代谢

分解代谢是将食物中的三种基本营养素，即碳水化合物、蛋白质和脂肪变成最简单分子，进行彻底氧化并释放出能量。在整个分解过程中，各步的中间产物又在进行合成代谢。

（2）合成代谢

合成代谢是把营养素分子合成复杂分子，作为机体组织构成材料的过程。合成代谢是吸热反应，需要向反应输入能量。

**3. 排泄阶段**

代谢废物由尿、粪便、汗液排出体外。研究表明，人体代谢废物在体内存留时间过长，是导致多种疾病的原因。

（二）物质平衡

**1. 酸碱平衡**

酸碱平衡的调节是指控制体液的氢离子浓度或 pH。细胞的化学反应在很大程度上依赖于氢离子浓度，为维持细胞生命活动，体液的正常 pH 为 $7.35 \sim 7.45$，维持生命的极限 pH 为 $7.0 \sim 7.8$。偏离此范围，会引起正常机体代谢的失调，氢离子浓度高时体液呈酸性，为酸中毒，氢离子浓度低时体液呈碱性，为碱中毒。人体内酸碱平衡的稳定是由化学缓冲剂通过呼吸作用和肾来调节的。

（1）化学缓冲剂调节

这些物质能与各种酸、碱结合，以防止体液出现较大的酸性或碱性改变，重要的化学缓冲剂是碳酸氢盐、磷酸氢盐和蛋白质等。其中磷酸盐类缓冲剂在细胞内的浓度较大，缓冲容量较高，对保持细胞内液的正常氢离子浓度是非常重要的。

（2）肾调节

在细胞代谢过程中会生成许多有机酸，包括磷酸、硫酸、尿酸和酮酸等。这些酸进入体液可以引起酸中毒。正常情况下，这些多余的酸在生成后立即迅速地由肾排出体外，有效地防止氢离子浓度积累。

（3）呼吸调节

$CO_2$ 与水及细胞内液的电解质化合生成碳酸，最终由肺控制人体的碳酸供应。如呼吸低于正常水平，$CO_2$ 将不能正常排泄，而在体内积累，引起碳酸浓度的增加，结果使氢离子浓度升高。如果体内 1min 完全不呼吸，将使细胞内液的 pH 从 7.4 降至 7.1，而过分呼吸，1min 内 pH 可增高至 7.7。因此，肺部通过呼吸可调节体内的酸碱平衡，锻炼身体时更要注意这个问题。

**2. 水平衡**

水是机体的主要成分，约占体重的 2/3。它是生物有机体的重要成分，体内严重缺水或过剩都会给机体健康带来极大损害。

体液中的水约有 50% 来源于饮料水，约有 40% 来源于食物，另外 10% 以上是体内物质代谢产生的水。由皮肤蒸发和呼吸排出的水约有 42%，通过肾排尿约有 54%，其他约 4% 由粪便排出体外。

为了维持水在体内的平衡，在正常情况下，机体通过体内丘脑下部的神经中枢等进行调节，控制口渴感和肾排水。发烧、高蛋白膳食、干热气候、呕吐、腹泻和外伤损害都会扰乱机体对水的正常需要。

# 第二节　食物的消化与吸收

为了满足维持生命和各种生理功能正常进行的要求，人体需要不断从外界摄取各种营养素。食品中的天然营养素如碳水化合物、脂肪、蛋白质，一般都不能直接被人体利用，必须先在消化道内分解，变成小分子物质如葡萄糖、甘油、脂肪酸、氨基酸等，才能透过消化道黏膜的上皮细胞进入血液循环，供人体组织利用。

食品在消化道内的分解过程称为消化；食品经过消化后，透过消化道膜进入血液循环的过程称为吸收；这是两个紧密联系的过程：一种是靠消化道运动把大块食物磨碎，称为物理性消化；另一种是靠消化液及其消化酶的作用，把食物中的大分子物质分解成可被吸收的小分子物质，称为化学性消化。消化道的运动将磨碎了的食物与消化液充分混合并向前推送，在这个过程中进行分解与吸收，最后把不被吸收的残渣排出体外。

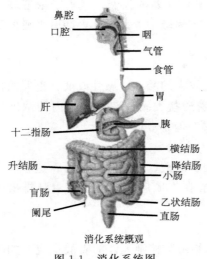

鼻腔
口腔
咽
气管
食管
胃
肝
胰
十二指肠
横结肠
升结肠
降结肠
小肠
盲肠
乙状结肠
阑尾
直肠

消化系统概观

图 1-1　消化系统图

## 一、食物的消化

根据位置、形态和功能的不同，消化道可分为口腔、咽、食管、胃、小肠、大肠、直肠和肛门，全长 10～16m。消化腺是分泌消化液的器官，主要有唾液腺、胃腺、胰腺和小肠腺等（图 1-1）。

消化过程：主要是由一系列消化酶完成的，主要有胃蛋白酶、胰蛋白酶、胰脂肪酶、肠脂肪酶、唾液淀粉酶、胰淀粉酶等。

口腔：含淀粉酶，可消化淀粉。

食道：也称食管，约长 25cm，有三个狭窄处，食物通过食管约 7s。

胃：每天分泌物约 2L，胃底区的壁细胞分泌盐酸，胃蛋白酶要求的酸性环境为 pH 1.6～3.2。

也分泌凝乳酶，这种酶能凝结乳中蛋白质，对于婴儿营养很重要。成人若长期不食用乳及其制品，胃液分泌物中会缺少凝乳酶。正常人食物通过胃的速度为 4～6h。

小肠：长约 5.5m，是食物消化和吸收的主要场所。在正常人中，90％～95％的营养素吸收在小肠的上半部完成。

胰：胰分泌的消化液呈碱性，由水相和有机相组成。消化液水相中富含碳酸氢盐，主要是中和在胃中产生的高酸性食糜，有机相中含有胰腺泡细胞产生的酶，主要有蛋白水解酶、脂肪酶、淀粉水解酶、核酸水解酶，以及一些化学缓冲剂。

肝与胆：肝的主要消化功能之一是分泌胆汁，胆汁能溶解和吸收膳食脂肪，帮助排泄一些废物，也储藏和释放葡萄糖，储存维生素 A、维生素 D、维生素 E、维生素 K 和维生素 $B_{12}$ 等，以及对已消化吸收的营养素进行化学转化。肝还有许多生理功能，包括有害物质的解毒作用、产能营养素的代谢、血浆蛋白的形成、尿素的形成、多肽激素的钝化等。

结肠和直肠：在大肠中含有大量以大肠杆菌为主的细菌，通过细菌改变和消化未反应的食物，将蛋白质残渣转化为有气味的化合物，有些细菌可以合成维生素 K、生物素和叶酸等营养素。

## 二、食物的吸收

食物经过消化，将大分子物质转变成小分子物质，其中多糖分解成单糖，蛋白质分解成氨基酸，脂肪分解成脂肪酸、单酸甘油酯等，维生素与矿物质则在消化过程中被释放出来，通过消化道管壁进入血液循环，这些过程称为吸收。胃只能吸收少量的水和乙醇等，大肠主要吸收在小肠没被吸收的水分和电解质，而营养物质的吸收主要在小肠进行。

当营养成分被消化吸收后，立即通过血液循环运输到需要它们的组织和细胞中，或储藏在组织中。

(1) 蛋白质的吸收

蛋白质在消化道被分解成氨基酸后，进入血液循环。天然蛋白质被蛋白酶水解后，水解产物大约 1/3 为氨基酸，2/3 为寡肽。

(2) 脂肪的吸收

脂肪经消化道被分解成甘油和脂肪酸，甘油易溶解于水，可被直接吸收进入血液中；脂肪酸在消化道需与胆盐结合成水溶性复合物才能被吸收。脂肪酸被吸收后，一部分进入小肠绒毛的毛细血管，由门静脉入肝，一大部分进入毛细淋巴管，经大淋巴管进入血液循环。脂溶性维生素也随脂肪酸一起被吸收。

(3) 碳水化合物的吸收

碳水化合物经消化分解为单糖（主要为葡萄糖及少量的果糖和半乳糖）后，以主动转运方式吸收。然后通过门静脉入肝，一部分合成糖原储存在肝中，另一部分由肝静脉进入人体循环，供全身组织利用。

(4) 水、水溶性维生素及无机盐的吸收

这一类物质，可以不经消化，在小肠直接被吸收。水在肠道靠渗透压的原理被吸收；水溶性维生素由扩散的方式吸收。在无机盐中，钠盐靠钠泵吸收，氯离子、碳酸氢根等负离子靠电位差进行吸收。

### 三、生物转化

肝是进行生物转化的主要器官，在人体内，营养物质与非营养物质在肝等组织中的化学转变过程称为生物转化。体内物质代谢产生的小分子活性物质或毒物，以及进入人体的各种异物如药物、毒物、食品添加剂等在体内通过生物转化可以改变其结构和性质，然后通过肝或肾等途径排出体外。

很多因素会影响到生物转化反应的进行，如个体差异因素及种族因素、营养不良（蛋白质、磷脂、维生素 A、维生素 C、维生素 E 等不足）等。新生儿的生物转化能力较差，老年人的转化能力也趋于衰退；体内雄性激素、胰岛素可促进机体内的生物转化作用；严重的肝病会影响转化的进行，但是通过诱导作用，可使肝等组织中的生物转化酶类生成增多、活性增强，有利于非营养物质的转化与排泄。

### 四、排泄

摄入人体的食物经过各段消化道反复吸收之后，最后进入直肠的为食物中不能被消化吸收的残渣、盐类和少量剩余营养物质。当含有大量肠道微生物、胃肠道脱落细胞及食物残渣所组成的粪便进入直肠后，刺激肠壁，引起排便反应。

### 五、消化异常

在消化系统的消化吸收机能或附属器官肝、胆道、胰腺的机能发生障碍时，如果摄取含有特殊成分的食物，将会由于消化功能的降低，而呈现出消化不良的症状。一般，消化吸收不良在蛋白质的利用或脂肪的利用比较低时表现得比较敏感。

（1）牛奶不适症

饮用牛奶后，表现出下痢、腹痛、腹胀等症状。具体的原因可能是下述的两种：①牛奶变态反应，通常蛋白质会被肠道的酶消化成氨基酸后再吸收，但仍有一些微量蛋白质不经过消化即被肠道吸收而进入血液循环，这样的蛋白质即被视为人体过敏原。再次食用牛奶时，其中某些蛋白质与免疫球蛋白 E 结合产生一种新的物质，这种物质会刺激人体释放组胺等炎症反应物，刺激肠道，引起腹痛、腹胀或腹泻。新生儿和幼儿容易出现这种问题，当用人工喂养新生儿和幼儿时，出现这种反应的比例为 0.5%～10%；②乳糖不适症，小肠黏膜的双糖类分解酶乳糖酶具有诱导酶的性质，当人们不能摄取乳糖时，容易产生二次活性降低，即先天性缺损症，在幼儿时期对乳糖不适者，成人以后对牛奶不适的发生概率要高于正常人。

（2）蛋白质消化障碍

在食品中，有时含有对蛋白质消化起抑制作用的成分。蛋白质消化酶抑制剂中，胰蛋白酶抑制剂（TI）是最常被人们所提到的。TI 在大多数植物性食品中可以见到，但是，经过适当的热处理后，即可将其活性除掉。在摄取的食物中，当 TI 含量较多时，肠内的蛋白质消化将受到抑制。同时，胰腺外分泌机能亢进，从而使大多数蛋白质最终被排泄掉。卵白的黏蛋白也具有类似的作用。

# 第二章 构成生命的物质——营养素

## 第一节 能 量

人和其他任何动物一样，每天都要从食物中摄取一定的能量以供生长、代谢、维持体温及从事各种体力劳动等。机体即使处于安静状态也要消耗一定的能量，如心脏跳动、血液循环、肺的呼吸、腺体分泌、肌肉收缩等代谢均需要能量，所以说能量是人类赖以生存的物质基础，没有能量就没有生命活动，也就没有人类。

人类的能量来自食物，食物的能量最终来自太阳能。绿色植物吸收太阳能，通过光合作用将二氧化碳、水和其他无机化合物转变成有机碳水化合物、蛋白质和脂肪等，并将能量储存在这些化合物中。人食用含这些化合物的食物后，在体内经过一系列的氧化反应，这些化合物被分解，能量逐渐释放出来，一部分以热能形式散失维持体温，一部分以高能磷酸键（ATP）储存，且可在细胞间运输，当组织需要时，再释放出来以供利用。

### 一、食物的能量

人每天都要摄取一定量的食物以维持生命和从事各种活动。在人摄取的所有营养素中，只有碳水化合物、脂肪和蛋白质在体内能产生能量，营养学上将这三种营养素称为"产能营养素"或"热源质"。糖类和脂肪彻底燃烧时的最终产物均为 $CO_2$ 和水。蛋白质在体外燃烧时的最终产物是 $CO_2$、水和氮的氧化物等。

食物能值是指食物彻底燃烧时所测定的能值，也称"物理燃烧值"，或称"总能值"。考虑到机体对这些产能物质的消化、吸收情况（如纤维素不能消化），定义机体可利用的能值为生理能值，与食物能值有些差异。

**1. 能量单位**

焦耳(joule，J)：1J 相当于 1N 的力使 1kg 的物质移动 1m 所消耗的能量。营养学上常使用千焦耳（kJ）。

卡(cal)：1cal 是使 1g 纯水由 15℃升到 16℃所需要的能量。营养学上常使用千卡（kcal）。

单位换算：1kcal＝4.184kJ。

**2. 能量来源**

人体需要的能量主要来自于食物中的碳水化合物、脂肪和蛋白质。乙醇也可以产生能量。

**3. 能量系数**

能量系数是指每克碳水化合物、脂肪、蛋白质在体内氧化产生的能量值。具体对应数值如下。

| 碳水化合物 | 16.7kJ（4kcal）/g |
| 脂肪 | 37.7kJ（9kcal）/g |
| 蛋白质 | 16.7kJ（4kcal）/g |

　　在进行能量平衡的研究中发现营养素可按其所含能量彼此代替。例如，1g 脂肪产生的能量相当于 2.27g 糖类或 2.27g 蛋白质所产生的能量。显然，这只是从能量的角度来换算的，而且也只能在一定范围内才是合理的。

　　从物质和能量的整体情况来看则是不恰当的，主要表现在以下几方面：①必需氨基酸作为蛋白质的组成成分，它不能在体内合成，故不能用糖和脂肪代替；②大脑每天实际需要的能量为 100～120g 葡萄糖，脂肪无糖的异生作用，蛋白质虽能异生葡萄糖，但产生 100～120g 葡萄糖需要 175～200g 蛋白质，很不经济；③糖类在很大程度上可代替脂肪，但必需脂肪酸仍需由脂肪供给。因此，提供食物不能仅以能量来考虑。

## 二、能量代谢和平衡

　　人体能量的需要量应与人体能量的消耗量相一致，即摄入量等于消耗量。人体中能量的消耗包括三方面：基础代谢消耗、体力活动消耗和特殊食物动力作用的消耗。对于正常发育的儿童，能量的消耗还包括满足生长发育的需要。孕妇需增加子宫、胎盘、胎儿、乳房和体脂储备所需能量。乳母需增加合成分泌乳汁所需能量。

### （一）人体能量消耗

#### 1. 基础代谢

　　基础代谢（basal metabolism，BM）消耗是维持生命最基本活动所必需的能量需要，是指机体处于清醒、空腹（进食后 12～16h）、静卧状态，环境温度 18～25℃时所需能量的消耗，包括维持肌肉的紧张状态和体温、血液循环、呼吸活动，以及有关的腺体分泌和细胞代谢活动等。上述情况下所测定的基础代谢速率称为基础代谢率（basal metabolic rate，BMR）。人体热能的基础代谢率受很多因素影响，如身体大小、性别、年龄、气候、营养与机能状况等。

　　正常情况下，以体重 60kg 的男子为例，24h 的基础代谢率为 6.0MJ，女性比男性约低 5%，老人比成人低 10%～15%。

　　人体安静时的能量代谢在 20～30℃的环境中最为稳定。当环境温度低于 20℃时，代谢率开始增加，这主要是由于寒冷刺激，反射性地引起肌肉紧张性收缩加强；当环境温度超过 30℃时，代谢率也会增加，这可能是由于体温升高、酶的活性提高、细胞生化反应速度加快、发汗及循环呼吸机能加强造成的。

　　有研究表明，我国各地区热能摄取量与地区纬度之间呈明显正相关，纬度每差 10°，热能摄取量相差 1.85kJ（0.4433kcal）。例如，我国东北地区成年居民热能需要量比中部地区高 7%～8%，比南方地区高 12%～13%。

　　儿童和青少年正处于生长发育时期，因此能量的供给除保证正常需要外，还要充分保证生长发育对能量的需要，而中年以后基础代谢率逐渐下降，活动量减少，对于能量的需求也相对减少。通常 40～49 岁减少 5%，50～59 岁减少 10%，60～69 岁减少

20％，70 岁以上减少 30％。

另外，基础代谢率还与营养和机能状况有关。

**2. 体力活动消耗的能量**

除基础代谢外，从事各项体力活动所消耗的热量是构成人体总能量消耗的主要部分。通常情况下，占人体总能量消耗的 15％～30％。体力活动所消耗的能量与体力活动强度大小、活动时间长短有关。体力活动强度越大，持续时间越长，能量消耗越多。这部分能量消耗，主要取决于体力活动的强度和持续时间。

人体能量需要量的不同主要是由于体力活动的差别。现在我国将一般成人体力活动分为三级，即轻体力活动、中等体力活动、重体力活动。

**3. 食物特殊动力作用**

食物特殊动力作用（specific dynamic action，SDA），现称食物热效应（thermic effect of food，TEF），是指人体摄食过程中引起的额外能量消耗。原因是在摄食过程中，营养素的消化、吸收、转化、合成也需要消耗的能量。不同食物的 TEF 有所差异：脂肪为本身能量的 4％～5％，碳水化合物为 5％～6％，蛋白质为 30％。一般成人摄入混合膳食，TEF 相当于基础代谢的 10％。

**（二）能量平衡**

能量摄入不足，机体会动用自身的能量储备甚至消耗自身组织以满足生命活动的能量需要，导致体力下降，体重减轻，发育迟缓，死亡。

能量摄入过剩，多余的能量以脂肪的形式储存，导致肥胖。因此，能量的摄入应与需要平衡。

通常成年人（18～65 岁）可用体质指数（BMI）来判断体重是正常、肥胖还是消瘦。

$$BMI＝实际体重（kg）/[身高（m）^2]$$

根据世界卫生组织提出的亚洲人体重分级的建议：亚太地区的成人的 BMI 正常值为 18.5～23，大于 23 属于超重，23～25 属于肥胖，大于 30 以上属于极度肥胖，小于 18.5 属消瘦。

## 三、人体能量需要量的测定与计算

人体能量的需要量实际就是能量的消耗量，如果能量摄入和消耗基本持平，成人的体重维持不变，儿童、青少年机体能正常生长发育；能量摄入不足机体发育迟缓，抵抗力弱；而能量摄入过多，轻则引起身体发胖，体态臃肿，重则引起高血压、冠心病及糖尿病等，因此测定人体能量需要量在临床和实际中具有重要意义。

**（一）能量需要量的测定**

测定能量需要量有直接测热法和间接测热法两种。

**1. 直接测热法**

就是使测试对象进入一间绝缘良好的小室中，小室四周被水包围，测试者在室内静卧或从事各种活动，其所散发的热量被水吸收，利用仪表准确测定一定时间内水温上升的度数，计算测试者散发的热量。此法数据准确度高，但仪器设备投资大，实际工作中很少使用。

**2. 间接测热法**

碳水化合物、脂肪和蛋白质在生物体内氧化分解时，$O_2$ 的消耗量、$CO_2$ 及热的产生量是固定的，生物学上通常称为呼吸商（$CO_2 / O_2$ 值）和氧热价（消耗 1L $O_2$ 产生的热量），测定一定时间内 $O_2$ 的消耗量就可计算生成的热量。实际应用中，因受试者食用的是混合膳食，此时呼吸商相应的氧热价是 20.2kJ，产热量计算如下。

$$产热量 = 20.2（kJ/L）× O_2（L）$$

此法较直接测热法简便，但受试者仍须背上呼吸袋，新近研究成功的连续心跳速度电子测定仪，可使热量测定工作快速、简便。

## （二）能量需要量的计算

**1. 生活作业观察法**

选择具有代表性的对象观察一段时间，对调查对象进行 24h 的跟踪观察，详细记录各项活动和持续的时间，参照各种活动的能量消耗系数，计算 1d 的能量消耗。

$$能量消耗 = \sum 活动种类能量系数 × 该项活动持续时间$$

生活作业观察法简单易行，不需要特殊的仪器设备，但要求调查对象密切配合，各项活动计时准确，这样才能获得正确结果，观察日数越多，越具有代表性。

**2. 体力活动水平计算法**

采用体力活动水平（physical activity level，PAL）的数值来计算人群总能量消耗是最简单的方法之一，我国也将 PAL 分为轻、中、重三级，具体数据见表 2-1。

$$能量消耗量（需要量）= BMR × PAL$$

表 2-1　中国成人活动水平分级

| 活动水平 | 职业工作时间分配 | 工作内容举例 | PAL 男 | PAL 女 |
|---|---|---|---|---|
| 轻 | 75%时间坐或站立<br>25%时间站着活动 | 办公室工作、修理电器钟表、售货员、酒店服务员、化学实验操作、讲课等 | 1.55 | 1.56 |
| 中 | 25%时间坐或站立<br>75%时间特殊职业活动 | 学生日常活动、机动车驾驶、电工安装、车床操作、金工切割等 | 1.78 | 1.64 |
| 重 | 40%时间坐或站立<br>60%时间特殊职业活动 | 非机械化农业劳动、炼钢、舞蹈、体育运动、装卸、采矿等 | 2.10 | 1.82 |

注：引自中国营养学会 Chinese DRIs 2000

**3. 食物摄入量的能量计算法**

正常成人摄食量与能量的消耗基本持平，通过膳食调查，可间接估计人群的能量需要，尽管该法不够准确，但由于其简单易行，现被广泛采用。

## 四、能量的膳食参考摄入量

### 1. 热能的供给比例

糖类、蛋白质、脂肪为三大产能营养素。三种产能营养素在人体代谢中各自具有特殊的生理功能，碳水化合物与脂肪间可以互相转化，它们对蛋白质有节约作用，因此三者在向人体提供能量时有一个适当的比例。通常碳水化合物向人体提供的热能较合适的比例应占总能量的60%～70%，脂肪占20%～25%，蛋白质占10%～12%。

### 2. 能量推荐摄入量（RNI）

①成年，轻活动，男性2400kcal/d，女性2100kcal/d；②50岁起，年龄增长，能量摄入递减；③孕妇需增加200kcal/d，乳母需增加500kcal/d。

### 3. 能量的食物来源

糖类、蛋白质、脂肪这三种产能营养素普遍存在于动物性食物和植物性食物中。蔬菜和水果含热量和能量较少，动物性食品及豆类中主要是脂肪和蛋白质，而植物性食物，如谷类、根茎类含有大量碳水化合物，它们是较经济的热能来源。坚果类如花生、核桃、葵花籽、松子、榛子等含有很多脂肪，具有较高的热量。

各国的营养学家对乙醇在人体内的代谢问题已经进行了多次研究。通过实验已经证明，在适量饮用乙醇的情况下，乙醇是可以提供能量的。乙醇全部燃烧每克产生29.26kJ热量，其中70%可被机体利用，即提供20.9kJ的热量。

## 第二节 生命的源泉——水

水是生命之源，人类机体内水分占70%左右。水对人类的重要性仅次于氧气。一个绝食的人失去体内全部脂肪、半类蛋白质，还能勉强维持生命，但如果断水，失去体内含水量的20%时，很快就会死亡。没有水的存在，任何生命过程都无法进行。事实上，人体内只要损耗5%的水分而未及时补充，皮肤就会萎缩、起皱、干燥。

## 一、水的功能

### 1. 机体的重要组成成分

水是人体含量最大和最重要的组成部分，是维持生命、保持体细胞外形、构成各种体液所必需的。年龄越小含水量越高，胎儿体内水的含量为98%，婴儿体内含水约为75%，成人体内含水为55%～65%。缺水2%时人会感到口渴，缺水达20%时则无法存活。

体内不同细胞和组织的含水量不同：肌肉与薄壁组织器官（肝、肾、脑等）中含水量为70%～80%，皮肤为60%～70%，骨骼中为12%～15%，血液中含水约为80%。人体内肌肉组织约占体重的40%，因此肌肉的含水量约占全身总含水量的一半。通常当机体内脂肪含量增加时含水量下降。

**2. 参与机体代谢**

水是许多有机物和无机物质良好的溶剂。甚至一些脂肪和蛋白质也能在适当条件下分散于水中构成乳浊液或胶体溶液，以利于营养素的消化、吸收、代谢和排泄。水作为体内各种物质的载体。水的流动性强，对于各种营养素的运输与吸收、气体的运输与交换、代谢产物的运输与排泄等起到了极其重要的作用。水是体内生化反应的媒介，同时水本身也参与体内的化学反应。因此，水是各种化学物质在体内正常代谢的保证。

**3. 调节体温**

水对体温的调节是由它的三个特性所决定的：一是水的比热高，由于体内含有大量的水，因此在代谢过程中所产生的热能多被水吸收，保持体温的恒定；二是水的蒸发热大，当机体在 37℃时，1ml 水的蒸发热为 2.4kJ（0.579kcal），因此蒸发少量水，即可散发体内储存的大量热；三是水的导热性强，水为非金属中最良好的导热体，虽然机体各组织代谢强度不一样，产热量不一样，但可通过水的导热作用来保证机体各组织和器官间的温度趋于一致。

**4. 作为润滑剂**

水的黏度小，可使体内摩擦部位润滑，减少损伤。体内关节、韧带、肌肉、膜等部位的活动都由水作为润滑剂。同时水还可以滋润身体细胞，使其经常保持湿润状态。水可以保持皮肤柔软，有弹性。水还可以维持腺体的正常分泌。

**5. 食品的重要组成成分**

水是动植物食品的重要组成成分，水对食品的性质起着很重要的作用，如对食品的鲜度、硬度、流动性、呈味性、保藏和加工等方面都具有重要影响。另外，水的沸点、冰点及水分活度等理化性质对食品加工也有重要的意义。

## 二、水的来源及需要量

**1. 水的来源**

补充机体失水有以下三条途径。

饮料水：包括茶、咖啡、水和其他各种饮料，占人体水分总来源的 40%～50%。

食物水：食物水包括固体食物中水和与食物同时摄入的水分（如饭、菜、水果等），占人体水分来源的 30%～40%。

代谢水：体内约有 10%的水是来自于代谢水，代谢水是由营养素在体内经过生物氧化过程后生成的。例如，100g 碳水化合物在机体内完全氧化可以产生 60g 代谢水，100g 蛋白质氧化后可产生 42g 水，100g 脂肪氧化产生 110g 水。

水的补充也要考虑质量。在高加索地区有一个偏僻的小村，许多老人寿命可高达 130～140 岁，科学家研究这个"长寿村"的长寿秘密时，发现该地区居民饮用的水为 pH 6.5～8.5 山泉水，与人体的体液一样，呈弱碱性；另有研究表明，经常饮用硬度低的水，即含钙、镁等离子浓度较低的水，可以导致患心血管疾病的人增多，且死亡率增加。因此最好的饮用水是呈弱碱性的矿泉水，新鲜的凉开水也是较好的饮水来源。

**2. 水的需要量**

一般地说，成人每摄取 4.18J（1kcal）能量约需水 1ml，婴儿则为 1.5ml。人体对水的需要量随年龄、体重、气候及劳动强度等情况的差异而有所不用。

　　婴儿和儿童对水的需求量相对比成人高。成人每天水的正常代谢量约为体重的6％，而婴儿大约为15％，即相当于1kg体重需40～50g水，婴儿所需要的水是成人的3～4倍。

　　体力活动、膳食、疾病等对水的需求也有影响。体力活动增加，水蒸气的排出量增加，当水丢失较多时，如不及时补充水，体重会明显下降；在夏季干燥环境中，皮肤和肺排水量提高50％～100％，如果出汗失水不及时补充即会发生中暑；高蛋白质膳食可增加尿中氮的含量，要保证尿的正常排泄需补水；连续呕吐、长期腹泻、高烧可引起水的大量丢失；手术后、渗出液、烧伤等引起的机体损伤也都有大量失水，如不及时补充会发生一系列病理变化，甚至引起死亡。

　　通常，一个中等体力劳动、体重60kg的成年男子每天与外界交换的水有2500～3000ml，若以每天需水量2500ml计，代谢水可提供300ml，食物水可提供1000ml，另外所需的1200ml水则由饮料水提供，若以150ml容量的茶杯计，就是8杯。要注意的是，当人感到口渴时，说明体内已经开始缺水，因此最好是在平时能定时定量地补充水分。而且，在夜间睡眠过程中，大量的水分由呼吸和汗排出体外，因此在睡觉前和起床后，要注意水分的补充。

## 三、饮水新观念

　　当前饮水市场上出现了很多误导，使人们走进了饮水的误区。其主要表现在：误把饮料水当成饮用水；误把医疗用水作为正常饮用水；误把纯净水作为健康水；误把水的物理活性当成生物活性；误把饮用水的辅助产品当成饮用水的主导产品（自来水）等。在饮用水研究领域中空白点多，还有很多"盲区"。

　　明朝李时珍在《本草纲目》中把水列为各篇之首。可见他对水的"保健"、"疗效"作用的重视。而现代人逐渐忽略和淡忘了水本身具有的保健疗效；只注意水的纯净而忽略了水的生理作用；水的纯净与健康是一个完整有机体的两个方面。水的纯净主要针对水污染而言，健康水主要针对人体健康来讲，纯净水不等于健康水，饮水应做到纯净与健康的统一。

　　用含有适当的矿物质的水，对保护人体细胞安全和身体状况非常重要。水越纯净，活细胞受损越多，破裂越快。尤其人的脑细胞反应最为敏感，一旦脑细胞水肿，就会使颅内血压增高，导致头疼、嗜睡、抽搐，严重时危及生命。老人和小孩不宜多饮纯净水，如同人不能饮海水具有相同的道理。

　　饮用水的几个关键的技术观点是：水中矿物质不单纯起营养作用，而且对于保持水中自身的团状结构，尤其是维持分子基团状态相对稳定起着重要的作用；水仅仅纯净是不够的；关于水的生理功能要进入更深层次的探讨。

　　目前大家对水的认识，仍然停留在"喝水就是解渴"的阶段，还没有对健康水、好水有足够的认识和要求，仅满足其安全和干净。水参与了整个生命的物质代谢、能量代谢和信息代谢。几乎整个生命现象和活动都离不开水，都有水的参与。

　　自然回归水是依据人类回归大自然的理想，采用物理及生物学技术对自然水或自来水进行综合处理，去除水中有毒、有害、有异味等的污染物，保持水中适宜的矿物质含量和有益于人体健康的元素，并通过活水系统对已退化的水进行"整理"和"激活"，赋予水能量；使水分子集团变小；使无序运动的水变为有序；增强水的溶解力、渗透力、代谢力、乳化力、洗净力等；恢复水的正常构架及功能，使之具有洁净、富氧、活化等特性，解决水退化，复原水本来应具有的面貌，使水的营养生理功能接近人体细胞水，使饮用水达到洁净与健康的统一。

# 第三节　生命的供能物质——碳水化合物

碳水化合物又称糖类，是自然界中最丰富的有机物，它主要存在于植物中，占植物质量的 $50\% \sim 80\%$。动物体内的含量虽然不多，但却是动物赖以取得生命运动所需能量的主要来源。其主要是由 C、H、O 组成，基本结构式为 $C_m(H_2O)_n$，由于组成的形式不同而产生不同的化合物，主要形成糖、淀粉、纤维素、树胶和有关物质。

## 一、碳水化合物的分类

碳水化合物是绿色植物通过光合作用合成的一类含有多羟基醛或多羟基酮的有机化合物，种类多，分布广，成分复杂，从化学的角度可以将碳水化合物分为单糖类、寡糖类和多糖类。

营养学上，根据碳水化合物是否提供能量，可将它们分为两大类，即可利用碳水化合物和不可利用碳水化合物。可利用碳水化合物就是能被机体分解吸收、提供能量的糖类，包括单糖、双糖及多糖中的淀粉、糖原、糊精等，不可利用碳水化合物不能被机体吸收利用供给能量，现多称为膳食纤维。

## 二、食品中的重要糖类

### 1. 单糖

单糖是不能被水解的简单碳水化合物。在食品营养学上比较重要的单糖有戊糖和己糖，戊糖主要有阿拉伯糖、木糖等，己糖主要有葡萄糖、果糖、半乳糖等，具有重要的营养意义。

（1）葡萄糖

葡萄糖主要由淀粉水解得到，是机体吸收、利用最好的单糖。葡萄糖在机体内吸收速度最快，为机体提供能量，并与其他物质一起构成机体的重要组成成分，有些器官完全依靠葡萄糖供能。

人体内血糖为葡萄糖，葡萄糖在体内的运输是靠血液完成的。在正常情况下，糖的分解及合成保持动态平衡，使血糖浓度相对恒定。当血糖含量下降时，肝糖原就加速分解，保持人体血液浓度的相对恒定，对神经系统，特别是大脑的活动有重要作用。脑功能复杂，活动频繁，但大脑内储存的葡萄糖和糖原极少，仅能维持几分钟的正常活动，因此维持大脑活动完全靠血液循环随时供给葡萄糖。

（2）果糖

果糖多存在于水果中，蜂蜜中含量最高。机体内的果糖是由蔗糖水解而得到的。在吸收时部分果糖被肠黏膜细胞转变成葡萄糖和乳酸。人体的肝是实际利用果糖的唯一的器官，它可以将果糖迅速转化，其他部位果糖含量极低。果糖的代谢可不受胰岛素的制约，故糖尿病患者可食用果糖。随着人们对糖尿病的进一步认识，除血糖水平应保持接近正常人水平，还应避免引起严重的血糖过低症，因此，糖尿病专家和食品工艺学家一致认为果糖是糖尿病患者的一种较好的功能性甜味剂。

果糖的甜度很高，是常见糖类中最甜的物质。因此果糖是食品工业中重要的甜味剂。

（3）半乳糖

半乳糖在自然界几乎不单独存在。乳糖经消化后分解成一分子的葡萄糖和一分子的半乳糖。半乳糖为稍具甜味的白色晶体，吸收后在肝内转变成肝糖，然后分解为葡萄糖被机体利用。另外，它是神经系统的重要成分。

**2. 寡糖**

寡糖又称低聚糖、双糖，是指由 2～10 个单糖分子结合所形成的糖。大部分寡糖是由多糖分子部分水解产生的，具有重要意义的寡糖多是双糖。

（1）蔗糖

蔗糖是由一分子的葡萄糖和一分子果糖结合后，失去一分子水形成的。蔗糖广泛存在于植物的根、茎、花、果实和种子中，以甘蔗和甜菜中的含量最高。蔗糖易于发酵，发酵产生的物质被牙垢中的某些细菌利用，在牙齿上形成一层黏着力很强的葡聚糖，同时产生酸，引起龋齿。糖尿病、龋齿、动脉硬化等疾病与长期食用大量蔗糖有关。

蔗糖按色泽和形状一般可分为白糖、红糖、冰糖和方糖等。

白糖包括白砂糖和绵白糖。白砂糖含蔗糖 99.65％ 以上，绵白糖含蔗糖 97.94％ 左右。绵白糖纯度低于白砂糖，但因含有 2％～5％ 的还原糖，颗粒小易溶化，与味蕾接触面大，因而比白砂糖甜。

红糖是用机制甘蔗糖的精液，经过分蜜、洗蜜、蒸发、浓缩和结晶而制得的，其蔗糖含量在 89％ 以上，其余为糖蜜、还原糖和杂质等。杂质中有各种色素（如胡萝卜素）、钙、铁质等，1kg 红糖中约有 450mg 钙和 20mg 铁，因此红糖的营养价值远远高于白糖。

冰糖是白砂糖的再制品，采用自然结晶生产，即将砂糖溶解、澄清、过滤、熬至 114～115℃，于 35～40℃ 静置，自然结晶 6～7d 而成的蔗糖单斜晶体。

方糖是以优质白砂糖为原料，经磨细、润湿、压制和干燥制成的再制品。

（2）异构蔗糖

异构蔗糖在蜂蜜和甘蔗中微量存在，与蔗糖性质相似，但耐酸性强。例如，20％ 的蔗糖在 pH 2.0 的条件下，经 100℃ 加热 60min，可全部水解，而异构蔗糖不会水解。异构蔗糖的甜度为蔗糖的 42％，摄入后在小肠内被异构蔗糖酶分解为葡萄糖和果糖，被机体吸收，参与正常代谢。

异构蔗糖不被口腔中的细菌及酵母发酵和产生酸，也不易产生强黏着力的不溶性葡聚糖，可以防止龋齿，因此在食品工业中把它作为甜味剂来代替蔗糖。

（3）麦芽糖

麦芽糖又称为饴糖，由两分子的葡萄糖构成，一般植物中含量很少，大麦发芽时可因淀粉酶的作用分解淀粉生成。甜度约为蔗糖的一半，在营养学上除提供能量外，尚未见特殊意义。

（4）乳糖

乳糖是由一分子的葡萄糖和一分子的半乳糖构成的双糖，为哺乳动物乳汁的主要成分。人乳中乳糖含量约为7%，牛乳约为5%，羊乳约为5%。乳糖是婴儿体内碳水化合物的主要来源。乳糖对于婴儿的重要意义还在于它能够保持肠道中最佳的肠菌参数，并能促进钙的吸收。在婴儿食品中可添加适量的乳糖。

乳糖参与构成许多重要的糖脂和糖蛋白，细胞膜也含有半乳糖的多糖，因此在营养上也有一定意义。

（5）异构乳糖

异构乳糖是乳糖的异构体，它在自然界中不存在，由乳汁经加工处理后的乳制品中的乳糖发生部分转化而得。甜度为乳糖的一半，由于机体内没有异构乳糖酶，因此它不被机体吸收。

异构乳糖在人体内具有良好的生理功能：在肠道内有助于肠道双歧杆菌的生长，从而抑制肠道碱性腐败菌的繁殖；促进肠道中双歧杆菌自行合成维生素 $B_1$、维生素 $B_2$、维生素 $B_6$、维生素 $B_{12}$、烟酸、泛酸及维生素 E、维生素 K 等，特别是对于硫胺素（具有维生素 $B_1$ 活性）的合成最为重要；还具有促进肠蠕动、通便等作用。

（6）低聚果糖

低聚果糖又称寡果糖或三糖族低聚糖，它是利用微生物或植物中具有果糖转移活性的酶的作用与果糖而得到的。它具有增加双歧杆菌数量、降低血糖、防龋、抑制肠内腐败菌等功能。低聚果糖实际属于水溶性纤维素，不能被机体消化吸收。

**3. 多糖（高聚糖）**

多糖为许多单糖分子残基构成的大分子化合物。按照能否被人体所消化吸收，又可分为可消化多糖和不可消化多糖。

（1）可消化多糖

淀粉：淀粉是人体能量的主要来源，是自然界供给人类最丰富的碳水化合物，其分子是由单一的葡萄糖分子组成的，分直链淀粉和支链淀粉两种。

直链淀粉为易溶解于热水的可溶性淀粉，支链淀粉不溶于水，但在水中膨胀。淀粉与水加热至60℃以上便开始糊化，具有黏稠性。糊化后的淀粉称为 α-淀粉，它的消化吸收率显著提高。由于淀粉在肠道中水解缓慢，因此机体不会突然出现葡萄糖过多的现象，血糖水平上升较慢，所以大部分人对摄取淀粉都能较好适应。

糊精：糊精是淀粉水解的中间产物，平均由5个以上的葡萄糖分子构成。糊精的溶解度比淀粉大，机体摄入后，被分解成葡萄糖分子，在小肠被吸收。糊精在肠道中有利于嗜酸杆菌的生长，能减少肠内细菌的腐败作用。

糖原：糖原是葡萄糖在动物及人体储存的主要形式，也称动物性淀粉或肝淀粉。它是由 3000～6000 个葡萄糖分子构成的有侧链的分子，人体内的淀粉约有 1/3 存在于肝（肝糖原），约有 2/3 存在于肌肉（肌糖原）。人体吸收的葡萄糖约有 20％以糖原的形式储存，当机体需要时，在相应酶的作用下，迅速转化为葡萄糖参与体内代谢。由于糖原在体内储存很少，总量不超过 0.5kg，因此当需要能量而没有及时提供足够量的碳水化合物食品时，就会动用储存的脂肪、蛋白质来满足机体热能的消耗。

肌肉中所含的肌糖原为 1％～2％，总量可超过 200g，比肝糖原大得多。肝糖原和肌糖原对维持能量的消耗有重要意义。

（2）不可消化多糖

纤维素：纤维素的化学结构与淀粉相似，也是直链聚合物，但不能被人类肠道淀粉酶分解。

果胶：果胶是存在于水果、蔬菜等软组织中的葡萄糖醛酸，是一种无定形的物质，可溶于热水中，在稀酸性溶液中可以变成果冻。

## 三、碳水化合物的生理功能

### 1. 供能及节约蛋白质

碳水化合物对机体最重要的作用是供能，且是供给热能营养素中最经济的一种。碳水化合物经济价值比蛋白质低，但发热量与蛋白质相同，食物中糖的供给充足，可使蛋白质作为抗体等的能量免于消耗，使蛋白质用于最适当的地方。更重要的是碳水化合物能够尽快放出热量。摄入的单糖几乎在小肠全部被吸收，摄入的双糖和多糖（如淀粉），在体内经过各种糖酶的消化而被吸收。糖在体内氧化时产生热能、代谢水和 $CO_2$。

### 2. 构成细胞的成分

碳水化合物是机体重要物质的组成成分，参与细胞的许多生命过程。糖蛋白是一些具有重要生理功能的物质，如某些抗体、酶和激素的组成成分；黏蛋白是结缔组织的重要成分；传递遗传信息的核糖核酸和脱氧核糖核酸都由核糖参与构成；糖脂是细胞膜与神经组织的组成成分。碳水化合物是糖蛋白、黏蛋白、核糖和糖脂中不可缺少的成分。

另外，体内的蛋白质、氨基酸、脂肪是由一个个碳原子连接起来的，这些碳骨架都是由糖类化合物分解转化的。多余的糖可以在体内转化为脂肪，但糖不能转化为蛋白质，只能转化为一些非必需氨基酸。

### 3. 维持神经系统的功能与解毒

糖类对维持神经系统的功能具有很重要的作用。尽管大多数体细胞可由脂肪和蛋白质代替糖作为能源，但脑、神经和肺组织却需要葡萄糖作为能源物质，若血中葡萄糖水平下降，出现低血糖，脑缺乏葡萄糖可产生不良反应。

糖类还与机体的解毒作用有关，糖与蛋白质结合成糖蛋白，保持蛋白质在肝的储存量，摄入足量糖可以增加肝糖原的储存，增强肝功能。例如，体内肝糖原不足时，其对 $CCl_4$、乙醇、砷等有害物质的解毒作用明显下降，因此患有肝炎时，要多吃一些糖。

### 4. 调节脂肪代谢

当碳水化合物摄入量不足时，脂肪不能在体内完全氧化，致使其反应的中间产物酮大量堆积，这样会发生严重酸中毒症状。而碳水化合物的充分代谢能将酮完全代谢，消除酸中毒现象。

**5. 食品工业中重要的原料和辅料**

食品加工中要保持食品的感官性状、风味等，根据具体要求加入不同的单糖、双糖及多糖。甜味是碳水化合物的重要性质，需要说明的是，温度对一些糖的甜度影响很大，温度升高时，甜度明显下降。

## 四、碳水化合物在食品加工中的作用及变化

碳水化合物中的淀粉、蔗糖、麦芽糖等不仅是植物性食物的主要营养成分，也是食品中的重要辅料。它们对食品的消化吸收及风味特色有着十分重要的作用。

**1. 淀粉在食品加工中的变化**

淀粉是人体所需碳水化合物的主要来源，它提供的热能占人体总热能的 60%～70%。淀粉也是制作面条、糕点、面包、凉粉、粉丝、粉皮的原料，还是烹饪中的挂糊、上浆、勾芡的主要原料。

糊化淀粉即 α-淀粉在室温下冷却，或淀粉凝胶经长时间放置，会变成不透明状甚至产生沉淀现象，称为淀粉老化。淀粉老化的最适温度为 2～4℃。α-淀粉干燥后可以长期保存，成为方便食品，如将其加水，能得到完全糊化的淀粉，可直接食用。淀粉糊化以后变得易于消化，但老化后又难于消化。利用淀粉加热糊化，冷却又老化的特点可制作粉皮、粉丝等。

烹调中淀粉虽然不像其他调味原料那样有调味作用，但能增加菜肴的鲜嫩，提高菜肴的滋味，对菜肴的色、香、味、形都有很大作用。常见的炸、熘、炒等烹调方法，若用淀粉挂糊、上浆，受热后立即凝成一层薄膜，使原料不直接与高温接触，油不易浸入原料内部，水也不易蒸发，不仅能保持原料原有的质地，而且表面色泽光润，形态饱满。

**2. 蔗糖在加热过程中的变化**

蔗糖本身无色，加热到 150℃ 即开始熔化，继续加热就形成一种黄色黏稠状的熔化物，烹调中菜肴挂霜就是利用这一特性，菜肴拔丝也是利用蔗糖加热时物理特性的变化。

当加热温度超过其熔点时或在碱性情况下，糖便分解产生 5-羟甲基糖醛及黑腐质，使糖的颜色加深，吸湿性增强，产生诱人的焦香味。当加热到 160℃ 时，糖分子迅速脱水缩合，在高温下长时间熬糖，会使糖的颜色变暗，质量下降。

在焙烤、油炸食品中，焦糖化作用必须控制得当，才能使食品有悦人的色泽和风味。

当蔗糖或其碳水化合物与含有蛋白质等氨基酸化合物的食品一起加热，特别是温度过高时，发生羰氨反应，发生褐变。如果再继续加热，则可以发生炭化，具有苦味。

烹调中加糖，除了能增加菜的风味以外，还可以增加菜肴色泽，改变菜肴质地，增加食欲。在腊肉中加糖，能使肉中的胶原蛋白膨胀，使肉组织柔嫩多汁。

**3. 麦芽糖（饴糖）在食品加工中的变化**

由于麦芽糖不含果糖，因此在味感上没有蔗糖甜。目前低糖食品都用它作为甜味

料。另外，麦芽糖在温度升高时，它的颜色由浅黄→红黄→酱红→焦黑，这一特点可用于给烤鸭上糖色，鸭皮呈酱红色时，鸭子正好熟。同时，由于不含果糖，烤后食物的相对吸湿性差，可较好地保持酥脆度。

**4. 不可消化多糖在食品加工中的变化**

纤维素包围在谷类和豆类外层，它能妨碍体内消化酶与食物内的营养素接触，影响营养素的吸收。但是，如果食物经烹调加工后，食物的细胞结构发生变化，部分半纤维素变成可溶性状态，原果胶变成可溶性果胶，增加体内消化酶与植物性食物中营养素接触的机会，从而提高了营养物质的消化率。蔬菜中的果胶质在加热时也可以吸收部分水而变软，有利于蔬菜的消化吸收。

## 五、碳水化合物的推荐供给量及来源

**1. 碳水化合物的供给**

膳食中碳水化合物的供给量一般认为占总热量供给量的 $60\%\sim70\%$。通常每人每天每千克体重需 $4\sim6g$ 糖，对于活动强度大的运动员等需 $8\sim12g$。

碳水化合物作为热量的主要来源，应以多糖类（淀粉）为主，精制糖类（如蔗糖、糖果、饮料等）为辅，每日摄取量以不超过总热量的 $10\%$ 为原则。

**2. 碳水化合物的食物来源**

膳食中碳水化合物的主要来源是谷类和根茎类食品，如各种粮食和薯类，其中含有大量淀粉及少量单糖、双糖。蔬菜和水果中除含少量单糖外，是纤维素和果胶的主要来源（表 2-2）。

表 2-2　主要食物中碳水化合物含量

| 食物种类 | 碳水化合物含量/% | 总热量/(kJ/100g) |
|---|---|---|
| 大米 | 78.2 | 1477 |
| 白面 | 74.6 | 1473 |
| 高粱 | 70.5 | 1544 |
| 玉米 | 74.9 | 1565 |
| 豆 | 57.5 | 1411 |
| 土豆 | 19.9 | 377 |
| 芋头 | 13.6 | 264 |
| 莲子（干） | 61.9 | 1423 |
| 栗子 | 41.5 | 841 |
| 花生 | 15.5 | 2578 |

## 六、膳食纤维

膳食纤维是木质素和人体不能被消化的多糖的总称，包括纤维素、半纤维素、果胶等。膳食纤维以其重要的生理功能，成为发达国家广泛流行的保健食品，并正式将它列于糖、蛋白质、脂肪、水、矿物质和维生素之后的"第七大营养素"。专家一致认为，纤维食品将是 21 世纪主导食品之一。

## （一）功能

过去，人们在营养方面的问题是如何解决蛋白质及维生素的摄入不足；而现在，主要的问题是如何防止因营养过剩而造成的肥胖、高血压、高血脂等症状。膳食纤维摄入的不足可导致多种疾病的发生，因此，膳食纤维在预防成人疾病中具有很重要的作用。

### 1. 吸水通便

膳食纤维能刺激消化液分泌和促进肠道蠕动，缩短食物通过肠道的时间，有利于消化吸收和排便。特别是果胶在体内吸水以后形成一种胶冻，使体积膨胀，从而增加粪便的体积和质量，使粪便变软，有利于粪便从机体排出。

若膳食纤维过少，将产生便秘；过多，将过度刺激肠黏膜，也不利于消化吸收。膳食纤维刺激肠蠕动的因素很多，本身的体积，肠道微生物丛分解半纤维素及混杂多糖所产生的低级挥发酸和其他产物，以及糖类本身的吸湿性，都是刺激肠蠕动的因素。

### 2. 改善菌群，防止肠道病变

膳食过精，食物纤维含量低是导致很多结肠疾病发病的重要原因。因为脂肪和过精膳食可以使肠内厌氧细菌大量繁殖，这些细菌能使肠道中的胆碱、胆固醇及其代谢产物进一步分解产生致癌物质。反之，在有充分纤维素存在的情况下，好氧细菌易于生长，厌氧细菌受到抑制，从而减少致癌物质的产生。同时，膳食纤维的充盈作用，使肠道内容物通过肠道的时间缩短，减少致癌物质与结肠黏膜接触时间，防止发生癌变。

### 3. 降低血清胆固醇

膳食纤维可以螯合胆固醇，吸附胆汁酸，降低胆固醇和甘油酯溶解，阻止其消化吸收。胆汁酸是胆固醇的代谢产物，为了补充被膳食纤维吸附而随大便排出的那部分胆汁酸，就需要更多胆固醇进行代谢，因此，膳食纤维可减少胆汁酸再吸收量，改变食物消化速度和消化道分泌物的分泌量，可预防胆结石。

### 4. 有利于减肥

纤维素易于吸水膨胀，且在胃中的排空时间长，可使人有饱腹感，因而可减少食物的摄入，降低肠内糖的可吸收浓度，减少体内脂肪的沉积，有利于减肥。

### 5. 有利于调节胰岛素的分泌

膳食纤维为糖尿病患者的理想膳食。西方人糖尿病发病率高，膳食纤维的摄入量太少是一个重要原因。增加膳食中膳食纤维的含量，可以改善末梢组织对胰岛素的感受性，降低对胰岛素的需求，从而调节糖尿病患者的血糖水平。各种长期或短期的研究表明，高纤维膳食对治疗胰岛素依赖型（Ⅰ型）糖尿病患者是有效的，但对非胰岛素依赖型（Ⅱ型）糖尿病患者来说，尚需进一步证实。

## （二）膳食纤维的食物来源

### 1. 日推荐量

目前尚未明确的日推荐量，一般认为，正常体重者每人每天必须保证 15～25g 的膳食纤维。有调查表明，我国平均每人每天的膳食纤维的摄入量只有 5.0g，因此膳食纤维的不足客观存在。

**2. 食物来源**

膳食纤维广泛存在于植物性食物中，如谷类、豆类、蔬菜、水果、根茎类、米糠、麸皮、豌豆壳、苹果、梨、菠萝渣、花生壳中都有大量的膳食纤维（表2-3）。动物性食品不含膳食纤维，精细加工的植物性食品含纤维素很少。

**表 2-3　富含膳食纤维的食品**

| 食品名称 | 膳食纤维/% | 食品名称 | 膳食纤维/% | 食品名称 | 膳食纤维/% |
|---|---|---|---|---|---|
| 燕麦片 | 7.46 | 南瓜 | 2.99 | 甘薯 | 2.32 |
| 糙米 | 2.92 | 笋 | 2.27 | 杏 | 8.29 |
| 荞麦 | 4.74 | 胡萝卜 | 2.55 | 苹果 | 1.63 |
| 玉米 | 2.89 | 菠菜 | 2.50 | 猕猴桃 | 2.65 |
| 脱脂大豆 | 15.96 | 芝麻 | 11.58 | 黑木耳 | 74.18 |
| 菜豆 | 2.36 | 花生 | 7.66 | 海带 | 28.58 |
| 紫菜 | 29.68 | 干香蕈 | 43.41 | | |

各种不同品种的膳食纤维其功能是不同的，不能认为凡是膳食纤维就具备上述所有的生理功能。例如，水溶性燕麦纤维对降低血清胆固醇效果十分明显，可使冠心病的死亡率减少3%，但非水溶性燕麦纤维在这方面的功能就差得多，甚至几乎没有。

# 第四节　生命的构成物质——脂类

脂类（lipids）是脂肪（fat）和类脂（lipid）的总称，它们能溶于有机溶剂而不溶于水，脂类在人类膳食中是不可缺少的，脂肪是膳食中产生热能最高的一种营养素。日常食用的植物油及动物脂肪的主要成分为甘油三酯，植物油含较多的不饱和脂肪酸而动物脂肪多含长链饱和脂肪酸，类脂包括各种磷脂及类固醇，它们也广泛存在于许多动植物食品中。

## 一、脂类的分类与理化性质

脂类是中性脂肪和类脂的总称。中性脂肪主要为油和脂肪，通常是由一分子的甘油和三分子的脂肪酸组成的三酸甘油酯。常用动植物油脂都为中性脂肪。

类脂是一类性质似于油脂的物质，包括磷脂、糖脂、脂蛋白、固醇和蜡等。

脂肪一般不溶解于水，但能微溶解于有机溶剂，密度小于水。不饱和脂肪酸类的脂肪，在室温下是液体，如多种植物油类，因熔点比较低，常称为油；而含有饱和脂肪酸的脂肪，在室温下是固体，如动物油类，因熔点比较高，常称为脂。

脂肪在人体内的消化吸收率与脂肪的熔点密切相关。凡是脂肪的熔点低于人体温度的，就比较容易被吸收。例如，花生油、芝麻油的熔点都低于37℃，消化率高达98%；而羊油的熔点为50℃左右，它在体内的消化率只有81%。

## 二、脂类的生理功能

### 1. 构成机体组织

脂肪在体内占体重的 10%～40%，也称储蓄脂肪，可作为能量消耗，可保温、隔热、支持和保护内脏器官；类脂是多种组织细胞的组成成分，如脑髓和神经组织含有磷脂和糖脂，细胞膜由磷脂、糖脂和固醇组成。细胞膜和细胞内各种细胞器膜统称为生物膜，生物膜占细胞干重的 80%，主要由蛋白质和类脂组成，其中类脂占生物膜结构组成的 40%～50%，细胞通过膜结构从周围环境中有选择地摄取营养。

### 2. 提供必需脂肪酸，促进脂溶性维生素的吸收

脂溶性维生素只存在于脂肪中，也只有在脂肪存在的环境中才能被吸收。当机体摄取脂肪时，食物中的脂溶性维生素也随脂肪被机体吸收，若饮食中缺乏脂肪，体内的脂溶性维生素也会缺乏。

### 3. 保护机体，滋润皮肤

脂肪本身不易导热，可以起到隔热、保温、支持和保护机体和内脏器官的作用。同时，脂肪在皮下适量储存，可以滋润皮肤，增加皮肤弹性，延缓皮肤衰老。

### 4. 提供能量

脂肪是人体能量的主要来源之一，平均每克脂肪在体内彻底氧化可提供 38kJ 的热能，相当于碳水化合物和蛋白质的两倍多。脂肪每天为人体提供的热能占热能总需求量的 20%～25%。若机体摄食能量过多，体内储存的脂肪增多，人就会发胖；摄入过少人就会消瘦。

### 5. 增加饱腹感和改变食品感官性状

糖类在胃中迅速排空，蛋白质排空较慢，脂类在胃中停留的时间较长，一次进食含 50g 脂肪的高脂膳食，需 4～6h 才能从胃中排空，因而使人有高度饱腹感。此外，脂肪还可以改善食品的感官性状，如油炸食品等，有其特有的美味感。

## 三、必需脂肪酸

有几种不饱和脂肪酸是人体不可缺少的营养物质，但是在体内又不能合成，而必须从食物中摄取，因此称它们为必需脂肪酸。

### 1. 必需脂肪酸的种类

必需脂肪酸有亚油酸、亚麻酸、花生四烯酸等。

亚油酸是机体最重要的必需脂肪酸，但其他含有 2～6 个不饱和双键的多不饱和脂肪酸也被作为生物活性成分受到重视。这些多不饱和脂肪酸的碳链末端-$CH_3$ 被称为 ω端，从 ω 端起第三位碳原子上开始有双键的被称为 ω-3 因子，其具有重要的生理功能。

### 2. 必需脂肪酸的生理意义

必需脂肪酸是组织细胞的组成成分，在体内参与磷脂的合成，以磷脂的形式存在于线粒体和生物膜中。若用不含脂肪的膳食喂白鼠引起的必需脂肪酸缺乏症，明显的症状是皮肤起鳞、生长停滞、肾功能衰退、生殖功能丧失及典型的眼睛疾病等，后来查明是亚油酸缺乏所致。

必需脂肪酸的不饱和性使细胞膜具有适宜的相对流动性，因此新组织的生长和受损组织的修复都需要亚油酸，可保护皮肤免受日光照射。

必需脂肪酸的另一作用是使胆固醇酯化，从而降低血清和肝中的胆固醇水平，防止胆固醇被饱和脂肪酸酯化导致的动脉粥样硬化，同时亚油酸还可以减少血小板性血栓的形成，能减少由动脉血栓造成的急性心肌梗死的发作。

还有人认为必需脂肪酸利于妊娠，缺乏时可引起动物不孕或哺乳困难；花生四烯酸是前列腺素的前体，亚麻酸及其衍生物对大脑和视网膜有重要的生理功能。

**3. 必需脂肪酸的供给量和食物来源**

必需脂肪酸在植物油中含量较多，动物脂肪中较少。一些常见的油脂中亚油酸含量见表 2-4。

表 2-4　一些常见的油脂中亚油酸含量

| 食物名称 | 亚油酸/% | 食物名称 | 亚油酸/% | 食物名称 | 亚油酸/% |
|---|---|---|---|---|---|
| 猪油 | 8.3 | 葵花子油 | 60.0 | 牛乳 | 4.4 |
| 牛油 | 3.9 | 米糠油 | 35.0 | 鸡肉 | 24.2 |
| 鸡油 | 24.7 | 橄榄核油 | 85.0 | 鸡蛋黄 | 11.6 |
| 奶油 | 3.6 | 红花籽油 | 75.0 | 鲤鱼 | 16.4 |
| 豆油 | 52.2 | 猪肉（瘦） | 13.6 | 鲫鱼 | 6.9 |
| 玉米油 | 47.8 | 猪肝 | 15.0 | 带鱼 | 2.0 |
| 花生油 | 37.5 | 牛肉 | 5.8 | 大黄鱼 | 1.9 |
| 芝麻油 | 45.0 | 羊肉 | 9.2 | 干酪 | 3.7 |

## 四、类脂

类脂在营养学上特别重要的是磷脂、胆固醇和脂蛋白等化合物，这些物质不会作为能量被消耗。脂蛋白是血液中脂类的主要运输工具，固醇包括胆固醇、麦角固醇、皮质固醇、胆酸、维生素 D、雄激素和孕激素等。

**1. 磷脂**

（1）磷脂的分类

所有细胞都含有磷脂，在脑、神经和肝中含量最高，人体中重要的磷脂有卵磷脂、脑磷脂和神经磷脂。

在人体的各种磷脂中，卵磷脂含量最高，占磷脂总量的一半左右。卵磷脂由甘油、脂肪酸、胆碱所组成，这些成分均可以由食物提供。脑磷脂也是由甘油、脂肪酸组成的磷脂，与卵磷脂有密切的关系。

神经磷脂大量存在于脑和神经组织中，是神经鞘的主要组成成分。神经磷脂不含甘油，是由脂肪酸、磷酸、胆碱及神经氨基醇组成。

（2）磷脂的生理功能

磷脂构成生物膜的重要组成成分，随着年龄的增大，机体代谢产生的自由基攻击最易导致生物膜的损伤，磷脂因可重新修复被损伤的生物膜，显示出延缓机体衰老的作用。

　　肝中的脂肪的运输与脂蛋白的合成有关，卵磷脂是合成脂蛋白的原料，因此当肝中脂肪含量过高而卵磷脂不足时，脂肪不易从肝运出，造成脂肪在肝堆积，发生脂肪肝。同时会出现急性出血性肾炎。

　　卵磷脂的八大保健功能如下。

　　1）肝的保护神。磷脂中的胆碱对脂肪有亲和力，若体内胆碱不足，则会影响脂肪代谢，造成脂肪在肝内积聚，形成脂肪肝甚至会发炎肿胀。卵磷脂不但可预防脂肪肝，还能促进肝细胞再生，同时，磷脂可降低血清胆固醇含量，防止肝硬化并有助于肝功能的恢复。

　　2）糖尿病患者的营养品。卵磷脂不足会使胰脏机能下降，无法分泌充足的胰岛素，不能有效地将血液中的葡萄糖运送到细胞中，这是导致糖尿病的基本原因之一。如每天食用 20g 以上的卵磷脂，则糖尿病的恢复效果是相当显著的。很多患者甚至可不必再注射胰岛素。特别是对糖尿病坏疽及动脉硬化等并发症患者更为有效。

　　3）血管的"清道夫"。卵磷脂具有乳化、分解油脂的作用，可增进血液循环，改善血清脂质，清除过氧化物，使血液中胆固醇及中性脂肪含量降低，减少脂肪在血管内壁的滞留时间，促进粥样硬化斑的消散，防止由胆固醇引起的血管内膜损伤。服用卵磷脂对高血脂和高胆固醇具有显著的功效，因而可预防和治疗动脉硬化。

　　4）胎儿和婴儿神经发育的必需品。正常情况下，孕妇体内的羊水中含有大量的卵磷脂。人体脑细胞约有 150 亿个，其中 70％ 早在母体中就已经形成。为了促进胎儿脑细胞健康发育，孕妇补充足够的卵磷脂是很重要的。婴幼儿时期是大脑形成和发育的最关键时期，卵磷脂可以促进大脑神经系统与脑容积的增长、发育。因此美国食品与药物管理局（Food and Drug Administration，FDA）规定在婴儿奶粉中必须添加卵磷脂。

　　5）可消除青春痘、雀斑并滋润皮肤。在正常人体内含有许多毒素，特别是在肠道内，当这些毒素含量过高时，便会随着血液循环沉积在皮肤上，从而形成色斑或青春痘。卵磷脂正好是一种天然的解毒剂，它能分解体内过多的毒素，并经肝和肾的处理排出体外，当体内的毒素降低到一定浓度时，脸上的斑点和青春痘就会慢慢消失。卵磷脂还具有一定的亲水性，并有增加血红素的功能，如果每天服用一定量的卵磷脂，就能为皮肤提供充分的水分和氧气，使皮肤变得光滑柔润。

　　6）可预防老年痴呆的发生。人随着年龄增长，记忆力会减退，其原因与乙酰胆碱含量不足有一定关系。乙酰胆碱是神经系统信息传递时必需的化合物，人脑能直接从血液中摄取磷脂及胆碱，并很快转化为乙酰胆碱。长期补充卵磷脂可以减缓记忆力衰退的进程，预防或推迟老年痴呆的发生。

　　7）能有效化解胆结石。体内过多的胆固醇会发生沉淀，从而形成胆结石，90％ 胆结石是由胆固醇组成。胆汁中的主要成分是卵磷脂，此外还有水分、胆固醇、矿物质及色素等，卵磷脂可以将多余的胆固醇分解、消化及吸收，从而使胆汁中的胆固醇保持液体状。如果每天摄取一定量的卵磷脂可以有效防止胆结石的形成，并对已形成的胆结石也能起到化解的作用。

　　8）良好的心理调和剂。社会竞争日趋激烈，人们长期处在紧张的环境和种种压力下，常患有焦虑、急躁、易怒、失眠、耳鸣等症，即自主神经紊乱，通常称为神经衰弱。经常补充卵磷脂，可使大脑神经及时得到营养补充，保持健康的工作状态，利于消除疲劳，激化脑细胞，改善因神经紧张而引起的急躁、易怒、失眠等症。

人脑中约有 200 亿个神经细胞，它们之间依靠乙酰胆碱来传递信息，食物中磷脂在被机体消化吸收后，可释放出胆碱，在大脑中与乙酸结合后生成乙酰胆碱，因此，磷脂和胆碱可促进神经系统的完善，提高记忆力，增进智力，有助于预防老年痴呆症。

另外，磷脂（特别是卵磷脂）具有良好的乳化性，能降低血液黏度，促进血液循环，阻止胆固醇在血管内壁的沉积，并清除部分沉淀物，具有预防心血管疾病的作用。

（3）磷脂的供给量

正常人每天摄入 6～8g 的磷脂比较适宜，可以一次或分次摄取，若为特殊保健需要，可适当增加至 15～25g。研究表明，每天摄入 22～50g 磷脂持续 2～4 个月，可明显降低血清胆固醇水平而无任何不良反应。

**2. 胆固醇**

人体内胆固醇的含量约为 1kg 体重含 2g，主要来源于动物性食物，其中蛋黄、脑、内脏等含量最高。在正常膳食情况下，每天食物中胆固醇的含量为 0.5～1.0g，胆固醇的吸收率约为 30%，通常植物性食物中的植物固醇，如豆固醇、谷固醇不易被肠道吸收，并且有抑制肠道对胆固醇吸收的作用。

胆固醇在机体内的生理作用主要是构成细胞膜的基本组成成分；胆固醇还可以转化为重要的具有生理作用的物质。例如，胆固醇转化为胆汁酸盐，辅助脂肪的消化吸收；胆固醇合成肾上腺皮质激素，调节机体的物质代谢过程；胆固醇合成性激素，调节生育及物质代谢过程；合成 7-脱氢胆固醇，作为维生素 $D_2$ 的前体。

人体肝还可以自行合成少量胆固醇，而且可以迅速把所合成的胆固醇以脂蛋白的形式转运到血液中去。但当血液中胆固醇含量过高时，会导致动脉粥样硬化、脂类代谢紊乱等一系列心脑血管疾病发生。

## 五、脂肪在食品加工中的变化

脂肪在食品加工中的作用主要表现在成型及风味特色上，但同时脂肪也会发生一些不利于人体健康的变化，严重影响了加工原料的营养价值。

**1. 增加食品的色香味**

利用食用油脂沸点高、良好的导热性及加热后容易得到相对稳定的温度等物理特性，可以使烹调速度加快，让某些质地鲜嫩的原料在加热过程中减少水分及营养素损失。

食物中有酯、酚、醇等有机物，在加热烹调制作时，有部分物质散发在空气中，或进入汤中，形成特有的香味。例如，动物性原料中含有丰富的含氮有机物、无机盐及水分，若与水共同加热，这些物质就会进入汤中；若改用高温油炸，可使肉的表面温度迅速达到 120℃以上，这使蛋白质凝固快，肉体表面形成一层结实的膜，可减少肉中可溶性物质（包括可溶性的营养素）的流失，突出了原料原有的风味和香味，保持菜肴一定的形态和造型。

不同油脂具有不同的色泽，如大豆油、菜籽油含有叶黄素面呈黄色，奶油中的蛋白质、淀粉、糖类等物质受高温作用也可以发生分解变色，使加工后的菜点具有一定的色泽，滋润光亮，可增进食欲。

脂肪在受热、酸、碱、酶的作用下可以发生部分水解，生成脂肪酸和甘油，有利于人体的消化，并使汤汁具有肉香味。当脂肪酸遇到料酒等调味品时，乙醇与脂肪酸发生酯化反应，生成具有芳香的酯类。

**2. 脂肪在高温下的热分解**

油炸是食品加工中常用的方法。在高温下，脂肪先发生部分水解，当温度升高到300℃以上时，分子间开始脱水，缩合成相对分子质量较大的醚类化合物。当油温达到350～360℃时，则可分解成酮类和醛类物质，同时生成多种形式的聚合物，它们都有一定的毒性。油脂在高温条件下，脂溶性维生素和必需脂肪酸易被氧化破坏，使油脂的营养价值降低。

另外，甘油在高温下脱水生成丙烯醛，丙烯醛是具有挥发性和强烈辛辣味的物质，对人的鼻腔、眼黏膜有强烈的刺激作用。油加热到发烟点温度时，会冒出油烟，油烟中很重要的成分就是丙烯醛，应安装排烟设备。

因此，烹饪时最好将油温控制在180～220℃，以减少有害物质的生成。对已经变色变味的油脂，不再使用，且尽量避免反复使用油脂。

**3. 油脂的氧化酸败**

油脂对空气中的氧极为敏感，尤其是不饱和脂肪酸，能自动氧化生成具有不良气味的醛类、酮类和低分子有机酸类，这些物质是油脂哈喇味的主要来源，同时对人体具有毒害作用。有人用氧化酸败的油脂食物喂大鼠，结果大鼠生长缓慢、生长停止或死亡。因此，氧化酸败的油脂不能食用。

不饱和脂肪酸更易氧化分解，因此日常食用较多的植物油时宜同时食用具有抗氧化作用的物质，如维生素 E、维生素 C、维生素 A、绿茶等。

**4. 油脂的氢化**

油脂的氢化是指通过化学反应在不饱和脂肪酸的双键上加氢，使脂肪酸饱和程度增加。氢化后的液体植物油变成白色或黄色无臭无味的固体油，可用于生产人造黄油、起酥油等。氢化油又称硬化油，一般的植物油都可以作为氢化油的原料，如大豆油、花生油、芝麻油、菜籽油、葵花籽油及椰子油等。

液体植物油经过氢化后，不含过度不饱和脂肪酸，油脂的稠度可适当增加，它的起酥性、乳化性、可塑性和黏稠度都优于一般油脂，是理想的焙烤食品原料，同时氢化油具有储存期长、易于运输等优点。

# 六、脂肪的参考摄入量及食物来源

**1. 脂肪的供给**

膳食中脂肪的供给量易受人们的饮食习惯、生活条件、气候、季节等的影响，变动范围较大，不像蛋白质的供给量那样明确，主要原因是脂肪在体内供给的热量，也可以由碳水化合物来提供。但要考虑的是必需脂肪酸及脂溶性维生素的供给和吸收等作用。

目前世界把膳食脂肪，特别是饱和脂肪及多量的胆固醇并列为心血管疾病的危险因素。欧美人的膳食脂肪热量高达全日总热量的 40％～60％，因此动脉粥样硬化的发病率远高于亚洲国家。

但是也不能过多地食用多不饱和脂肪，因其在代谢中会产生较多的自由基，因此有人认为最好的食用油脂构成是饱和脂肪：单不饱和脂肪：多不饱和脂肪＝1：1：1。每天油脂的摄取量宜占总热量的 25％（容许量为 20％～30％），多元不饱和脂肪酸：饱和脂肪酸应大于 1。

根据我国膳食营养调查结果，一般认为目前我国膳食脂肪热量应占总热量的20％～25％，亚油酸约 6g，胆固醇的摄入量在 300g 以下。但随着我国人民生活水平的不断提高，脂肪的供给量已逐渐增多，也应予以注意。

**2. 脂肪的食物来源**

动物性食物如猪、牛、羊肉含有大量脂肪，即使瘦猪肉中含脂肪量也达 20％～30％，禽类、乳类及鱼类脂肪含量稍低，蛋黄中脂肪含量也很高。

畜类的脂肪中含饱和脂肪酸较高，鱼类及水产品的脂肪中含有丰富的 DHA、EPA 等多不饱和脂肪酸，对于补脑，防止视力退化和心血管疾病都有很好的功效。

植物性的油料作物及坚果类食物，如大豆、芝麻、花生、菜籽、葵花籽、松子、榛子中含有丰富的脂肪，通常脂肪的含量在 20％～60％。植物油中含有较多的不饱和脂肪酸，是人体必需脂肪酸的良好来源。

# 第五节　构成生命的基础物质——蛋白质

蛋白质（protein）是由 20 多种氨基酸通过肽键连接起来的具有生物活性的生物大分子，相对分子质量可达到数万甚至百万，并具有复杂的立体结构，它是生物体细胞和组织的基本组成成分，是在各种生命活动中起关键作用的物质，而且蛋白质在遗传信息的控制、高等动物的记忆及识别等方面都具有十分重要的作用，没有蛋白质就没有生命。在食品中，蛋白质除了保证食品的营养价值外，也影响食品的色、香、味及质地等特征。

## 一、蛋白质的组成与分类

蛋白质含有 C、H、O、N 等，大多数还有 S，一些蛋白质还含有 P，少数情况下含有 Zn、Fe、Cu、Mn 等。一般来说蛋白质的平均含氮量为 16％。蛋白质种类繁多，功能各异，不同研究领域有不同的分类方法。食品营养学中，根据蛋白质营养价值的高低，常用以下分类方法。

**1. 根据分子形状分类**

（1）球蛋白类

这类蛋白质主要存在于动物性食品中，包括肌球蛋白、酪蛋白、白蛋白、血清蛋白等。这类蛋白质的营养价值往往很高，通常含有人体必需氨基酸，且易于被机体吸收。

（2）纤维蛋白类

它是机体组织结构不可缺少的蛋白质，由长的氨基酸肽链连接成纤维状或卷曲成各种盘状结构，成为各种组织的支持物质，如结缔组织中的胶原蛋白和韧带等。

**2. 根据氨基酸组成分类**

（1）完全蛋白质

这类蛋白质所含必需氨基酸种类齐全，数量充足，各种氨基酸的比例也与人体所含的氨基酸比例相似，不但保证人体生长的正常需要，而且也能促进儿童的生长发育。例如，奶类的酪蛋白、乳白蛋白，蛋类中的卵白蛋白和卵黄磷蛋白，肉类、鱼类中白蛋白和肌蛋白，大豆中的大豆球蛋白，小麦中的麦谷蛋白和玉米中的谷蛋白等都是完全蛋白质。

（2）半完全蛋白质

这类蛋白质所含的各种必需蛋白质种类还比较齐全，但由于种类多少不均匀，互相之间的比例不合适，如果把它们作为膳食中唯一的蛋白质来源时，只能维持生命，而不能促进儿童良好的生长和发育，如小麦中的麦胶原蛋白。

（3）不完全蛋白

这类蛋白质中所含必需氨基酸种类不全，如果把它们作为膳食中唯一的蛋白质来源时，既不能促进儿童良好的生长和发育，也不能维持生命，如玉米中的玉米胶蛋白，动物的结缔组织和肉皮中的胶原蛋白，豌豆中的球蛋白等。

## 二、蛋白质的功能

**1. 构成机体，修补组织**

蛋白质是组成机体所有组织、细胞的重要成分，约占人体重的18%，占人体总固体量的45%。机体所有重要的组成部分都有蛋白质参与，人体内的神经、肌肉、内脏、骨骼，甚至指甲和头发，没有一处不含蛋白质，人体的生长发育、组织细胞的新陈代谢，都离不开蛋白质。人体蛋白质始终处于合成与分解的动态平衡过程，每天约有3%的蛋白质参与更新。

**2. 构成酶和激素的成分，调节生理机能**

人体的新陈代谢是通过无数生化反应来实现的，而这些反应的进行需要酶来催化。酶是有生物活性的一类蛋白质，参与机体内环境的各项生命活动，如肌肉收缩、血液循环、呼吸、消化、神经传导、感觉功能、能量转换、信息加工、遗传、生长发育、繁殖及思维活动等。如果没有酶，生命将无法存在。

**3. 肌肉收缩和氧的运输**

机体的运动即一切机械运动和各种脏器的蠕动，都是靠肌肉收缩来完成的。由肌动蛋白和肌球蛋白构成的肌肉组织是人体中百分比含量最大的组织，通常占体重的40%～45%。

人体生物氧化过程中所需的氧是由血液中的血红蛋白输送完成的，血红蛋白是球蛋白与血红素的复合物。细胞代谢过程中的许多物质，往往也以蛋白质作为载体进行输送，如血液中的脂肪、脂肪酸、胆固醇、磷脂等。

**4. 免疫作用**

当机体受到外界某些有害因素（异体蛋白）侵袭后，机体能产生一种相应的抗体，并与其进行特异性反应，以消除它对正常机体的影响，即免疫反应。抗体是一种糖和蛋白质的复合物，使人具有防御疾病和抵抗外界病原侵袭的免疫能力。

**5. 供给能量**

尽管蛋白质在体内的主要功能并非供给能量，但它也是一种能源物质。当糖和脂肪不足时，机体即会动用蛋白质氧化分解提供能量。正常情况下，每天也有一部分蛋白质氧化分解，为机体提供能量，这部分能量占每天所需总能量的 $10\%\sim15\%$。

**6. 赋予食品重要的功能特性**

蛋白质可赋予食品良好的感官性状和重要的功能特性。例如，肉类成熟后持水性增加，嫩度增加，大大地提高了肉的可口性；蛋白质有起泡性，被用作糕点和冰淇淋的生产；蛋白质有乳化、增稠的性能，如酪蛋白酸钠可用作椰子汁及午餐肉罐头的生产；小麦中的面筋蛋白质有特殊的黏性和延伸性，在面条、面包、饼干等加工中具有重要的作用。

**7. 维护皮肤的弹性和韧性**

胶原蛋白是人体结缔组织的组成成分，能主动参与细胞的迁移、分化和增殖代谢，具有联结与营养功能，又有支撑、保护作用。在人体的皮肤中，胶原蛋白含量高达 $71.9\%$，维护着人类皮肤的弹性和韧性。如果长期缺乏蛋白质会导致皮肤的生理功能减退，使皮肤弹性降低，失去光泽，出现皱纹。

## 三、蛋白质的代谢及氮平衡

**1. 蛋白质的消化与吸收**

蛋白质的消化首先在胃中进行，胃蛋白酶在 pH $0.9\sim1.5$ 的条件下，可将部分蛋白质水解成多肽，多肽进入肠道后，在胰液蛋白分解酶与小肠黏膜细胞中的多种酶的作用下，被完全水解为游离的氨基酸。氨基酸的吸收在小肠的上端进行。

蛋白质的营养价值在于食物中的蛋白质含量的多少和必需氨基酸的含量及比例，还与蛋白质在人体中消化吸收、利用等情况有关。

许多因素影响蛋白质的消化率。一般植物性食品中的蛋白质，由于被纤维素所包围，与消化酶接触程度差，因此蛋白质消化率通常比动物性食品的蛋白质低。但植物性食品经过加工烹调，其纤维素可被破坏、软化或被除去，则植物性食品消化率也可适当提高。例如，大豆整粒食用时，其蛋白质消化率仅为 $60\%$，如将其加工成豆浆或豆腐，蛋白质消化率可提高到 $90\%$。有些植物性食品（如大豆）中存在抗胰蛋白酶因素，可使蛋白质消化率降低，但经烹调加热，即被破坏。

食物经过烹调，也可以提高蛋白质的消化率，如奶类可达到 $97\%\sim98\%$，肉类为 $92\%\sim94\%$，蛋类为 $98\%$，大豆为 $90\%$，白米饭为 $82\%$，面包为 $79\%$，玉米面为 $66\%$。

**2. 机体内的氮平衡**

氮平衡是反映体内蛋白质代谢情况的一种表示方法，实际上是指蛋白质摄取量与排出量之间的对比关系。粪便中的氮和来自肠黏膜细胞及死亡的肠道微生物的氮一般不能算作蛋白质中未被消化吸收的氮。正常情况下，24h肠道废物代谢氮为0.9～1.2g。

成年人一般机体蛋白质含量稳定不变，虽然蛋白质不断分解与合成，组织细胞在不断更新，但机体蛋白质的总量却维持平衡。大部分氮在代谢过程中重新合成身体所需的蛋白质，只有一小部分分解成为尿素及其他代谢产物排出体外。人体内全部蛋白质每天约有3%进行更新，测定结果也表明，65kg体重的成人，每天从体内排出3.5g氮，相当于蛋白质22g。

对于正在生长发育的婴幼儿和青少年，为了满足新增组织细胞形成的需要，有一部分蛋白质将在体内滞留，摄入蛋白质数量大于排出量，称为正氮平衡；反之，若机体病变等，排出蛋白质数量大于摄入量，为负氮平衡。

当碳水化合物供给不足时，或处于病态、紧张状态时，都会影响机体的氮平衡。当长期处于负氮平衡时，将引起蛋白质缺乏，体重减轻，机体抵抗力下降，血浆白蛋白含量下降。

## 四、氨基酸

### 1. 氨基酸的分类

按营养价值分类，可把氨基酸分为两大类，即必需氨基酸和非必需氨基酸。如果在人体内氮的供给适当的情况下，在合适的条件下，身体本身可以合成一部分氨基酸，或由其他氨基酸转换而成。但还有8种氨基酸不能在人体内合成，必须由食物蛋白质来供给，这8种氨基酸就称为必需氨基酸，包括异亮氨酸、亮氨酸、赖氨酸、甲硫氨酸、苯丙氨酸、苏氨酸、色氨酸和缬氨酸。对于生长发育的婴儿，还要加上组氨酸。膳食蛋白质中的氨基酸既要在数量上满足机体的需要，各种氨基酸之间的相互比例也要符合要求。

### 2. 氨基酸的生理功能

氨基酸的生理功能基本上与蛋白质相同。氨基酸的生理功能首先是合成蛋白质，维持氮平衡，构成体内各种酶、抗体及某些激素的原料；其次是调节生理机能，供给热量，促进生长发育，补充代谢消耗；另外，还可以维持毛细血管的正常渗透压。

赖氨酸：赖氨酸是合成人体组织蛋白质中最重要的氨基酸，也是儿童生长发育所必需的。如果人体每日膳食摄取量不足时，体内的氮平衡会受到破坏，血液中的非蛋白氮和尿液中的全氮及尿素氮的含量都会增加，从而产生食欲减退、精神不振、容易疲倦等症状。

色氨酸：缺乏色氨酸时，体内氮平衡的维持也会受到影响，血液中的血浆蛋白和血红蛋白会降低，从而产生脱发、腹泻、贫血、脂肪肝及食欲减退等症状。

苯丙氨酸：苯丙氨酸是机体合成甲状腺素的原料，而甲状腺素是调节生长代谢的重要激素，缺乏苯丙氨酸时，容易产生食欲减退、精神不振、易疲劳等症状。另外，苯丙氨酸能转化为酪氨酸。

苏氨酸：苏氨酸是成糖氨基酸，膳食内必须含有充分的苏基酸，如果缺乏会使人食欲减退、疲劳、神经兴奋，有时引起血尿和破坏体内氮平衡。

甲硫氨酸：甲硫氨酸是一种含硫的必需氨氨酸，又称蛋氨酸。在人体代谢过程中，甲硫氨酸有转甲基作用，是合成表皮中蛋白质及某些激素如胰岛素所必需的氨基酸，还可以用来结合胆碱及肌酸。胆碱是一种抗脂肪肝的物质，在肝中毒时，起保护作用。缺乏甲硫氨酸时，会出现尿氮和血液中非蛋白氮含量增加的现象，有时易产生脂肪肝。

组氨酸：组氨酸是幼儿正常生长的一种必需氨基酸，在体内组氨酸脱羧基后即转变为组胺，有过敏反应，为了防止这种反应，人体经常自行调节，排泄多余的组氨酸。缺乏组氨酸时，幼儿会产生贫血，成年人则会出现食欲减退、疲倦、神经兴奋、血尿等症状。

缬氨酸：缬氨酸缺乏时，体重失去平衡，行动失调，脊髓退化。

精氨酸：精氨酸对于人体的功能尚不清楚，但动物实验显示，其是幼鼠生长所必需的。

酪氨酸：酪氨酸是组成蛋白质的主要成分，能转变为肾上腺素及黑色素（即皮肤、毛发及视网膜的色素），苯丙氨酸在体内可以部分地转变为酪氨酸。

胱氨酸：来源于膳食的甲硫氨酸及丝氨酸，可以在体内相互转变。

甘氨酸：结构简单，在一定条件下，可以形成胆酸甘氨酸、谷胱甘肽、肌酸及胆碱，也可以参与血红蛋白中卟啉的合成。

### 3. 限制氨基酸

食物蛋白质中，按照人体的需要及其比例关系相对不足的必需氨基酸称为限制性氨基酸。限制性氨基酸中缺乏最多的称为第一限制性氨基酸；第二缺少的氨基酸称为第二限制性氨基酸，这些氨基酸严重影响了机体对蛋白质的利用。谷类食品中的赖氨酸为第一限制性氨基酸，如能设法补充赖氨酸，就可以提高谷类的营养价值，根据计算，赖氨酸和色氨酸的比例最为理想。几种常见植物蛋白质中的限制性氨基酸见表 2-5。

表 2-5 几种常见植物蛋白质中的限制性氨基酸

| 食物名称 | 第一限制性氨基酸 | 第二限制性氨基酸 | 第三限制性氨基酸 |
|---|---|---|---|
| 小麦 | 赖氨酸 | 苏氨酸 | 缬氨酸 |
| 大麦 | 赖氨酸 | 苏氨酸 | 甲硫氨酸 |
| 燕麦 | 赖氨酸 | 苏氨酸 | 甲硫氨酸 |
| 大米 | 赖氨酸 | 苏氨酸 | — |
| 玉米 | 赖氨酸 | 苏氨酸 | — |
| 花生 | 甲硫氨酸 | | |
| 大豆 | 甲硫氨酸 | — | |

### 4. 氨基酸模式

在营养学上，通常用氨基酸模式来反映人体蛋白质及各种食物蛋白质在必需氨基酸种类和含量上的差异。氨基酸模式就是某种蛋白质中各种必需氨基酸的含量和构成比例。构成比例的计算是根据蛋白质中必需氨基酸的含量，一般将某种蛋白质中的色氨酸含量定为 1，分别计算出其他必需氨基酸的相应比值，这些比值就是该种蛋白质的氨基酸模式见表 2-6。

表 2-6　人体每日必需氨基酸的需要量及氨基酸模式

| 氨基酸 | 人体 | 全鸡蛋 | 鸡蛋白 | 牛奶 | 猪瘦肉 | 牛肉 | 大豆 | 面粉 | 大米 |
|---|---|---|---|---|---|---|---|---|---|
| 异亮氨酸 | 4.0 | 2.5 | 3.3 | 3.0 | 3.4 | 3.2 | 3.0 | 2.3 | 2.5 |
| 亮氨酸 | 7.0 | 4.0 | 5.6 | 6.4 | 6.3 | 5.6 | 5.1 | 4.4 | 5.1 |
| 赖氨酸 | 5.5 | 3.1 | 4.3 | 5.4 | 5.7 | 5.8 | 4.4 | 1.5 | 2.3 |
| 甲硫氨酸＋半胱氨酸 | 3.5 | 2.3 | 3.9 | 2.4 | 2.5 | 2.8 | 1.7 | 2.7 | 2.4 |
| 苯丙氨酸＋酪氨酸 | 6.0 | 3.6 | 6.3 | 6.1 | 6.0 | 4.9 | 6.4 | 5.1 | 5.8 |
| 苏氨酸 | 4.0 | 2.1 | 2.7 | 2.7 | 3.5 | 3.0 | 2.7 | 1.8 | 2.3 |
| 缬氨酸 | 5.0 | 2.5 | 4.0 | 3.5 | 3.9 | 3.2 | 3.5 | 2.7 | 3.4 |
| 色氨酸 | 1.0 | 1.0 | 1.0 | 1.0 | 1.0 | 1.0 | 1.0 | 1.0 | 1.0 |

从食物中摄入的蛋白质经消化吸收后的必需氨基酸模式，越接近机体蛋白质模式，即越接近于人体的需要，其蛋白质实际利用效率越高，营养价值也就相对越高。而如果食物蛋白质中一种或几种必需氨基酸数量不足，在合成人体组织蛋白时，只能进行到这一种氨基酸用完为止，即使其他氨基酸含量非常丰富，其利用也被限制；必需氨基酸数量过多，同样也会影响氨基酸间的平衡。因此，食物蛋白质中必需氨基酸必须种类齐全、数量充足、比例适当才能维持人体健康，才具有较高的营养价值。

**5. 蛋白质的互补作用**

不同食物蛋白质中氨基酸的含量和比例关系不同，其营养价值不一，若将不同的食物适当混合食用，使它们之间相对不足的氨基酸互相补偿，从而更接近人体所需的氨基酸模式，提高蛋白质的营养价值，此即蛋白质的互补作用。

几种营养价值较低的蛋白质混合摄入时，其中的限制氨基酸得到了互相补充，从而使混合蛋白质中的必需氨基酸比例更接近人体蛋白质的氨基酸模式，提高了膳食蛋白质的营养价值。例如，大豆和米或面混合食用时，大豆蛋白质富含的赖氨酸与米面蛋白质中的甲硫氨酸互相补充，可明显提高米面蛋白质的营养价值。

## 五、食物蛋白质营养价值的评价

不同的食物中蛋白质含量不同，蛋白质的氨基酸组成也不相同。评价一种食物蛋白质的营养价值，一方面要从"量"的角度，即食物中含量的多少；另一方面则要从"质"的角度，即根据其必需氨基酸的含量及模式来考虑。此外还应考虑机体对该食物蛋白质的消化和利用程度。

**1. 食物中蛋白质的含量**

考虑食物中蛋白质的营养，不能脱离含量单纯考虑营养价值，因为即使营养价值很高，但含量太低，也不能满足机体需要。

食物蛋白质含量（protein content）的测定一般可通过凯氏定氮法测定，多数蛋白质平均含氮量为 16%，因此测得的含氮量乘以 6.25（100/16），即为蛋白质的含量。

**2. 蛋白质消化率**

蛋白质消化率（digestibility，D）是指该食物蛋白质被消化酶分解的程度。蛋白质消化率越高，则被机体吸收利用的可能性越大，营养价值也高。食物中蛋白质消化率用该蛋白质中被消化吸收的氮量与其蛋白质总含氮量的比值来表示，分为表观消化率（apparent digestibility，AD）和真消化率两种。

$$表观消化率 = \frac{食物氮 - 粪氮}{食物氮}$$

$$真消化率 = \frac{食物氮 - 粪代谢氮}{食物氮}$$

其中，粪代谢氮是受试者在完全不吃含蛋白质的食物时粪便中的含氮量。

影响食品中蛋白质消化率的因素有很多。一般，动物性蛋白质的消化率比植物性蛋白质高。

**3. 蛋白质的利用率**

蛋白质的利用率是指食物蛋白质（氨基酸）在消化吸收后被人体利用的程度。衡量食物蛋白质利用率的指标和方法很多。

（1）生物价

生物价（biological value，BV）是指食物蛋白质消化吸收后在体内储留的程度。其计算公式如下。

$$生物价 = \frac{储留氮}{吸收氮}$$

生物价越高，表明食物蛋白质中氨基酸被机体利用的程度也越高。

（2）蛋白质净利用率

蛋白质净利用率（net protein utilzation，NPU）表示摄入的蛋白质被机体利用的程度，即机体利用的蛋白质占食物中蛋白质的百分比，它既反映了摄入的蛋白质被机体储留的程度，同时也体现出各种蛋白质的不同消化率。

$$蛋白质净利用率 = \frac{储留氮}{摄入氮}$$

（3）蛋白质功效比值

蛋白质功效比值（protein efficiency ratio，PER）是指处于生长阶段的实验动物每摄入 1g 蛋白质，动物体重增加的克数，表示蛋白质使动物生长的效率。

通常是用刚断乳的雄性大白鼠，以含待测蛋白质 10% 的合成饲料饲喂 28d，计算在实验期内其体重增加和摄入蛋白质量的比值来反映蛋白质的营养价值。由于所测蛋白质主要被用来提供生长之所需，因此该指标被广泛用来作为对婴幼儿食品中蛋白质的评价指标。

（4）氨基酸评分法

氨基酸评分法也称化学分或蛋白质分（AAS），是用化学方法测定一种食物蛋白质的必需氨基酸的含量，再分别与参考蛋白质中相应的氨基酸含量进行比较，其中最不足的一种被定为该蛋白质的限制性氨基酸。氨基酸评分由食品蛋白质中必需氨基酸的含量与相互比值决定。评定一种蛋白质的营养价值时，可将其必需氨基酸含量逐一与此种参考氨基酸构成比例相比较，其计算公式如下。

$$AAS = \frac{每克待评蛋白质中某种氨基酸（mg）}{参考蛋白质中该种氨基酸（mg）} \times 100$$

由于限制性氨基酸的存在，使食物蛋白质的利用受到限制。被测食物蛋白质的第一限制性氨基酸与参考蛋白质中同种必需氨基酸的比值即为该蛋白质的氨基酸分。表 2-7 是几种食物和不同人群需要的氨基酸评分模式。

表 2-7　几种食物和不同人群需要的氨基酸评分模式

| 氨基酸 | 人群/（mg/g 蛋白质） | | | | 食物/（mg/g 蛋白质） | | |
|---|---|---|---|---|---|---|---|
| | 1 岁以下 | 2～5 岁 | 10～12 岁 | 成人 | 鸡蛋 | 牛奶 | 牛肉 |
| 组氨酸 | 26 | 19 | 19 | 16 | 22 | 27 | 34 |
| 异亮氨酸 | 46 | 28 | 28 | 13 | 54 | 47 | 48 |
| 亮氨酸 | 93 | 66 | 44 | 19 | 86 | 95 | 81 |
| 赖氨酸 | 66 | 58 | 44 | 16 | 70 | 78 | 89 |
| 甲硫氨酸＋半胱氨酸 | 42 | 25 | 22 | 17 | 57 | 33 | 40 |
| 苯丙氨酸＋酪氨酸 | 72 | 63 | 22 | 19 | 93 | 102 | 80 |
| 苏氨酸 | 43 | 34 | 28 | 9 | 47 | 44 | 46 |
| 缬氨酸 | 55 | 35 | 25 | 13 | 66 | 64 | 50 |
| 色氨酸 | 17 | 11 | 9 | 5 | 17 | 14 | 12 |
| 总计 | 460 | 339 | 241 | 127 | 512 | 504 | 479 |

FAO/WHO 有关专家委员会曾设定了优质蛋白质的氨基酸模式作为参考蛋白质，经测定人奶和鸡蛋的氨基酸模式与上述优质蛋白质氨基酸模式十分接近，因此一般也常以鸡蛋蛋白质为参考蛋白质，即鸡蛋的氨基酸分为 100。用于其他食物时理论上应计算 8 种必需氨基酸的 AAS，但实际应用中只需计算赖氨酸、甲硫氨酸、苏氨酸和色氨酸。

## 六、蛋白质缺乏

### 1. 蛋白质缺乏

蛋白质缺乏在成人和儿童中都有发生，但处于生长发育阶段的儿童更为敏感。据世界卫生组织估计，目前世界上大约有 500 万儿童属于蛋白质-热能营养不良。

kwashiorker（加纳语）即水肿型。热能基本满足，蛋白质严重不足的儿童营养疾病，腹、腿水肿，生长迟缓，虚弱，表情淡漠，头发变色变脆。

marasmns 原意为消瘦，热能与蛋白质严重不足的儿童营养疾病。患儿消瘦无力，易感染其他疾病而死亡。

对成人来讲，蛋白质摄入不足同样会引起体力下降、水肿、抗病力下降、伤口久不愈合等现象。

### 2. 蛋白质过量

蛋白质，尤其是动物性蛋白质摄入过多，对人体同样有害。首先，过多动物蛋白质的摄入，就必然摄入较多的动物脂肪和胆固醇。其次，蛋白质过多也会产生有害影响。

正常情况下，人体不储存蛋白质，因此必须将过多蛋白质脱氨分解，氮则由尿液排出体外，这一过程需要大量水分，从而加重了肾的负荷，若肾功能本来就不好，则危害更大。过多的动物蛋白质摄入，也造成含硫氨基酸摄入过多，这样会加速骨骼中钙质的流失，易产生骨质疏松。

## 七、蛋白质在食品加工中的变化

蛋白质是由氨基酸组成的高分子化合物，在食品加工过程中易发生理化性质的改变，同时还提供发泡（蛋糕）、乳化（冰淇淋）和胶凝（皮冻）等功能。在烹饪过程中，蛋白质最主要的变化是变性和水解。

### 1. 蛋白质的热变性

当蛋白质受热或在其他理化因素的作用下，蛋白质分子内部原有的高度规则的排列发生变化，从而导致蛋白质若干理化性质改变，这种现象称为蛋白质的变性。

（1）提高蛋白质的消化率

由于蛋白质的变性使肽链展开，使消化酶易于作用，增加了食物的消化吸收率。例如，生鸡蛋的消化率只有 50%，熟鸡蛋的消化率可达 98% 以上。

（2）破坏食物中的有害成分

破坏食品原料中天然存在的有毒蛋白质、酶和抑制剂等。例如，生大豆中含有抗胰蛋白酶、红细胞凝集素和其他有害物质，通过加热可以破坏这些有害物质，同时提高大豆蛋白质的消化率和其中含硫氨基酸的利用率。又如，生鸡蛋中含有抗生物素蛋白，长期食用生鸡蛋可导致生物素缺乏，若经加热煮熟可破坏抗生物素蛋白。

（3）杀菌和灭酶

高温加热可以破坏酶的活力，杀灭或抑制繁殖型微生物，一方面避免了由于微生物污染所导致的疾病，另一方面可以减少由于生物体内自身酶的活性所导致的食品品质下降。例如，绿色蔬菜若用水焯一下，可以破坏叶绿素酶的活性，从而可有效地保持蔬菜原有的绿色。

### 2. 引起蛋白质变性的其他因素

蛋白质分子空间构象的改变，还可能受氧气、紫外线的照射、机械作用、溶液渗透压、有机溶剂、重金属等因素的影响而发生变性。例如，用搅蛋器或筷子不停地搅打鸡蛋清，使蛋清起泡成型，这就是机械作用使蛋清中的白蛋白变性所致。有机溶剂如乙醇、有机酸等能破坏蛋白质的胶体性质而使蛋白质沉淀，同时引起变性，如用乙醇消毒灭菌，可使微生物因蛋白质变性而失去生物活性。蛋白质可以与重金属离子结合成盐而沉淀。当蛋白质溶液的 pH 稍高于等电点时，蛋白质具有较多的静负电荷，易与重金属离子结合成盐，使蛋白质失去生理活性，这就导致重金属中毒。

### 3. 蛋白质水解

凝固变性的蛋白质若在水中继续加热，将有一部分逐渐水解，生成蛋白胨、肽等中间产物，这些多肽类物质进一步水解，最后分解成各种氨基酸，带来良好的食物风味。例如，用中火或小火炖肉或制汤，肉质及汤汁格外细嫩鲜美。

**4. 氨基酸的破坏**

当蛋白质受热过高或加热时间过长时，食物会发生严重脱水，菜肴质地会变得又老又绵，同时使蛋白质中的部分氨基酸被破坏，发生褐变，这个过程中最容易损失的是赖氨酸、胱氨酸，降低了食物蛋白质的营养价值，还有可能产生对人体有害的物质。

**5. 食物的风味**

肌肉蛋白质中 65％为肌球蛋白和肌动蛋白，肌球蛋白能溶于稀盐溶液，这些盐溶蛋白类似胶凝剂，加热后可形成凝胶，赋予食品良好的弹性，如香肠。

冷水煮肉，肉中的一些蛋白质和含氮有机物溶解于汤中，汤味美，肉味较差；若用沸水煮肉，肉块表面蛋白质迅速凝固，从而保护了肉类内容物不溶出，则肉味鲜，汤味较差。

需要注意的是，变性后蛋白质持水性减弱，食品在加工时，如果温度过高，时间过长，蛋白质中的结合水受到破坏，使蛋白质硬度增加，风味变劣。因此，为保持肉类食品的嫩度，可以先在肉的表面用淀粉挂糊，淀粉受热糊化后形成一层膜，可减少肉中水分的损失，如软炸里脊。

## 八、蛋白质供给量及食物来源

蛋白质是酸性食品，食用过多会导致钙流失的增加，因此不建议成人食用过量蛋白质食物。但是新生儿、婴幼儿及青少年不但需要蛋白质来维持机体正常的生理机能，而且还要保证有足够的蛋白质来满足身体迅速生长和发育的需要，因此对于蛋白质的需求量（按每公斤体重计算）要远远高于成年人。每日蛋白质推荐供给量见表 2-8。

**表 2-8　每日蛋白质推荐供给量**（单位：g）

| 成年男子（65kg 体重） | | 成年女子（55kg 体重） | | 儿童及青少年 | |
|---|---|---|---|---|---|
| 类型 | 供给量 | 类型 | 供给量 | 年龄 | 供给量 |
| 轻体力劳动 | 75 | 轻体力劳动 | 70 | 1～3 岁 | 40 |
| 中等体力劳动 | 80 | 中等体力劳动 | 75 | 3～5 岁 | 45 |
| 重体力劳动 | 90 | 重体力劳动 | 80 | 5～7 岁 | 50 |
| 极重体力劳动 | 105 | 孕妇，后 5 个月 | ＋25 | 7～10 岁 | 60 |
| | | 乳母，1 年之内 | ＋25 | 10～13 岁 | 70 |
| | | | | 13～16 岁 | 80 |

注："＋"表示在原来的基础上增加 25g

蛋白质广泛存在于动物和植物体内，最重要的是肉、鱼、乳、蛋、谷类、豆类和坚果类食物。贝类蛋白质也可与肉、禽类、鱼类相媲美，它们都是人类蛋白质的良好来源。动物性蛋白质中各种必需氨基酸种类齐全，而且所组成的比例适合人体的需要，因此利用率很高，通常可达 85％～90％，但色氨酸含量普遍很低。牛奶中蛋白质主要为酪蛋白，消化率为 85％，鸡蛋中蛋白质不但含有人体所需的各种氨基酸，而且组成模式与人体模式十分相近，生物学价值达 95％以上。

植物性食物大豆中蛋白质含量高达 35％～40％，蛋白质的生物价值较高。谷类含蛋白质一般为 6%～10%，薯类含蛋白质 2%～3%，它们的必需氨基酸中有一种或多种含量稍低，要注意蛋白质的相互搭配，如小麦＋大豆（2:1）、大豆＋鸡蛋（7:3）、玉米＋小米＋大豆（2:2:1）等会增加蛋白质的利用率。同时建议动物性蛋白质和植物性蛋白质的最佳比例为 3:7。

此外，食用菌、昆虫、酵母等可作为蛋白质的新资源，这些食物除蛋白质含量高外，还有生长快、来源广等特点，同时富含多种必需脂肪酸、维生素等其他营养素，已引起世界各国的重视。

# 第六节  神奇的维生素

早在公元 7 世纪，我国医药书籍上就有关于维生素缺乏症和食物防治的记载。隋唐时的孙思邈（581～682 年）已知脚气病是一种食米地区的疾病，可食用谷白皮熬成米粥来预防。这实际上是因缺乏硫胺素（维生素 $B_1$）所致。国外一直到 1642 年才第一次描述这种疾病。此外，孙思邈还首先用猪肝治疗"雀目"（即夜盲症），这是一种维生素 A 缺乏症。至于人们对食物中某些因子缺乏和发生疾病之间更广泛深入的了解则是 18 世纪以后。20 世纪人们才确定这些因子的化学结构并完成人工合成。

维生素缺乏在人类历史进程中曾是引起疾病和造成死亡的重要原因之一，直到 1925 年由于缺乏维生素 $B_{12}$ 引起的恶性贫血还在凶恶地折磨着人类。今天，即使有各种商品维生素可供选用，但是在最发达的国家，仍然在一些人群中发现有维生素缺乏症。造成维生素缺乏的原因除食物中含量不足外，还可由于机体消化吸收障碍和需要量增加所致。至于食物中含量不足则与食品加工密切有关。

## 一、概述

维生素是维持人体正常生理功能所必需的一类微量低分子有机化合物。

### 1. 维生素的特点

维生素虽种类繁多，性质各异，但具有共同特点：①维生素或其前体都在天然食物中存在，但是没有一种天然食物含有人体所需的全部维生素；②它们在体内不提供热量，一般也不是机体的组成成分；③它们参与维持机体正常生理功能，需要量极少，但是不可缺少；④它们一般不能在体内合成，或合成的量少，不能满足机体需要，必须由食物不断供给。

### 2. 维生素的命名

维生素的命名按照它们被发现的顺序，依字母顺序排列，命名 A、B、C、D、E、而维生素 E 的发现者是一位荷兰科学家，他把维生素 K 的抗出血作用称为"凝血因子"而命名。随着各种维生素化学结构和功能的确定，人们经常使用其化学结构名称，有时也按其功能命名。

### 3. 维生素的分类

各种维生素化学结构差别很大，科学家发现维生素的生理作用与它们的溶解度有很大关系，因此通常按照维生素的溶解性能不同将其分为脂溶性维生素和水溶性维生素两大类。

**4. 维生素缺乏**

食物中某些维生素长期缺乏或不足可引起代谢紊乱和出现病理状态，形成维生素缺乏症。早期轻度缺乏，尚无明显临床症状时称为维生素不足。人类正是在同这些维生素缺乏症的斗争中来研究和认识维生素的，缺乏常见原因有三种：①膳食中供给不足，各种原因使食物中维生素的供应严重不足。例如，由于营养知识缺乏选择食物不当，或由于食物运输、加工、烹调、储藏不当使维生素遭受破坏和丢失。②人体吸收利用率低。例如，患者胃肠功能降低，对维生素的吸收利用降低，肝、胆疾病患者由于胆汁分泌减少也会影响脂溶性维生素的吸收。③维生素需要量相对增加，由于对维生素需要量的增多或丢失增加，使体内维生素需要量相对增高，如妊娠、哺乳期妇女、生长发育期儿童、特殊生活及工作环境的人群、疾病恢复期患者等，都会增加对维生素的需要量。

## 二、重要的维生素

（一）脂溶性维生素

**1. 维生素 A 和胡萝卜素**

维生素 A 是人类最早发现的维生素，有维生素 $A_1$ 和维生素 $A_2$ 两种，是动物代谢的产物，维生素 $A_1$ 也称视黄醇，主要存在于哺乳动物和海水鱼类的肝中，维生素 $A_2$ 为脱氢视黄醇，主要存在于淡水鱼类中。维生素 $A_2$ 的生物活性约为维生素 $A_1$ 的 40%。

植物体中所含有的黄色素和红色素中很多属于类胡萝卜素，胡萝卜素为维生素 A 的前体。在动物体内胡萝卜素可以转变成维生素 A，并具有维生素 A 的生物活性，因此被称为维生素 A 原。其中 β-胡萝卜素最有效，一分子 β-胡萝卜素理论上可以产生两分子等效的维生素 A。

肝中存在大量的维生素 A，维生素 A 在肝中的储存量会随着年龄的增加而增多，成人肝中维生素 A 的储存量通常足够全身机体 4～12 个月的需要，但婴儿和儿童没有这样的储存能力，因此对缺乏症特别敏感。

维生素 A 的缺乏一直是遍及全世界绝大多数发展中国家的一件大事，缺乏程度超过其他任何维生素。因此，天然食品中维生素 A 的补充问题一直受到重视。

（1）理化性质

维生素 A 为淡黄色结晶，不溶于水，对热、酸、碱比较稳定。在一般的烹调和罐头制品中不易被破坏，但易被空气中的氧氧化而被破坏，尤其在高温条件下更易氧化，紫外线能促进这种氧化反应。脂肪酸败时，所含的维生素 A 和胡萝卜素也被严重破坏。

通常植物性食物中的色素越深，胡萝卜素的含量就越高，绿色蔬菜、鲜艳的水果中含有丰富的胡萝卜素。胡萝卜素的溶解度和稳定性等物理性质与维生素 A 相似。维生素 E 和卵磷脂之类的抗氧化剂能够保护胡萝卜素免受氧化破坏，因此能促进其吸收并提高其在肝中的储存量。

（2）生理功能

维生素 A（包括胡萝卜素）是复杂机体必需的一种营养素，它以不同方式几乎影响机体内的一切组织细胞。

1) 保护正常视觉。眼球内层视网膜上的感光物质视紫红质，是由维生素 A 和视蛋白结合而成，能维持在弱光下的视力。如果缺乏维生素 A 就会影响视紫红质的合成，引起夜盲症（又称雀目）。

2) 保护上皮细胞组织的正常生长与分化。维生素 A 能参与糖基转移酶系统的功能，对糖基起到运载作用，以保持黏膜上皮细胞中糖蛋白的正常合成。体内维生素 A 缺乏会出现上皮组织萎缩、皮肤干燥、粗糙、失去光泽、脱屑、毛囊角化、汗腺和皮脂腺萎缩。

3) 维持骨骼和牙齿的正常发育。维生素 A 能使未成熟的细胞转化为成骨细胞，成骨细胞使得骨细胞数目增多。摄入量不足或缺乏时，骨骼发育首先停止，头颅骨和脊骨无法适应脑神经系统和脊骨索带组织的迅速生长，引起脑损伤和神经损伤，导致麻痹等神经疾病的出现。与上皮细胞一样，维生素 A 的缺乏会影响牙齿珐琅质细胞的正常生长，不能形成均匀细密的牙齿珐琅保护层，还可使生成牙质的成牙细胞萎缩。

4) 增强生殖力。在大多动物中，缺乏维生素 A 会导致生殖能力的明显下降。雄性大鼠停止产生精子，雌性大鼠的发情周期可能出现异常、胎儿消融（自吸收）或先天畸形。在人身上也出现过类似的结果，孕妇膳食中缺乏维生素 A，前三个月的流产率增加。有研究表明，维生素 A 对精子产生、性激素的合成与分泌有重要意义。精子所含的多种酶（如腺苷三磷酸乳酸脱氢酶）活力受维生素 A 所影响，足够的维生素 A 将保证精子正常的浓度和活力，供给不足会使生精作用停止、精子死亡、睾丸萎缩。

5) 清除自由基。胡萝卜素有很好的抗氧化作用，能通过提供电子抑制活性氧的生成，达到清除自由基的目的，使得它在延缓衰老、防治心血管疾病和肿瘤方面发挥作用。

6) 维生素 A 的其他生理功能。维生素 A 起辅酶作用，在胆固醇合成激素和糖蛋白合成过程中作为媒介物。维生素 A 有类似固醇激素和细胞核的作用，可促进细胞增殖导致组织分化，这可能是由于维生素 A 通过对核糖核酸和脱氧核糖核酸产生影响而使细胞向新的方向分化。维生素 A 对稳定细胞膜的结构与功能极为重要，但数量过多又会使细胞膜容易碎裂，这便是维生素 A 中毒因素之一。细胞释放蛋白酶必须借助于维生素 A，在骨骼生长过程中必须有这些蛋白酶参与，维生素 A 的缺乏会影响蛋白质的合成。有些研究表明，缺乏维生素 A 可降低甲状腺素形成的比率，增加人的甲状腺肿发病率。研究还发现，维生素 A 摄入水平与癌症死亡率呈负相关。

（3）缺乏与过量

缺乏时会出现以下问题。①暗适应能力下降及夜盲症。维生素 A 缺乏最早的症状是暗适应能力下降，严重者可致夜盲症，即在暗光下看不清四周的物体。维生素 A 缺乏可引起眼干燥症，进一步发展可致失明，因此维生素 A 又称抗眼干燥症维生素。②引起机体不同上皮组织干燥、粗糙、增生及角质化，以致出现各种症状。例如，皮脂腺及汗腺角化致皮肤干燥，毛囊角化过度致毛囊丘疹与毛发脱落，食欲降低，易感染。特别是儿童、老人容易引起呼吸道炎症，严重时可引起死亡。③维生素 A 缺乏时，血红蛋白合成代谢障碍，免疫功能低下，儿童生长发育迟缓。

　　由于维生素 A 易在体内储存，当过量摄入维生素 A 时易引起急性中毒、慢性中毒及致畸毒性。急性中毒其早期症状为恶心、呕吐、头疼、眩晕、视觉模糊、肌肉失调、婴儿囟门突起。当剂量大时可出现嗜睡、厌食、少动、反复呕吐，一旦停止服用症状会消失。然而，摄入极大剂量（12g，膳食营养素供给量的 13 000 倍）的维生素 A 可以致命。慢性中毒比急性中毒常见，维生素 A 使用剂量为其膳食营养素供给量的 10 倍以上时可发生，常见症状是头痛、食欲降低、脱发、肌肉疼痛和僵硬、皮肤干燥瘙痒、复视、出血、呕吐和昏迷等。过量的维生素 A 可引起细胞膜的不稳定和某些基因的不适当表达。动物实验证明，维生素 A 摄入过量可导致胚胎吸收、流产、出生缺陷。孕妇过量摄入维生素 A，娩出畸形儿的相对危险度为 25.6。

　　（4）供给量及食物来源

　　根据国际单位定义，1IU 维生素 A 等于 0.3μg 视黄醇，1μg 视黄醇当量（RE）等于 1μg 视黄醇、6μg β-胡萝卜素、12μg 具有维生素 A 活性的其他胡萝卜素。

　　供给标准一般为 100ml 血液中 20～60μg，我国根据国内的特点修订供给量标准为：成人 800～1000μg RE；孕妇，1000RE；乳母，1200RE。

　　维生素 A 和胡萝卜素为脂溶性维生素，需有脂肪存在下才能促进其吸收。维生素 A 的最好来源是各种动物性食品，如肝、奶类、鱼肝油、鱼卵、蛋黄等。植物性食物中，菠菜、番茄、豆苗、扁豆、茄子、白菜、胡萝卜和甘薯等蔬菜，杏、李、葡萄、香蕉、红枣等水果都含有很多的胡萝卜素。部分食物维生素 A 和胡萝卜素含量见表 2-9。

**表 2-9　部分食物维生素 A 含量（按每百克可食部分计）**

| 食物名称 | 维生素 A 含量/RE | 食物名称 | 维生素 A 含量/RE |
| --- | --- | --- | --- |
| 鱼肝油 | 25 526 | 菠菜 | 810 |
| 烤小羊肝 | 22 327 | 烤南瓜 | 640 |
| 煎牛肝 | 16 036 | 脱水苜蓿 | 2 294 |
| 鸡肝 | 4 917 | 嫩蒲公英 | 1 400 |
| 猪肝 | 4 329 | 人造黄油 | 993 |
| 胡萝卜 | 1 100 | 鲜蛋清 | 552 |
| 生胡萝卜叶 | 760 | 煮熟番茄 | 100 |
| 红辣椒 | 6 060 | 干欧芹 | 2 334 |

## 2. 维生素 D

　　历史上很早就有佝偻病的记载，直到 1916 年人们才从鳕鱼肝油中提取出一种有抗佝偻病作用的物质并命名为维生素 D。1924～1925 年，人们发现紫外线照射可以在皮下产生抗佝偻病的维生素，1966 年后的研究者发现维生素 D 在体内需要转变为活性型才能发挥它的应有作用，这一发现揭开了维生素 D 的作用机制，对人们深入了解维生素 D 有重要意义。

　　（1）理化性质

　　维生素 D 是一种白色晶体，能溶于脂肪。在中性及碱性性溶液中比较稳定，能耐高温和不易氧化，在 130℃加热 90min，生理活性仍能保存，但在酸性条件下逐渐分解。因此通常的烹调加工不会引起维生素 D 的损失，但脂肪酸败可以引起维生素 D 的破坏。

维生素 D 是类固醇的衍生物，具有维生素 D 活性的化合物约有 10 种，主要包括维生素 $D_2$（麦角钙化醇）和维生素 $D_3$（胆钙化醇），两者的结构十分相似。维生素 D 也存在前体物质，植物中的麦角固醇在日光或紫外线照射后可以转变成维生素 $D_2$，人体内存在的脱氢胆固醇，在日光或紫外线照射下可以转变为维生素 D，由此可见多晒太阳是防止维生素 D 缺乏的方法之一。

（2）生理功能

维生素 D 有三种重要的生理功能：①维生素 D 能够促进钙和磷在小肠内的吸收，维持血清钙磷浓度的稳定，因此是调节钙磷正常代谢所必需的；②促进牙齿和骨骼的正常生长，活性维生素 D 具有类固醇激素的作用，利用钙磷的沉着促进骨组织钙化，使钙磷成为骨质的基本结构；③促进皮肤的新陈代谢，增强对湿疹、疥疮的抵抗力，服用维生素 D 可抑制皮肤红斑形成，治疗牛皮癣、斑秃、皮肤结核等。

（3）缺乏与过量

缺乏症包括以下几种。

佝偻病：佝偻病是一种婴幼儿由于严重缺乏维生素 D 或钙、磷而患的一种营养缺乏症。维生素 D 缺乏时骨骼不能正常钙化，易引起骨骼变软，使得凡是受压力较大的骨骼部位都有变形。例如，婴儿的颅骨可因经常枕睡而变形；幼儿刚学会走路时身体质量使得下肢骨弯曲变形，形成"X"或"O"形腿；胸骨外凸呈"鸡胸"，肋骨与肋软骨连接处形成"肋骨串珠"或漏斗胸；囟门闭合延迟、骨伤变窄和脊柱弯曲；由于腹部肌肉发育不良，易使腹部膨出；牙齿萌出推迟，恒齿稀疏、凹陷，容易发生龋齿。

骨软化症：成人尤其是孕妇、乳母和老人，在缺乏维生素 D 和钙、磷时，成熟的骨脱钙而发生骨质软化症，主要表现为四肢酸痛，尤以夜间为甚，同时骨质软化，容易变形；孕妇骨盆变形可致难产。

骨质疏松症：骨质疏松症及其引起的骨折是威胁老年人健康的主要疾病之一。据国内外统计，美国 50 岁以上的老年人中有 1/10 患骨质疏松症，而且女性高于男性。我国 60～75 岁老年妇女的骨质疏松症检出率为 50%。老年人由于肝肾功能降低、胃肠吸收欠佳、户外活动减少，因此体内维生素 D 水平常常低于年轻人。

手足痉挛症：缺乏维生素 D、钙吸收不足、甲状旁腺功能失调或其他原因造成血清钙水平降低时可引起手足痉挛症，表现为肌肉痉挛、小腿抽筋、惊厥等。

过量摄入维生素 D（如过量服用鱼肝油）可引起维生素 D 过多症。维生素 D 的中毒剂量虽然尚未确定，但摄入过量的维生素 D 可能会产生不良反应。维生素 D 的中毒症状包括食欲缺乏、恶心、呕吐、腹泻、头痛、发热；血清钙磷增高，以至发展成动脉、心肌、肺、肾、气管等软组织转移性钙化和肾结石，严重的维生素 D 中毒可导致死亡。

（4）供给量及来源

维生素 D 的需要量应与钙磷供给量联系起来考虑。在钙磷充足条件下，成人每天需维生素 D 为 300～400IU（7.5～10μg，1IU 维生素 D 相当于 0.025μg 钙化醇），只要不是生活在不易接触日光的地方，以上数量可通过日光照射获得。由于维生素 D 的主要来源不是食物，因此一般人不需要通过食物补充维生素 D。

但孕妇和乳母对钙磷需要量大，必须从膳食中补充维生素 D。世界卫生组织建议 6 岁以下儿童及孕妇、乳母每日摄入 400IU（10μg）维生素 D。我国在 1981 年修订供给量标准时也增加了维生素 D 这一项。

维生素 D 主要存在于动物性食品中，以海水鱼的肝含量最为丰富，奶油、蛋黄中也存在维生素 D。

### 3. 维生素 E

维生素 E 是一种强有效的自由基清除剂，能保护机体细胞膜及生命大分子免遭自由基的攻击，在延缓衰老、防治心血管疾病和肿瘤方面发挥作用。

（1）理化性质

维生素 E 又称生育酚，是具有 α-生育酚活性化合物的总称，目前已知 8 种，其中 α-生育酚的效力最大。

生育酚是浅黄色的黏性油状物，不溶于水，可溶于乙醇和脂肪中；对酸和热较稳定，但暴露在氧、紫外线、碱或铁盐等环境中极易氧化而被破坏。

由于维生素 E 对氧敏感，特别是在碱性条件下加热，可使 α-生育酚完全被破坏。烹调时，可使脂肪中 70%～90% 的维生素 E 被破坏；加工谷物会使维生素 E 损失 80% 左右；鸡肉、牛肉脱水加工后会损失 36%～45%；油炸的食用油，维生素 E 损失 32%～70%；在储存土豆片时，在 23℃ 下储存一个月，维生素 E 会损失 71%，储存两个月损失 77%。

（2）生理功能

维生素 E 可以清除体内的自由基，是细胞伤害、组织破裂的天然抑制剂，在防止包括衰老、肿瘤在内的器官衰退病变等方面起着重要作用。

1）抗氧化。谷胱甘肽过氧化物酶能阻止或减慢脂类的氧化，并将过氧化脂质分解，维生素 E 和维生素 C 有增强该酶活性的功能，能阻止不饱和脂肪酸的氧化，避免细胞受到氧化损伤。

2）抑制肿瘤。维生素 E 在抑制肿瘤的发生方面，和维生素 C 一样，能阻断亚硝酸与胺生成亚硝胺的反应。有证据表明，维生素 E 和硒能共同保护细胞膜、细胞核和染色体不受致癌物质的伤害。

3）抗衰老作用。人体细胞膜含有不饱和脂肪酸，在含氧较多的组织中容易发生氧化反应，特别是在光照等作用下生成过氧化脂质，即使在氧较少的组织中也会缓慢进行，同时有致人衰老作用，如色素沉着"老年斑"的出现。维生素 E 有保护皮脂、细胞膜蛋白及皮肤中的水分，促进维生素 A 的利用，与维生素 C 协同作用，保护皮肤的健康，减少感染等作用。维生素 E 具有抗氧化剂所特有的生物学作用，使衰老过程减慢。

4）促进肌肉正常生长发育。维生素 E 可以减少肌肉内氧的消耗量，治疗肌肉萎缩症。例如，烧伤、长疮或植皮的患者，每天如给以 600IU 的维生素 E，这些患者就会逐渐痊愈，基本上不留疤痕。大量的维生素 E 有助于治疗膀胱炎、风湿性心脏病；维生素 E 也可以预防关节炎、动脉硬化等。

5）提高机体的免疫能力。维生素 E 的缺乏会使吞噬功能受到抑制，在构成免疫系统的白细胞中多核白细胞及淋巴中的 α-生育酚数量为红细胞的 30 倍，由此可见维生素 E 对增强免疫能力方面的重要作用。补充维生素 E 可增加胸腺的质量、脾抗体生成细胞的数量及血清溶菌酶的活性，能促进 T 细胞成熟，刺激 T 细胞和混合淋巴细胞的免疫反应。

6）治疗贫血作用。某些贫血患者的血清中含维生素 E 浓度较低，如给以维生素 E，往往可以治愈。原因是由于红细胞膜上不饱和脂肪酸被氧化破坏，使红细胞破裂而产生的溶血性贫血。除了补充铁质外，饮食中应加入大量的维生素 E，就可以避免发生这类贫血。

7）维生素 E 与硒协同清除自由基。维生素 E 和硒都是自由基清除剂，维生素 E 有节省或部分替代硒的作用。有人证明，维生素 E 能像硒一样保护细胞不受过氧化物的损害，但二者作用方式不同，维生素 E 存在于细胞膜成分中，阻碍游离基形成，而硒在整个细胞质中起破坏过氧化物的作用。

（3）缺乏与过量

缺乏症：人类很少发生维生素 E 的缺乏。维生素 E 广泛存在于多种食物中，在人体组织内易储存，不一定每天摄入。但出生体重较轻的早产儿、脂肪吸收障碍者、血 β 脂蛋白缺乏者等易发生维生素 E 缺乏症。维生素 E 缺乏症状主要表现为红细胞脆性增加、视网膜蜕变、溶血性贫血、肌无力、尿中肌酸排出增多、神经退行性病变等。

过量表现：维生素 E 的毒性相对较小，大多数成人每天可以耐受 $100\sim800mg$。人体长期每天摄入 1000mg 的维生素 E 可能出现中毒症状，如视觉模糊、头痛和极度疲乏等。因此每天摄入量应不超过 400mg。

（4）供给量及来源

我国营养学会规定成年人每天摄入 14mg 维生素 E。α-生育酚广泛分布于动植物组织中，麦胚油、棉籽油、玉米油及各种坚果类都是维生素 E 的良好来源，几乎所有绿叶植物都含有，只是含量较少（表 2-10）。

**表 2-10　食物中 α-生育酚含量**（单位：mg/100g）

| 食物名称 | 含量 | 食物名称 | 含量 | 食物名称 | 含量 |
| --- | --- | --- | --- | --- | --- |
| 小麦胚油 | 149.50 | 红花油 | 34.10 | 炒花生 | 9.70 |
| 花生油 | 11.60 | 米糠油 | 32.30 | 小麦粉 | 7.00 |
| 棉籽油 | 35.30 | 鱼肝油 | 20.00 | 燕麦片 | 2.30 |
| 大豆油 | 11.00 | 玉米油 | 14.30 | 生番茄 | 1.20 |
| 橄榄油 | 11.90 | 人造黄油 | 28.40 | 鸡蛋 | 1.43 |

**4. 维生素 K**

维生素 K 是所有叶绿醌生物活性的萘醌衍生物的总称，有两种形式，维生素 $K_1$ 存在于绿叶植物中，维生素 $K_2$ 存在于发酵食品中，是由细菌合成的。此外还有一些人工合成的化合物。

维生素 K 对热、空气和水分都很稳定,但易被光和碱破坏。维生素 K 的主要作用是促进肝生成凝血酶原,从而具有凝血的作用。

人体维生素 K 的需要量为每公斤体重 $0.5 \sim 1.0 \mu g$,维生素 K 在食物中分布很广,且肠道微生物也合成一部分,因此一般不需在食物中进行补充。

## (二) 水溶性维生素

水溶性维生素主要包括 B 族维生素及维生素 C 两大类,有时也包括生物素、胆碱等类维生素。

### 1. 维生素 C

维生素 C 即抗坏血酸,是最早发现能造成人体缺乏病的维生素之一。

(1) 理化性质

维生素 C 是一种白色结晶粉末,在水中溶解度极大,微溶于乙醇,几乎不溶于有机溶剂。维生素 C 具有酸性和强还原性,为高度水溶性维生素。

自然界存在的具有生理活性的是 L-抗坏血酸,易氧化脱氢,形成 L-脱氢抗坏血酸。因它在体内可以还原成 L-抗坏血酸,所以仍具有生物活性。维生素 C 对氧很敏感,其他如温度、pH、氧化酶、金属离子(特别是 $Cu^{2+}$)、紫外线等都会使维生素 C 受到严重破坏。

(2) 生理功能

1) 促进胶原生物合成,有利于组织创伤伤口的愈合。胶原能将联结组织的成纤维细胞连接在一起。胶原是含有大量羟脯氨酸和羟赖氨酸的纤维状蛋白质,维生素 C 的作用在于活化脯氨酸羟化酶和赖氨酸羟化酶,促进脯氨酸和赖氨酸向羟脯氨酸和羟赖氨酸转化。如果缺乏维生素 C,胶原单体无法实现羟基化作用而导致胶原生物合成的失败,就延误了创伤伤口的愈合。

毛细血管壁膜及连接细胞的纤维组织也是由胶原构成的,维生素 C 不足会削弱毛细血管壁的弹性和强度,引起毛细血管的破裂、出血。这种现象多发生在承受机械压力的区域,造成骨骼关节处出血而易发生骨折,以及牙齿松动、牙床流血等。

2) 促进生物氧化还原过程,保证细胞膜的完整性。维生素 C 可参与机体内的氧化还原反应。保证细胞完整性需要谷胱甘肽参加,体内具有氧化型谷胱甘肽,使还原型抗坏血酸氧化成脱氢抗坏血酸,而后者又被还原型谷胱甘肽变成还原型抗坏血酸。

3) 改善铁、钙和叶酸的利用。维生素 C 能促进肠道吸收更多的铁和钙,这归功于它把 $Fe^{3+}$ 转化成更易吸收的 $Fe^{2+}$,同时帮助铁向铁蛋白及其在肝、胃和骨髓中储藏。维生素 C 能促进钙的吸收,因为它能在胃中形成一种酸介质而防止不溶性钙络合物的生成及发生沉淀。缺乏叶酸会引起巨红细胞性贫血,而叶酸在体内必须转变成有生物活性的四氢叶酸才能发挥作用。维生素 C 可将叶酸还原为四氢叶酸,这是维生素 C 能防止哺乳期婴儿患巨红细胞性贫血的原因。

4) 促进脂肪和类脂的代谢。维生素 C 与 ATP、$Mg^{2+}$ 一起,是多脂肪组织中脂肪水解酶的辅助钝化因子,该酶水解脂肪产生的游离脂肪酸是机体能量的一种直接来源,能量的需求满足以后,维生素 C 便与 ATP 及 $Mg^{2+}$ 一起共同作用钝化此酶,以免脂肪的过量水解。胆固醇代谢也有维生素 C 参与，缺乏维生素 C 时，由胆固醇转化成胆汁酸的比例下降，增加了组织中的胆固醇积累，引起肝内和血浆胆固醇水平升高。补充维生素 C 后，胆固醇的积累就减慢。另外，通过维生素 C 硫化代谢产物（即抗坏血酸硫酸盐）的作用可促进胆固醇硫酸盐的生成，后者是一种水溶性物质，可由尿液排出体外，这样就促使了胆固醇水平的下降，可以预防动脉硬化的发生。

5）阻断亚硝胺形成。食物中的硝酸盐或亚硝酸盐，在一定的条件下可以形成致癌物质亚硝胺。维生素 C 具有阻断亚硝酸盐与仲胺结合的作用。

6）自由基清除剂。维生素 C 是一种重要的自由基清除剂，它通过逐级供给电子而转变成半脱氢抗坏血酸和脱氢抗坏血酸，以达到清除・OH 等自由基的抗衰老作用，能分解皮肤中色素，防止发生黄褐斑等。

7）增加机体对外界环境的应激能力。神经紧张时，类固醇激素的合成与分泌均需要维生素 C 的参与，在合成类固醇激素过程中，维生素 C 含量减少，因此增加对维生素 C 的需求量。各种形式的应激，如温度过高或过低、精神激动、组织疲劳、肌肉疼痛、外伤烧伤、外科手术、重金属中毒和吸烟等，都要增加维生素 C 的需求量。

（3）缺乏与过量

维生素 C 不足的情况仍在世界范围内普遍存在。机体维生素 C 水平充足与否，可通过临床诊断和测定它在血液中的含量而定。皮肤和牙床毛细血管出血情况可作为诊断维生素 C 缺乏的症状。缺乏时引起坏血病，早期表现疲劳、倦怠、食欲减退，容易出现牙龈出血、伤口愈合缓慢。出现牙齿松动、毛细血管及皮下出血等症状。

长时间超量摄取维生素 C，也会产生恶心、腹部痉挛、腹泻、红细胞损害、出现肾和膀胱结石等症状。

（4）供给量及来源

实验证明，每天摄入 10mg 维生素 C，不仅可以预防坏血病，还可以起到治疗作用，但考虑到维生素 C 的不稳定性，因此供给量要大于需求量。我国 1988 年推荐的供给量标准是：正常成人为 60mg，孕妇 80mg，乳母 100mg，儿童为 30～50mg。维生素 C 主要存在于新鲜的蔬菜、水果中，如柠檬、猕猴桃、刺梨、橘子、辣椒、花椰菜（表 2-11）。

表 2-11 部分食物维生素 C 的含量（单位：mg/100g）

| 食物名称 | 含量 | 食物名称 | 含量 | 食物名称 | 含量 | 食物名称 | 含量 |
|---|---|---|---|---|---|---|---|
| 大枣 | 540 | 荔枝 | 30 | 油菜 | 51 | 菠萝 | 24 |
| 山楂 | 89 | 葡萄 | 46 | 白萝卜 | 30 | 芫荽叶 | 567 |
| 橙 | 54 | 青椒 | 235 | 木瓜 | 56 | 圆白菜 | 77 |
| 草莓 | 35 | 甜椒 | 211 | 菠菜 | 51 | | |
| 柚 | 100 | 柿子 | 49 | 花椰菜 | 887 | | |

## 2. 维生素 $B_1$

（1）理化性质

维生素 $B_1$ 又称硫胺素，广泛分布于整个动植物界，并可以多种形式存在于食品中。

它是最不稳定的维生素之一，在酸性条件下稳定，在中性和碱性条件下易被破坏，加热至溶点（249℃）即分解。

（2）生理功能

维生素 $B_1$ 是糖代谢中脱羧酶的重要成分。它的主要功能是维持碳水化合物的正常代谢。维生素 $B_1$ 是作为碳水化合物氧化过程中的一种辅酶起作用的。能增进食欲，维持神经正常活动。如果膳食中维生素 $B_1$ 摄入不足，碳水化合物代谢就会发生障碍。碳水化合物代谢障碍首先影响神经系统，因为神经系统所需要的能量主要来自碳水化合物。同时一些碳水化合物代谢不完全的产物，如 $\alpha$-酮酸，在血液中蓄积还会导致酸碱平衡紊乱。

（3）缺乏症

维生素 $B_1$ 摄入不足时，轻者表现为肌肉乏力、精神淡漠和食欲减退，重者会得脚气病。主要累及神经系统、心血管系统和水肿及浆液渗出。长期摄入不足而引起的营养不良，易患脚气病，多发生在以精白米面为主食地区。临床上以神经性为主的称为干性脚气病；以水肿和心脏症状为主的称为湿性脚气病；以急性心脏病变为主的称为脚气性心脏病。重病患者可引起心脏功能失调、心力衰竭和精神失常。

（4）供给量及来源

维生素 $B_1$ 的需求量与热能代谢有关，应按照总热能需求量推算。每天的维生素 $B_1$ 供给量应为 0.5mg/418kJ。我国推荐的每天膳食中维生素 $B_1$ 的参考摄入量为成年男性 1.4mg，成年女性 1.3mg，孕妇 1.5mg，乳母 1.8mg。

维生素 $B_1$ 广泛存在于天然食物中。谷物是维生素 $B_1$ 的主要来源，多存在于种子的外皮及胚芽中。主要存在于谷类、豆类、酵母、干果及坚果中，动物的心、肝、肾、胸、瘦猪肉及蛋类中。蔬菜中比水果中稍多。

**3. 维生素 $B_2$**

（1）理化性质

维生素 $B_2$ 又称核黄素，易溶于水，在中性或酸性溶液中较稳定，对热也稳定。但游离型核黄素在碱性和受光照射，尤其在紫外辐射下极易被破坏。一般食物中的维生素 $B_2$ 多与磷酸和蛋白质呈结合型的复合化合物。

（2）生理功能

维生素 $B_2$ 的生理功能有：①参与体内生物氧化与能量生成，核黄素在体内以两种辅基形式，即黄素腺嘌呤二核苷酸、黄素单核苷酸，与特定蛋白质结合，形成黄素蛋白参与体内氧化还原反应与能量生成，是机体食物组织氧化呼吸过程中不可缺少的物质；②参与色氨酸转变为烟酸、维生素 $B_2$ 转变为磷酸吡哆醛的过程；③参与体内的抗氧化防御系统，提高机体对环境的应激适应能力，还具有维护皮肤健康及防止末梢神经炎的作用。

（3）缺乏病

维生素 $B_2$ 缺乏病是我国常见的营养素缺乏病。

维生素 $B_2$ 轻度缺乏无明显的体征改变，仅有生化代谢的变化。当严重缺乏时主要在眼、皮肤、口腔等部位发生病变。眼：视力模糊、怕光、流泪、视力减退、易疲劳，常伴有眼睑炎和结膜炎。皮肤：脂溢性皮炎，好发于脂肪分泌旺盛的鼻翼两侧、眉间、耳廓后，皮肤粗糙、多皱纹。口腔：嘴唇干裂、红肿、出血、溃疡、舌面有裂沟等症状，同时有舌尖及周围色红、舌肿胀、舌缘出现牙痕、舌苔厚等现象。

(4) 供给量及来源

我国推荐的每日膳食中维生素 $B_2$ 的参考摄入量为成年男性 1.4mg，成年女性 1.2mg，孕妇和乳母 1.7mg。

维生素 $B_2$ 广泛存在于动植物食物中，我国以植物性食品为主，摄取量偏低，维生素 $B_2$ 的摄入尚不能满足人们身体的需要，较易发生维生素 $B_2$ 的缺乏。

主要存在于动物的肝、肾、心，以及蛋黄、鳝鱼和奶类。绿叶蔬菜和豆类也多，谷类和一般蔬菜较少。

### 4. 维生素 $B_5$ (烟酸)

(1) 理化性质

烟酸又名维生素 PP 或者维生素 $B_5$，又称尼克酸、抗癞皮病维生素，是吡啶衍生物，分为烟酸和烟酰胺两种物质，烟酰胺是烟酸在体内的重要存在形式。烟酸溶于水及乙醇，对酸、碱、光、热稳定，一般烹调损失极小，是最稳定的维生素之一。20 世纪前死于癞皮病的人数以百万计。

(2) 生理功能

烟酸是构成脱氢酶辅酶 I 及辅酶 II 的组成成分，参与生物氧化还原反应；烟酸还是葡萄糖耐量因子 (GTF) 的重要组分，具有增强胰岛素效能的作用；保护心血管，大剂量的烟酸还能降低血液中甘油三酯、总胆固醇、β-脂蛋白的浓度，以及扩张血管，有利于改善心血管功能。

(3) 缺乏症

轻度缺乏时，表现为软弱无力、倦怠、体重下降、厌食等；严重时出现癞皮病，典型症状是皮炎、腹泻和痴呆，简称"三 D 症"：皮肤粗糙，有鳞屑状皮脱落，最后出现对称性残留的褐色色素沉着，多发于脸、手背、颈、肘、膝等暴露部位；消化系统方面为食欲缺乏、食后腹泻、胃酸缺乏、粪便量少、次数多、水样便等症状；严重时会发生神经系统症状，且不易恢复，常情绪变化无常，精神紧张，抑郁或易怒，失眠，幻觉，进一步发展为痴呆。

(4) 供给量及来源

人体的维生素 $B_5$ 一部分可由色氨酸转变而来。总供给量＝外源性食物＋内源性部分。成人每摄入 4184kJ 热量供给 5.5mg 维生素 $B_5$ 即可使体内的维生素 $B_5$ 达到饱和，但建议供给量为 6.6mg/4184kJ。膳食中烟酸供给量采用烟酸当量 (mg NE) 表示。

$$烟酸当量 (mg NE) ＝烟酸 (mg) ＋1/60 色氨酸 (mg)$$

我国推荐的每日膳食中烟酸的参考摄入量为成年男性 14mg NE，成年女性 13mg NE，孕妇 15mg NE。

烟酸及烟酰胺广泛存在于食物中。植物性食物中存在的主要是烟酸，动物性食物中以酰胺酸为主。含量丰富的食物为肝、酵母、豆类、花生、玉米等。

**5. 维生素 B₆**

(1) 理化性质

维生素 B₆ 包括吡哆醇、吡哆醛、吡哆胺三种形式，可以相互转变，都具有维生素 B₆ 的活性。维生素 B₆ 是白色晶体，易溶于水及乙醇，耐热，对酸稳定，在碱性溶液中易分解破坏。

(2) 生理功能

维生素 B₆ 为体内很多酶的辅酶成分，参加一系列重要的生物转化，如氨基酸的转移、脱羧、羟化、脱氨，必需脂肪酸的代谢，以磷酸化酶的辅酶形式参与糖原代谢。此外，维生素 B₆ 与蛋白质和脂质代谢关系十分密切，具有加速氨基酸和 $K^+$ 逆浓度梯度运入细胞等作用。

(3) 缺乏症

主要是周围神经性皮炎，常见于面颊、鼻两侧、耳、脚等，严重缺乏会引起体质虚弱、易激怒、神经质、失眠。儿童缺乏时，体重停止增长，并出现抽搐、易怒等症状。

(4) 供给量及来源

正常情况下，不易缺乏维生素 B₆。参考摄入量为 1～11 岁 0.5～1.1mg，成人 1.2mg，50 岁后增加到 1.5mg，孕妇和乳母为 1.9mg。

维生素 B₆ 的食物来源很广泛，动植物中都含有，但一般含量不高。其中含量较多的食物有蛋黄、肉、鱼、肝、肾、全谷、豆类、蔬菜，肠道细菌也可以合成一部分，一般认为人体不易缺乏维生素 B₆。

**6. 叶酸**

(1) 理化性质

叶酸因从菠菜叶中分离出来而得名，也被称为维生素 B₁₁，只有被还原成四氢叶酸才具有生理意义。叶酸微溶于水，不易溶于有机溶剂。在酸性环境下不稳定，pH<4.5 时被完全破坏，但在碱性环境下稳定；有一定的耐热性，但易被紫外辐射破坏。

(2) 生理功能

叶酸活化型为四氢叶酸（FH₄），四氢叶酸在体内参与一碳单位的转移，是体内一碳单位转移酶系统的辅酶。对蛋白质、核酸的合成，各种氨基酸的代谢有重要作用。

叶酸作为辅酶有以下作用：参与核酸合成中嘌呤和嘧啶的形成，在细胞分裂和繁殖中发挥作用；构成血红蛋白；使二碳氨基酸和三碳氨基酸相互转化，如苯丙氨酸与酪氨酸、组氨酸与谷氨酸、半胱氨酸与蛋氨酸之间的转化。

(3) 缺乏症

巨红细胞贫血：人体缺乏叶酸会引发有核巨红细胞贫血（婴儿）和巨红细胞性贫血（孕妇），其红细胞发育不全，数目也有所减少。这是由于叶酸缺乏使 DNA 的合成受到了抑制，核蛋白形成不足，骨髓中新形成的红细胞不能成熟，细胞分裂增殖速度下降。贫血可发生于婴儿和孕妇。

胎儿畸形：叶酸可预防神经管发育畸形。由于叶酸与 DNA 的合成密切相关，孕妇若摄入叶酸严重不足，就会使胎儿的 DNA 合成发生障碍，细胞分裂减弱，其脊柱的关键部位的发育受损。

其他疾病：叶酸缺乏还可能引起妊娠毒血症、寄生虫病、坏血病和类风湿性关节炎等多种疾病及其他诸如舌炎、腹泻、生长不良、精神萎靡和智力退化等症状。新生儿摄入叶酸不足，则会导致消化不良、代谢障碍、发育迟缓等一系列严重后果。

（4）供给量及来源

叶酸的摄入量一般以膳食叶酸当量（dietary folate equivalent，DFE）表示。由于食物叶酸的生物利用率仅为 50%，而叶酸补充剂与膳食混合时生物利用率为 85%，为单纯来源于食物叶酸的利用率的 1.7 倍，因此，膳食叶酸当量（DFE）的计算公式如下。

$$DFE（\mu g）=膳食叶酸（\mu g）+1.7×叶酸补充剂（\mu g）$$

中国营养学会推荐我国成人叶酸的 RNI 值为 400 $\mu g$ DFE/d，成人叶酸的 UL 为 1000 $\mu g$ DFE/d。

叶酸广泛存在于各类食物中，良好来源为动物肝、肾，以及鸡蛋、豆类、绿叶蔬菜、水果和坚果等。

**7. 维生素 $B_{12}$**

（1）理化性质

维生素 $B_{12}$ 中含有 Co，又称钴胺素，是化学结构最复杂的一种维生素，也是唯一一种含有金属离子的维生素。在水中溶解度较大，不溶于有机溶剂。在强酸、强碱环境中易被破坏，对热较稳定，但在 UV 下易被破坏。

（2）生理功能

维生素 $B_{12}$ 参与体内的一碳单位代谢，与叶酸相互作用。含维生素 $B_{12}$ 的酶能将甲基四氢叶酸的甲基除去，生成四氢叶酸，以利于叶酸参与核酸合成中嘌呤和嘧啶的形成。因此，维生素 $B_{12}$ 可以通过增加叶酸的利用率来影响核酸和蛋白质的合成，从而促进红细胞的发育和成熟，促进皮肤的新陈代谢。当维生素 $B_{12}$ 缺乏时，叶酸不能发挥作用而失去生物活性。

（3）缺乏症

缺乏维生素 $B_{12}$ 可能影响到体内的所有细胞，尤其对细胞分裂快的组织影响最为严重。例如，影响骨髓的生血组织可产生巨幼红细胞性贫血，即所谓恶性贫血；神经系统的损害主要是引起斑状、弥漫性的神经脱髓鞘，出现精神抑郁、记忆力下降、四肢震颤等神经症状；维生素 $B_{12}$ 缺乏还可引起同型半胱氨酸血症，血清中积累的同型半胱氨酸具有神经毒和血管毒，可促使心脏病发作、栓塞性脑卒中和周围血管阻塞。

（4）供给量及利用

FAO 建议正常成人每天 2 $\mu g$，孕妇 3 $\mu g$，乳母 4 $\mu g$。

维生素 $B_{12}$ 广泛存在在于动物性食品中，而植物性食品中含量极少。动物内脏、海产品、肉、蛋类等含量丰富。

**8. 泛酸**

（1）理化性质

泛酸又称遍多酸，易溶于水，不溶于有机溶剂，在酸性和碱性中加热易被破坏。常以钙盐的形式存在，对氧化剂和还原剂都比较稳定。

（2）生理功能

以 CoA 的形式参加代谢过程，是二碳单位的载体。泛酸在蛋白质、碳水化合物代谢过程中，对乙酰基转移具有十分重要的作用。

神经冲动传导物质是乙酸胆碱，泛酸可以催化胆碱的乙酰化；泛酸还可以激发那些增加对病原体抵抗力的抗体的合成。

（3）缺乏症

一般不缺乏。当严重缺乏时，动物发生皮炎、贫血、食欲减退、消化系统症状及周围神经退行性病变等。

（4）供给量及来源

成人每天 5～10mg，儿童 4～7mg，孕妇和乳母可适当增加。

酵母、瘦肉、内脏器官、面粉、芝麻、花生、豆类等是泛酸的良好来源。

**9. 生物素**

（1）理化性质

在自然界中以 α-生物素和 β-生物素两种形式存在，且具有相同的生物活性。在水中有一定的溶解度，易溶于热水。在较强的酸、碱、紫外辐射和氧化剂作用下易被破坏而丧失生理活性，但在室温下较稳定。

（2）生理功能

生物素是体内 CoA 的辅酶，参与体内羧化和转羧基作用，在脂肪与糖代谢、蛋白质与核酸合成方面都起重要作用。

（3）缺乏症

生物素缺乏会影响脂肪和胆固醇的合成，引起脂肪合成降低，高胆固醇血症。磺胺类抗菌消炎药可以抑制肠道细菌合成生物素；生鸡蛋蛋白质中存在一种抗生物素蛋白，与生物素紧密结合在一起使生物素失去生理活性，长期食用生鸡蛋的人由于生物素的缺乏而引起干燥的鳞状皮炎、食欲减退、恶心、呕吐、舌炎，血红蛋白和红细胞含量下降，血浆胆固醇含量增高等。

（4）供给量及来源

我国推荐的每日膳食中生物素的参考摄入量为：成人 30μg，乳母 35μg。

生物素广泛存在于天然食物中，干酪、肝、大豆、蛋类中含量最为丰富，在精加工的谷类、多数水果中含量较少。

# 第七节　必需的矿物质

人体组织中含有自然界各种元素，其元素的种类和含量与其生存的地理环境表层的元素的组成及膳食摄入量有关。研究发现，人体有 20 多种元素为构成人体组织、代谢、维持生理功能所必需的。人体内除 C、H、O、N 外，其余元素统称为矿物质。这些物质中，在体内的含量在 0.01g/kg 以上，称为常量元素，有 Ca、Mg、K、Na、P、Cl、S 等；含量低于 0.01g/kg 的矿物质称为微量元素，已知的微量元素有 Se、Cr、Cu、F、I、Fe、Mn、Al、Si 和 Zn，有的认为还包括 Si、V、Sn、Ni 等。尽管人体对这些必需微量元素的需求量很少，但它们在体内不能合成，除排泄外也不能在体内代谢中消失，且都具有极其重要的生理作用。它们的生理浓度和中毒剂量的间距很小，在饮食中注意食用的安全性，另外，食品中矿物质的总含量不足以准确评价该食品中的矿物质营养价值，因为矿物质被人体吸收利用率决定于矿物质的总量、元素的化学形式、颗粒大小、食物分解成分、pH、食品加工及人体的机能状态等因素。

## 一、矿物质的特点

1）矿物质在体内不能合成，必须从膳食和饮水中摄取。摄入体内的矿物质经机体的新陈代谢，每天都有一定量随粪、尿、汗、头发、指甲及皮肤黏膜脱落而排出体外，因此，矿物质必须不断地从膳食中供给。

2）矿物质在体内分布极不均匀。例如，钙和磷主要分布在骨骼和牙齿，铁分布在红细胞，碘集中在甲状腺，钴分布在造血系统，锌分布在肌肉组织等。

3）矿物质相互之间存在协同作用或拮抗作用。例如，膳食中钙和磷比例不合适，可影响这两种元素的吸收；过量的镁会干扰钙的吸收代谢；过量的锌影响铜的代谢；过量的铜可抑制铁的吸收。

4）某些微量元素摄入过多易产生毒性作用。微量元素在体内需要量很少，而且其生理剂量与中毒剂量范围较窄，摄入过多易产生毒性作用，如硒的过量摄入易引起中毒。因此对这些微量元素的强化不能用量过大。

5）不同食物中矿物质的含量变化很大。大多数矿物质（锌除外）都广泛分布于各种食品中，且大多数是以无机盐形式存在，其中一价元素大部分呈离子的形式，多价元素则以离子、难溶盐和胶体溶液形成动态平衡而存在。食品加工过程中直接或间接加入的化学添加剂也是一个可变性很大的因素。矿物质可以从平衡和多样化膳食中得到充分补充。但对长期依靠静脉营养的患者、婴儿及老年人或由于地区的土质和水质造成的地区性缺乏时就需另外适当补充。

## 二、矿物质缺乏

由于各种矿物质在食物中的分布及人体对其吸收、利用和需要不同，在我国人群中比较容易缺乏的矿物质主要有钙、铁、锌、碘、硒等。造成矿物质缺乏的原因主要有以下几方面。

1）地球环境中各种元素的分布不平衡，人群可因长期摄入在缺乏某种矿物质的土壤上生长的食物而引起该种矿物质的缺乏。

2）食物中含有抑制矿物质吸收的因素。例如，食物中含有较高的草酸盐和植酸盐，会与铁结合形成不溶物，降低铁的吸收。

3）不合理的食物加工方式也会造成矿物质的损失。例如，粮谷类食物碾磨太精细，其糊粉层里所含的矿物质易丢失。

4）摄入量不足。例如，肉、禽、鱼类摄入不足会导致锌和铁的缺乏，乳制品或绿叶蔬菜摄入量不足可引起钙的缺乏。

5）生理上有特殊营养需求的人群，如儿童、青少年、孕妇、乳母、老年人，对营养的需要不同于普通人群，较易引起钙、锌、铁等矿物质的缺乏。

## 三、食物的酸碱性

酸性食品通常含有丰富的蛋白质，含有较多的 Cl、S、P 等，在体内代谢后形成 $Cl^-$、$SO_4^{2-}$、$PO_4^{3+}$ 酸性物质，大部分谷类及其制品、肉类、鱼类、蛋类及其制品都是酸性食品，可降低血液的 pH。碱性食物指蔬菜、水果等，含 K、Na、Ca、Mg 等，代谢后生成碱性物质，能阻止血液等向酸性方向变化。

酸性食品包括蛋黄、鱼、肉、花生等；中性食品包括牛奶、豆腐、紫菜、芦笋、淀粉、糖等；碱性食品包括菠菜、海带、西瓜、茶、萝卜、苹果等。

## 四、食物中重要的矿物质元素

### 1. 钙

钙是人体含量最多的无机元素，正常成人体内含钙总量约为 1200g，相当于体重的 1.5%～2.0%，其中约 99% 集中在骨骼和牙齿中，其余 1% 的钙常以游离的或结合的离子状态存在于细胞外液、血液和软组织中，这部分钙统称为"混溶钙池"。与骨骼中的钙维持动态平衡。钙的更新速度随年龄的增长而减慢，幼儿骨骼 1～2 年更新一次，成人 10～12 更新一次。40 岁以后骨骼中的 Ca、P 等无机物质的含量逐渐减少，如不及时补充，可能出现骨质疏松现象，女性重于男性。

（1）钙的生理功能

钙是构成骨骼和牙齿的主要成分，缺钙主要影响骨骼发育，表现为佝偻病、骨质疏松及手足抽搐等。胎儿和儿童缺钙会引起生长发育延迟、骨骼和牙齿质量差、畸形等，老人缺钙易患骨质疏松症等。

混溶钙池中的钙具有调节机体的生理功能：体液（$Ca^{2+}$）降低时，神经和肌肉的兴奋性增高，肌肉出现自发性收缩，严重时出现抽搐；体液（$Ca^{2+}$）增加时，则抑制神经和肌肉兴奋性；钙也是一种凝血因子，催化凝血酶原转化为凝血酶，凝血酶再使纤维蛋白原聚合为纤维蛋白，使血凝固；$Ca^{2+}$ 和 $Mg^{2+}$ 共同调节细胞壁的渗透压，使体液能正常通过细胞壁，同时和碳酸盐、磷酸盐、蛋白质形成一定的缓冲体系，维持机体的酸碱平衡；$Ca^{2+}$ 可激活多种酶，如腺苷三磷酸酶、某些蛋白质分解酶、脂肪酶等。

（2）钙的吸收

钙不完全吸收，大部分钙不能被小肠吸收而排出体外，这是由于食物中的植酸、草酸、纤维及体内维生素 D 不足造成的。例如，谷类、蔬菜中的植酸、草酸较多，与钙形成不溶性物质，钙吸收率仅有 20%～30%。体内维生素 D 不足时，钙结合蛋白质的合成减少，钙的运载能力降低，钙的主动吸收能力下降。脂肪消化不良也会降低钙的吸收，特别是饱和脂肪酸更易与钙形成不溶物，同时伴随脂溶性维生素 D 的损失。

发酵可使植酸分解，从而提高钙的吸收率。维生素 D、乳糖、蛋白质等可促进钙的吸收，这可能是乳糖、氨基酸都能与钙形成可溶性钙盐，促进钙的吸收能力。酸性环境也有利于钙的消化吸收，因为 pH 较低时，可以使钙保持溶解状态，增加了钙被吸收的可能性。

（3）钙的缺乏与过量

钙缺乏是常见的营养性疾病。对儿童表现为生长发育迟缓、骨骼和牙质量差，形成佝偻病，中老年人易患骨质疏松症。此外，血钙与血压有一定关系。过量与肾结石有关。

（4）钙的供给量及来源

我国规定成年男女日供给钙 1000mg，孕妇 1500mg，乳母 2000mg，10 岁以下儿童为 600mg，10～13 岁为 800mg，老年人 1000～1200mg。生长发育期的儿童，每公斤体重需钙量是成人的两倍以上。研究认为，补充钙质的黄金时间是青壮年期，因为吸收能力强，需要量大，也可以有效地防止老年骨质疏松症和骨折发生。

钙的来源比较丰富，以牛奶和奶制品为最好，不但含量丰富，而且由于含有酪蛋白磷酸肽（CPP），使钙吸收率提高；虾米、虾皮和鸡蛋也可以，虾皮为 2000mg/100g，海带为 1177mg/100g，黄豆为 367mg/100g。绿叶蔬菜，如雪里蕻、洋白菜、油菜、胡萝卜也是钙的重要来源。

**2. 磷**

磷是人体含量较多的无机元素之一，成人体内磷含量约为 650g，占体重的 1% 左右，其中 85%～90% 的磷以无机磷酸盐形式存在于骨骼和牙齿中，其余 10%～15% 以有机磷脂、磷蛋白、磷脂形式分布在细胞膜、骨骼肌、皮肤、神经组织及体液中。

（1）磷的生理功能

磷是构成骨骼和牙齿的重要成分；磷酸化合物如腺苷三磷酸（ATP）等参与能量转化，在代谢过程中作为储存、转移、释放能量的物质；磷是构成核糖核酸和脱氧核糖核酸的组成成分；磷脂构成所有细胞膜所必需成分，并参与脂肪和脂肪酸的分解代谢；磷还是体内许多酶的辅酶和辅基的重要成分；磷酸盐可与氢离子结合，调节体液的酸碱平衡。

（2）磷的吸收与代谢

从膳食中摄入的磷 70% 在小肠被吸收。食物中的磷大部分是磷酸酯化合物，必须分解为游离的磷，然后以无机磷酸盐的形式被吸收。正常膳食中磷的吸收率为 60%～70%，低磷膳食其吸收率高达 90%。维生素 D 可促进磷的吸收；合理的钙磷比例也有利于磷的吸收。钙、镁、铁、铝等金属离子及植酸可与磷酸形成难溶性盐类而影响磷的吸收。

（3）磷的缺乏与过量

食物中磷的来源广泛，一般不易引起人体缺乏，临床所见磷缺乏的患者多为长期服用大量抗酸药物或禁食者，表现为食欲缺乏和能量代谢障碍。

过量的磷酸盐可引起低血钙症，导致神经兴奋性增强而引起手足抽搐和惊厥。

（4）磷的参考摄入量与来源

磷在所有食物中广泛存在，钙和蛋白质的含量充足的合理膳食中磷含量往往超过人体的需要，不易引起缺乏，各国都没有明确规定磷的供给量。但长期使用大量抗酸药或禁食者可发生磷缺乏症；动物性食物和植物性食物中均含有丰富的磷，如牛奶中含有磷蛋白和酪蛋白。成人磷的 AI 为 700mg/d，理论上膳食中的钙磷比例维持在（1∶1）～

（2：1）比较好。

磷在乳、瘦肉、禽、蛋、鱼、动物肝、花生、坚果、豆类、芝麻酱、海带、紫菜中含量较多，谷类食物中的磷主要以植酸磷的形式存在，其与钙结合不易被吸收。

**3. 钾**

钾为人体的重要阳离子之一，正常成人体内钾总量约为 20mg/kg，主要存在于细胞内，约占总量的 98%，其余的存在于细胞外。

（1）钾的生理功能

维持碳水化合物、蛋白质的正常代谢；维持细胞内正常渗透压；维持神经肌肉的应激性和正常功能；维持心肌的正常功能；维持细胞内外正常的酸碱平衡和电离子平衡；降低血压。许多研究已经发现，血压与膳食钾、尿钾、总体钾或血清钾呈负相关。

（2）钾的缺乏与过量

正常进食的人一般不易发生钾摄入不足。如果摄取不足或损失太多，也可以引起钾缺乏症，主要表现为肌无力及瘫痪、心律失常、横纹肌肉裂解症及肾功能障碍等。

如果体内钾过多，也会出现毒性反应，表现在神经肌肉和心血管方面，出现四肢无力、心率缓慢、心音减轻等症状。

（3）钾的供给量与食物来源

我国居民膳食中钾的每日适宜摄入量为：儿童 1500mg，青少年及成人 2000mg，孕妇及乳母 2500mg。

钾在大多数食物都含有，但含钾量高的日常食物主要是香蕉、番茄等水果和蔬菜，蔬菜和水果是钾最好的来源。

**4. 钠**

钠是维持体内水平衡和血液酸碱度的重要物质，主要存在于细胞外液。

（1）钠的生理功能

钠是细胞外液中的重要阳离子，构成细胞外液渗透压，调节与维持体内水量的恒定，维持酸碱平衡，增强神经、肌肉兴奋性，维持血压正常。钠的摄入与血压有关，每摄入 2300mg 钠，可致血压升高 0.267kPa（2mmHg）。

（2）钠的缺乏与过量

钠缺乏非常少见，在低钠饮食、过量出汗或者在胃肠疾病时、用利尿剂治疗高血压患者时，钠排出量过多，才容易缺乏。表现为血钠降低、细胞肿胀、恶心、心率加速、血压下降、疼痛、反射消失，严重的可以昏迷，急性肾衰竭而死亡。高血压与钠的摄入量过高有关。

如果钠过多，也可以引起中毒反应，出现口渴、精神恍惚、昏迷，甚至死亡。

（3）钠的供给量与食物来源

我国建议钠的每日适宜摄入量为：儿童 900～1800mg，成人 2200mg（1g 食盐含400mg 钠）。

钠普遍存在于各种食物中，人体钠的来源主要为食盐等调味品及腌渍的咸菜等。

**5. 镁**

镁是人体细胞内的主要阳离子，主要存在于细胞内，成人体内含镁 20～30g，55%

左右以磷酸盐和碳酸盐的形式存在于骨骼利牙齿中，27％存在于软组织中，7％左右存在于其他组织中。

（1）镁的生理功能

镁是体内多种酶的激活剂，可参与 300 多种酶促反应，在能量代谢和物质代谢中有重要作用。镁可影响骨细胞的结构和功能，促使骨骼生长。镁还有调节心肌细胞的功能，可预防高胆固醇引起的冠状动脉硬化。

（2）镁的缺乏与过量

各种食物含有丰富的镁，一般不会缺乏。在某些病理隋况下，人体缺乏镁可导致血清钙浓度显著下降，出现神经和肌肉兴奋、亢进等，导致失眠、焦虑不安、消化不良等症状。

正常情况下一般不会发生镁过量，但大量注射或口服镁盐也可以引起中毒反应。

（3）镁的供给量与食物来源

我国居民膳食中镁的每日适宜摄入量为：成人 350mg，孕妇和乳母 400mg。

植物性食物含镁较多，绿叶蔬菜的叶绿素中富含镁，是镁的丰富来源，紫菜含镁最多，糙粮、坚果也含有丰富的镁，肉类、淀粉类、牛乳中含量属中等，精制的糖、酒和油脂中不含镁。

### 6. 铁

铁是研究最多和了解最深的人体必需微量元素之一，而同时铁缺乏又是全球特别是发展中国家最主要的营养问题之一。成人体内含铁总量为 4～5g，其中有 60％～70％以血红蛋白、肌红蛋白形式存在，其余 30％则以储备铁形式存在。储备铁主要以铁蛋白的形式储存于肝、脾和骨髓的网状内皮系统中。

（1）铁的生理功能

铁在体内的主要功能是与血红蛋白、肌红蛋白相结合，形成红细胞，并存在于过氧化氢酶、细胞色素酶中，参与组织中 $O_2$、$CO_2$ 的转运和交换。如果体内铁的携氧能力被阻断或铁的数量不足，将造成缺铁性贫血。

同时铁还可以维持正常的造血功能。红细胞中含铁约占机体总铁的 2/3。铁在骨髓造血细胞中与卟啉结合形成高铁血红素，再与珠蛋白结合形成血红蛋白。缺铁可影响血红蛋白的合成，甚至影响 DNA 的合成及幼红细胞的增殖。还可使红细胞变形能力降低，寿命缩短，自身溶血增加。

（2）铁的吸收

铁在食物中以两种形式存在，一是非铁血红素铁，主要是以 $Fe^{3+}$ 的形式与蛋白质、氨基酸和有机酸结合成络合物，铁的吸收率较低，植物性食物中多为此类；二是血红素铁，可直接被肠黏膜上皮细胞吸收，不受各种因素的干扰，主要在动物性食物中，吸收率也较高。人体缺铁的原因不在于食物中铁的含量，而在于人体对不同食物中铁的吸收利用不同。人体对铁的吸收率平均为 10％。对素食者来说，缺铁性贫血普遍存在。

影响非血红素铁在体内吸收的主要因素有：①当食物中有植酸盐和草酸盐存在时，它们可与 $Fe^{3+}$ 形成不溶性铁盐，抑制了铁的吸收利用。②当胃中胃酸缺乏或服用抗酸药物时，不利于 $Fe^{3+}$ 的释放，也阻碍了铁的吸收。③人体生理状况及体内铁的储备多少也显著影响铁的吸收。例如，由于生长、月经和妊娠引起人体对铁的需要增加时，铁的吸收比平时增多；体内储存铁丰富，则吸收减少，体内铁储存较少时吸收增加。④维生素 C 能与铁形成可溶性络合物，即使在较高的 pH 下铁也能呈溶解状态，有利于铁的吸收，同时维生素 C 还可将三价铁还原为二价铁，促进其吸收。胱氨酸、赖氨酸、葡萄糖和柠檬酸等也有类似的促进作用。

（3）铁的缺乏与过量

铁缺乏是世界范围内最常见的营养缺乏症，主要对婴幼儿、育龄妇女和老年人影响较大。

铁缺乏是一个从轻到重的渐进过程，分为三个阶段：第一阶段为铁减少期（irondepletion，ID），此时储存铁减少，血清铁蛋白浓度下降，无明显症状；第二阶段为红细胞生成缺铁期（irondeficienterythropoiesis，IDE），此时除血清铁蛋白下降外，血清铁（与运铁蛋白结合的铁）也下降，同时铁结合力上升（即运铁蛋白的饱和度下降），游离原卟啉浓度上升，但血红蛋白尚未降到贫血标准；第三阶段为缺铁性贫血期（irondeficiencyanemia，IDA），血红蛋白和红细胞体积比下降，红细胞色淡、大小不一，并出现缺铁性贫血的症状。发生缺铁性贫血时表现为头晕、气短、心悸、乏力、脸色苍白、指甲脆薄、注意力不集中、抗感染力下降等症状，儿童易于烦躁、智能发育差。孕妇缺铁可造成婴儿先天性缺铁，对婴儿的发育和健康会产生长久的不良影响。

铁过量可以引起急性中毒和慢性中毒。

（4）铁的供给量及来源

铁在体内可被反复利用，排出量很少。成年男子日损失铁约 1mg，女性在特殊情况下为 2mg。吸收率常以 10％来估算，则日供给量为 10mg。我国居民膳食中铁的每日摄入量为：成年男子 12mg，成年女子 15mg，孕妇和乳母 18mg。

动物性食品中含有丰富的铁，如肝、肾、蛋黄、豆类和蔬菜。牛奶中含量较少，长期用牛奶喂养的婴儿，应及时补充含铁较丰富的食物。

**7. 锌**

成人体内锌含量约为 2.5g，其中眼、毛皮、骨骼、男性生殖器官等组织中浓度最高。受纤维素、植酸、草酸的影响，锌的吸收率只能为 20％～30％，动物性食物中的锌的吸收率要远远高于植物性食物。除尿和粪便排出锌外，汗液中也含有锌，1g/L，大量出汗时，一天随汗丢失的锌可高达 4mg。

（1）锌的生理功能

锌的生理功能有：①锌是人体内许多金属酶的组成成分或酶的激活剂，锌是人体 200 多种酶的组成部分。②锌能促进机体的生长发育和组织再生。锌是调节基因表达即 DNA 复制、转译和转录的 DNA 聚合酶的必需组成部分，因此，缺锌动物的突出的症状是生长、蛋白质合成、DNA 和 RNA 代谢等发生障碍。在人体，缺锌儿童的生长发生严重影响而出现缺锌性侏儒症。③提高机体免疫功能。由于锌在 DNA 合成中的作用，使得它在参加包括免疫反应细胞在内的细胞复制中起着重要作用。机体缺锌时可削弱免疫机制，降低抵抗力，使机体易受细菌感染。④维持细胞膜的完整性。锌可与细胞膜上各种基团、受体等作用，增强膜稳定性和抗氧自由基的能力，防止脂质过氧化，从而保护细胞膜的完整性。⑤锌还能与唾液蛋白结合成味觉素对味觉及食欲起促进作用。⑥锌对皮肤的健康有着重要作用，缺锌可引起上皮的角质化和食道的角质化，出现皮肤粗糙、干燥等现象。

（2）锌的缺乏与过量

儿童长期缺锌可导致侏儒症，主要表现为生长停滞。青少年除生长停滞外，还会出现性成熟推迟、性器官发育不全、第二性征发育不全等。不论儿童还是成人缺锌，均可引起味觉减退及食欲缺乏，出现异食癖，还会出现皮肤干燥、免疫功能降低等症状。

人体一般来说不易发生锌中毒，成人摄入 2g 以上的锌即可发生锌中毒，引起急性腹痛、腹泻、恶心、呕吐等症状。

（3）锌的供给量及来源

我国推荐的每日膳食中锌的参考摄入量为：成人男性 15.5mg，成人女性 11.5mg，儿童、孕妇及乳母根据需要量的增加而增加。

锌的来源广泛，普遍存在于各种植物中，动物性食物含锌丰富且吸收率高，一般植物性食物含锌较低。以牡蛎和鲜鱼最高，肉类、肝、蛋类、花生、爆玉米花、禽类、豆类、全麦制品等也很丰富。

**8. 硒**

硒在人体内的含量为 14～21mg，它广泛分布在体内除脂肪外的所有细胞和组织中。吸收率为 60%～80%，代谢后大部分由尿排出。其中以肝、肾、胰、心脏、脾、牙釉质和指甲中较高，肌肉、骨骼和血液中浓度次之。人体血液中的硒浓度不一，它受生活地区、土壤、水和食物中硒含量的影响。

（1）硒的生理功能

1）抗氧化作用。现代科学发现，谷胱甘肽过氧化物酶在机体中具有抗氧化功能，能够清除体内脂质过氧化物，阻断活性氧和自由基的损伤作用，从而保护细胞膜及组织免受过氧化物损伤，以维持细胞的正常功能。由于硒参加谷胱甘肽过氧化物酶的合成，因此在人和动物体内起到抗氧化的作用。

2）保护心血管和心肌的健康。经报道，硒和维生素 E 一起对动物心肌纤维、小动脉及微循环的结构及功能均有重要作用。机体缺硒可引起以心肌损害为特征的克山病，而高硒地区人群中的心血管病发病率较低。

3）有毒重金属的解毒作用。硒与金属有较强的亲和力，能与体内重金属，如汞、镉、铅等结合成金属-硒-蛋白质复合物而起解毒作用，并促进金属排出体外。

4）其他。一些动物实验和流行病调查发现硒还具有促进生长、保护视器官的健全功能、提高机体免疫功能及抗肿瘤等作用。

（2）硒的缺乏与过量

缺硒是发生克山病的主要病因。克山病是一种以心肌坏死为特征的地方性心脏病，临床特征为心肌凝固性坏死，伴有明显心脏扩大，心功能不全和心律失常，重者发生心源性休克或心力衰竭，死亡率高达 85%。缺硒也是发生大骨节病的重要原因。另外，缺硒也可影响机体的抗氧化能力和免疫功能。

硒过量引起中毒，表现为胃肠障碍、乏力、腹水、贫血、头发变脆易脱落，指甲有白斑及纵纹，皮肤及神经系统异常。也有发生肝肾损伤现象。

（3）硒的供给量及来源

我国推荐的每日膳食中硒的参考摄入量为：成人 50μg，孕妇早期不需额外补充，但是到哺乳期时则每日需要量为 65μg，一般每天摄入量不宜超过 400μg。

食物中硒含量受产地土壤中硒含量的影响而有很大的地区差异，同一种食物会由于产地的不同而硒含量不同。一般来说，海产品、肝、肾、肉类、大豆和整粒的谷类是硒的良好来源。

## 9. 碘

人体含碘为 25～50mg，存在于甲状腺的有 30%，其余在肌肉等组织中。水和食物中的碘以无机碘化物的形式存在，很容易被小肠吸收并转运到血液中。

（1）碘的生理功能

1）参与机体的能量代谢。甲状腺素在蛋白质、脂肪、糖类的代谢中，能促进生物氧化过程，调节能量的转换，使产热增加。碘缺乏引起的甲状腺激素合成减少会导致基本生命活动受损和体能下降。

2）促进机体的物质代谢。甲状腺素有促进蛋白质的合成、调节蛋白质合成和分解的作用，因此，对人体的生长发育有着重要的生理意义。人体需要的营养素在糖类和脂肪代谢中，甲状腺素除能促进生物氧化过程外，还有促进糖类的吸收、加速肝糖原分解、促进周围组织对糖类的利用、促进脂肪的分解和氧化、调节血清中的胆固醇和磷脂的浓度等作用。因此，人体内糖类和脂肪的代谢在甲状腺功能亢进时增强，减退时减弱。

3）促进生长发育。甲状腺激素能调控并维持动物体内细胞的分化与生长。

4）促进神经系统发育。甲状腺素能促进神经系统的发育、组织的发育和分化、蛋白质合成，这些作用在胚胎发育期和出生后的早期尤其重要。

5）对垂体的支持作用。甲状腺激素对维持垂体正常的形态、功能和代谢是至关重要的。

（2）碘的缺乏与过量

机体因缺碘而导致的一系列障碍统称为碘缺乏病。碘缺乏病的典型症状为甲状腺肿大。婴幼儿缺碘可引起生长发育迟缓、智力低下，严重者发生呆小症。

较长时间的高碘摄入也可导致高碘性甲状腺肿大、典型甲状腺功能亢进、乔本氏甲状腺炎等。

碘过量通常发生在高碘地区及在治疗甲状腺肿大等疾病中使用过量的碘剂等情况。

（3）碘的供给量及来源

我国推荐的每日膳食中碘的参考摄入量为：儿童 1～6 岁 70μg，7～12 岁 120μg，成人 150μg，孕妇 175μg，乳母 200μg。

海产品是碘的最好来源，海带、紫菜、海产鱼、虾、蟹和海盐。食盐加碘或将碘加入食油制成碘化油。

## 10. 氟

人体氟含量极少，1.4mg，80% 在小肠吸收，饮水中的氟几乎可以被完全吸收。

（1）氟的生理功能

主要功能：预防龋齿和老年骨质疏松症，近年来，动物研究表明氟能加速伤口愈合，促进铁的吸收。氟本身具有抗龋齿作用，可能原因是氟可取代珐琅质中一部分羟磷灰石的羟基，形成不易溶于酸的结晶，因而增强对口腔微生物所形成的酸的抵抗力，不易被酸侵蚀而形成龋齿。氟不仅影响牙齿，也在一定程度上影响骨骼。低氟地区的老年性骨质疏松症，如果服用适量的氟化钠，可以使钙的损失减少，症状减轻，改善骨骼组织。

（2）氟的缺乏与过量

氟缺乏可影响牙齿和骨骼的健康。由于缺氟，牙釉质中坚硬而又耐酸的氟磷灰石形成较少，使牙齿更易受损，导致龋齿的发生。早期研究发现，饮水加氟对减少龋齿有作用，可使龋齿发病率降低 40%～70%。为了预防龋齿，后来又尝试在特定人群中给予氟制剂，或用氟强化食品和用品（牙膏），也有采用局部使用氟的方法。此外，机体缺氟时也会干扰钙、磷的利用，导致骨质疏松。

但摄入过量的氟可以引起机体不同程度的代谢异常和中毒表现。氟中毒包括急性中毒和慢性中毒。急性中毒多见于特殊的职业接触。慢性中毒主要见于高氟地区，由于居民长期摄入含氟高的饮水而引起，称为地方性氟病或氟骨病，主要造成骨骼和牙齿的损害。其临床表现为：氟斑牙和氟骨症，即牙齿失去光泽，出现白色、黄色、棕褐色以至黑色斑点，牙齿变脆，易于脱落；腰腿及关节疼痛；脊柱弯曲畸形，僵直；骨软化或骨质疏松；神经根受压时可引起麻木甚至瘫痪。

（3）氟的供给量及来源

饮水中不得超过 1mg/L，0.5～1.0mg/L 较为合适。

氟的主要来源是饮用水，大约占人体每日摄入量的 65%，其余约 30% 来自食物。动物性食品氟含量高于植物性食品，海洋动物中氟含量高于淡水及陆地食品。以茶叶含氟量最高，其次为海鱼，海带和紫菜含量也较丰富。

**11. 铜**

正常人体内含铜总质量为 100～150mg，其中 50%～70% 在肌肉和骨骼中，20% 在肝中，5%～10% 在血液中，少量与酶结合。

（1）铜的生理功能

1）维持正常的造血功能。在肝中合成的铜蓝蛋白能催化二价铁氧化成三价铁，对于生成运铁蛋白有重要作用，能促进铁的吸收和运输。还能促进血红素和血红蛋白的合成。

2）维护中枢神经系统的完整性。缺铜可导致脑组织萎缩，灰质和白质变性，神经元减少，神经发育停滞，嗜睡，运动障碍等。

3）维护骨骼、血管和皮肤的健康。含铜的赖氨酰氧化酶能促进骨骼、血管和皮肤胶原和弹性蛋白的交联。

4）保护正常黑色素的形成及维护好头发的正常结构。含铜的酪氨酸酶能催化酪氨酸转为多巴，并进而转为黑色素，为皮肤、毛发和眼睛所必需的。

5）保护机体细胞免受超氧离子的损伤。铜是超氧化物歧化酶的重要成分，而超氧化物歧化酶是保护氧生物细胞赖以生存的必要酶。

（2）铜的缺乏与过量

铜普遍存在于各种天然食物中，正常膳食即可满足人体对铜的需要，一般不易缺乏。

过量铜可引起急性中毒和慢性中毒，铜过量多发生于饮用与铜容器或铜管道长时间接触的酸性饮料或误服大量铜盐引起的急性中毒。表现为恶心、呕吐、上腹部疼痛、腹泻、头痛、眩晕及口中有金属味等临床病状，严重者可表现昏迷状态，甚至死亡。慢性中毒较为少见。

（3）铜的供给量及来源

成人日摄入铜 $2\sim5mg$，吸收 $0.6\sim1.6mg$。铜广泛分布于各种食物中，如谷类、豆类、坚果、肝、肾、贝类等都是含铜丰富的食物。铜来源很广，如动物脏器、豆类、坚果、贝类等。牛奶和绿叶蔬菜含量较低。

**12. 铬**

人体铬含量为 $5\sim10mg$，在核蛋白中含量较多。对无机铬的吸收率低于 $1\%$，其他形式的铬（如 $Cr^{4+}$、$Cr^{5+}$、$Cr^{6+}$）没有生物活性，其中 $Cr^{6+}$ 对人体有剧毒，可致肿瘤或致死。

（1）铬的功能

铬是葡萄糖耐量因子的组成成分，葡萄糖耐量因子（glucose tolerance factor，GTF）可认为是一种类激素，能促进升高的血糖降回到正常值。具有激活胰岛素和降低血糖的作用，GTF 与胰岛素共同促进的机体反应还包括：利用各种氨基酸合成蛋白质；提高嗜菌白细胞寻找致病细菌的能力；提高眼球晶状体对葡萄糖的利用率。另外，铬促进机体脂肪代谢的正常进行，维持血清胆固醇和甘油三酯的正常水平，缺铬可能会影响脂肪酸和胆固醇的合成或者清除。

（2）铬的缺乏与过量

缺铬会引起糖尿病与动脉硬化等疾病，白内障、高血脂等也可能与长期缺铬有关。早期缺铬无明显症状，当胰腺分泌胰岛素的代偿能力枯竭时，胰岛素依赖功能将严重受损，而引起糖尿病，出现低血糖、异常肥胖及动脉粥样硬化等。

（3）铬的供给量及来源

日供给 $50\sim100\mu g$ 即可满足生理需要。广泛存在，饮水中也有一定的铬，如酵母、大白菜、香蕉、肉类、谷类、牡蛎和一些蔬菜中，一般都在 $1mg/kg$ 以下。但海洋水生动植物对铬有强富集作用，如海藻、无脊柱动物和鱼类。

# 第三章　食物营养素的有效利用与保健

　　根据各类食品的营养特点，我国营养工作者将食品分成谷薯、动物性食品、豆类及其制品、蔬菜水果、强热能食物五大类。事实上，没有一种天然食物的营养是全面的，需要根据各种人群各自的生理特点及食品各自的营养、保健功能进行合理搭配。因此日常生活中要注意各类食物的选择，达到食物多样化和营养素供给平衡的目的。

## 第一节　食物营养价值的评价

### 一、概述

　　食物的营养价值是指食物中所含的热能和营养素能满足人体需要的程度，包括营养素的种类、数量和比例、被人体消化吸收和利用的程度、所含营养素之间的相互作用等方面，即营养素能满足人体需要的程度。一般，食物含有的营养素种类、数量和相互比例越接近于人体的生理需要，可被消化吸收和利用的程度就越高，营养价值就越高。

　　食物的营养价值评价主要包括两方面：一是食物中所含营养素和热能满足人体营养需要的程度，即原料中营养素的种类是否齐全、相互比例是否适宜、数量多少、营养素质量及是否容易消化吸收等；二是食物成分与人体生理状态的平衡，食物促进人体健康的作用。

　　除个别食品如母乳（婴儿食品）、宇航员特殊食品外，食品的营养价值都是相对的。体现在：①食品种类很多，营养素组成千差万别，食品营养素含量是相对的，原料的产地、规格、收获季节都会影响其营养价值；②食品营养评价随膳食模式的变化而改变；③人体生理状态不相同也会影响食物的营养价值。

　　对食品营养价值的评定主要是从营养素的种类及含量、营养质量指数（index of nutritional qulity，INQ）两个方面来进行。

#### （一）营养素的种类及含量

　　对某食品进行营养价值评价时，首先应对其所含营养素的种类和含量进行分析评价。一般来说，食品所提供的热能和营养素越接近人体需要的水平，该食品的营养价值就越高。对食品进行营养价值评价时，可利用各种分析方法对食品所含营养素的种类进行分析，并确定其含量，另外，还可通过查阅食物成分表来初步评定食物的营养价值。

#### （二）营养质量指数

　　在评价某食品或某营养素价值时，营养素的质与量是同等重要的。蛋白质的优劣体现在其氨基酸模式及可被消化利用的程度，尤其是其氨基酸模式和必需氨基酸；脂肪的优劣则体现在脂肪酸的组成、脂溶性维生素的含量等方面。

目前，营养学上常以营养质量指数为指标，来判定食品的营养价值。营养质量指数是指营养素密度与热能密度相适应的程度，即营养素密度与热能密度之比。营养素密度是指食品满足机体某种营养素需要的程度，为待测食品中某营养素含量与该营养素供给量标准之比。热能密度是指食品满足机体热能需要的程度，为待测食品所含的热量与热能供给量标准之比。

$$INQ = \frac{某营养素含量 / 该营养素供给量}{所产生的能量 / 能量供给量标准}$$

INQ 是评价膳食营养价值的简明指标。INQ＝1，表示该营养素与能量含量达到平衡，食物的营养素与热能质量分数，对该供给量的人的营养需要达到平衡；INQ＞1，表示该食物营养素的供给量高于热能的供给；INQ＜1，说明此食物中该营养素的供给少于热能的供给，说明该原料营养价值比较低。长期食用此种食物，可能发生该营养不足。表 3-1 列出了鸡蛋、大米、大豆中几种营养素的 INQ 值。

**表 3-1　鸡蛋、大米、大豆中几种营养素的 INQ 值**

|  | 热能/kJ | 蛋白质/g | 维生素 A /μg | 维生素 B₁ /mg | 维生素 B₂ /mg |
|---|---|---|---|---|---|
| 成年男子轻体力劳动的营养素供给标准 | 10 042 | 75.00 | 800.00 | 1.40 | 1.40 |
| 100g 鸡蛋 | 653 | 12.80 | 194.00 | 0.13 | 0.32 |
| INQ 值 |  | 2.62 | 3.73 | 1.43 | 3.52 |
| 100g 大米 | 1 456 | 8.00 | — | 0.22 | 0.05 |
| INQ 值 |  | 0.74 | — | 1.08 | 0.25 |
| 100g 大豆 | 1 502 | 35.10 | 37.00 | 0.41 | 0.20 |
| INQ 值 |  | 3.13 | 0.31 | 1.96 | 0.96 |

## 二、营养素的生物利用率

营养素的生物利用率是指它们实际被机体吸收利用的情况。机体对营养素的吸收利用，依赖于食品提供的营养素总量及可吸收程度，并与机体的机能状态有关。影响营养素生物利用率的因素主要包括以下几方面。

1）食物的消化率。不同来源的脂肪、糖类和蛋白质的消化率是不同的。例如，虾皮中钙含量高，但是消化率低。

2）食物中营养素的存在形式。例如，$Fe^{2+}$ 比 $Fe^{3+}$ 更易被机体利用。动物性食品中的铁就比植物性食品所含铁的生物有效性高。

3）食品组成。食物中营养素与其他食物成分共存状态可影响生物利用率。例如，不同食品组分对铁的吸收利用可有促进或抑制的作用，维生素 C 促进铁的吸收，而磷酸盐、草酸盐、植酸盐等可与铁结合，降低其溶解度，使铁吸收降低；蛋黄中铁由于存在较高的卵黄磷蛋白而明显抑制吸收，使铁的生物有效性降低。菠菜含草酸，影响钙的利用。

　　某些食物本身存在一些抗营养因素影响其营养价值。例如，生大豆中含抗胰蛋白酶，生鸡蛋中含抗生物素蛋白和抗胰蛋白酶，菠菜含草酸，高粱含单宁等会降低原料的营养价值。

　　4）储存、加工和烹调方法等因素的影响。例如，大米加工过于精细，将损失大量的 B 族维生素，水果罐头由于工艺特殊而损失大量的维生素 C，油脂长期高温能使必需脂肪酸、脂溶性维生素损失等。

　　在食品加工中除去植酸盐或加维生素 C 均对铁的生物有效性有利。颗粒小或溶解度高的铁盐，其生物有效性更好。

　　5）生理因素。人体机能状态对营养素的吸收利用影响很大。例如，缺铁性贫血患者或缺铁的受试者对食品中铁的吸收增加（正常成人膳食铁的吸收为 1％～12％，缺铁受试者吸收达 45％～64％）；妇女铁吸收高于男子，小孩随年龄增加铁的吸收下降。

## 三、评定食品营养价值的意义

　　评定食品营养价值的意义体现在以下几方面。

　　1）全面了解各种食品的天然组成成分，包括营养素、非营养素类物质、抗营养因子等，了解营养素的种类和含量，了解非营养素类物质的种类和特点，解决抗营养因子问题，以便趋利避害，有的放矢，充分利用食物资源。

　　2）了解食品在收获、储存、加工、烹调过程中食品营养素的变化和损失，以便于采取相应的有效措施来最大限度地保存食品中营养素含量，提高食品的营养价值。

　　3）指导人们科学配膳，合理地选购食品和合理配制营养，达到平衡膳食的目的，可以增进健康、增强体质、预防疾病。

# 第二节　谷薯类食物营养保健及合理利用

## 一、谷薯类食物的营养

　　谷类历来是人类的主食，是人们赖以生存的支柱。谷类包括米、面、杂粮，薯类包括马铃薯、甘薯、木薯等，主要为人类提供碳水化合物、蛋白质、膳食纤维及 B 族维生素等，部分谷类食物营养成分见表 3-2。

表 3-2　部分食物（100g）的营养成分表

| 食物品种 | 糖类/g | 膳食纤维/g | 蛋白质/g | 矿物质/g | Ca/mg | Fe/mg | 维生素 $B_1$/mg | 维生素 $B_2$/mg | 维生素 $B_5$/mg | 热能/kJ |
|---|---|---|---|---|---|---|---|---|---|---|
| 标准米 | 390 | 2 | 40 | 5.0 | 100 | 12.5 | 1.2 | 0.30 | 8 | 1731 |
| 标准粉 | 380 | 3 | 50 | 5.5 | 190 | 21 | 2.3 | 0.55 | 12.5 | 1770 |
| 富强粉 | 390 | 1 | 42 | 4.0 | 125 | 13 | 1.2 | 0.35 | 10 | 1750 |
| 玉米面 | 350 | 7.5 | 44 | 9.5 | 95 | 17 | 1.55 | 0.50 | 10 | 1800 |
| 小米 | 370 | 8 | 45 | 6.5 | 145 | 23.5 | 3.0 | 0.55 | 4.5 | 1810 |

（1）碳水化合物

谷类的碳水化合物主要为淀粉，占谷粒总质量的 70％～80％，精米可达 90％左右。集中在胚乳的淀粉细胞内，此外还有少量糊精、戊聚糖、葡萄糖、果糖、纤维素和半纤维素等。淀粉容易为人体消化吸收，是人类最理想、最经济的热能来源。米糠、谷类及麦麸中膳食纤维含量高，并且已证实米糠、燕麦具有降低血中胆固醇的作用。

（2）蛋白质

谷类蛋白质的含量取决于谷类品种、气候、地区及加工方法的差异，一般在 7％～16％，主要由谷蛋白、醇溶蛋白、白蛋白、球蛋白组成。不同谷类各种蛋白质所占的比例不同，小麦、玉米和高粱以醇溶蛋白为主，小麦中醇溶蛋白占 40％～50％，谷蛋白占 30％～40％；玉米中醇溶蛋白占 50％～55％，谷蛋白占 30％～45％；而大米则以谷蛋白为主，占 80％。

一般谷类蛋白质的营养价值低于动物性食品，因为谷类蛋白的必需氨基酸组成不平衡，多数缺乏赖氨酸及苏氨酸，而且色氨酸、苯丙氨酸及甲硫氨酸含量也偏低，赖氨酸通常为谷类蛋白质中的第一限制性氨基酸在各种主食作物中，糙米蛋白质的可消化率最高，马铃薯蛋白质的生理价值比谷物蛋白质高，但其蛋白质净利用率则比糙米低。糙米、小麦、玉米、黑麦、燕麦和马铃薯的可利用蛋白质含量相近，高粱的较低，粟米的较高。糙米的可消化率最高，可能是由于其膳食纤维和单宁含量低。赖氨酸是谷物蛋白质中的第一限制氨基酸。

（3）脂类

谷类一般含有少量脂类，为 1％～2％，主要集中在糊粉层和胚芽中，其中不饱和脂肪酸占 80％，主要为油酸、亚油酸和棕榈酸，并含有少量的磷脂、糖脂、蜡脂等。谷类加工时脂肪易转入副产品中，但从米糠中可提取与健康有密切关系的米糠油、谷维素和谷固醇，玉米和小麦胚芽油中的亚油酸可占其不饱和脂肪酸的 60％，具有降低血清胆固醇、防止动脉粥样硬化的作用。不少资料报道小麦脂肪中的亚油酸含量较多，易被人体吸收，有降低人体血液中的胆固醇的作用。另外，这少量脂类使食品在蒸煮后产生一种特有的香气，但是在谷类粮食的长期储存中，脂肪会发生氧化酸败现象，使谷类食品的香气逐渐消失或减少，并产生令人不快的游离脂肪酸，因此，游离脂肪酸值可作为粮食陈化的一个指标。谷类一般不含维生素 C，但它们是膳食中 B 族维生素和矿物质的重要来源，维生素 C 在薯类作物中含量丰富，维生素 A 存在于高粱中。

（4）矿物质

谷类食物均含有一定数量的矿物质，为 1.5％～3％，主要含有钙、铁、锌、磷等。主要在谷皮和糊粉层中，以磷和钙为主，但是由于在谷类中多以植酸盐形式存在，影响了其在人体内的消化吸收。黑麦、粟米等杂粮中铁的含量较高，薯类中矿物质含量较低。但是，一般谷类中都含有植酸，能和铁、钙、锌等人体必需的矿物质结合，生成人体无法吸收的植酸盐，所以人体对谷类中的矿物质的吸收利用率很低。小麦粉在发酵过程中，其中的植酸可以被水解消除，因此，小麦粉作成馒头、面包后可以提高铁、锌等矿物质的吸收率。

（5）维生素

谷类是膳食 B 族维生素的重要来源，如硫胺素、核黄素、烟酸、泛酸和吡哆醇，主要分布在糊粉层和胚芽部，胚芽中还含有较丰富的维生素 E。谷类加工的精度越高，保留的胚芽和糊粉层越少，维生素损失就越多。玉米和小米还含有少量的胡萝卜素。玉米的烟酸为结合型，不易被人体利用，须经过适当加工变成游离型烟酸后才能被吸收利用。

## 二、谷薯类的合理利用

### 1. 谷类合理加工

合理加工有利于食用和消化吸收，但由于蛋白质、脂类、矿物质和维生素主要存在于谷粒表层和谷胚中，因此加工精度越高，营养素损失就越多。影响最大的是维生素和矿物质。为了保持良好的感官性状和利于消化吸收，又要最大限度地保留各种营养素，因此在 1950 年我国将稻米和小麦的加工精度规定为"九二米"和"八一粉"，1953 年又将精度降低为"九五米"、"八五粉"，它与精白米和精白面比较，保留了较多的维生素、纤维素和矿物质，在预防营养缺乏病方面起到良好的效果。

### 2. 合理烹调

烹调过程可使一些营养素损失。例如，大米在淘洗过程中，维生素 $B_1$ 可损失 30%～60%，维生素 $B_2$ 和烟酸可损失 20%～25%，矿物质损失 70%。淘洗次数越多，浸泡时间越长，水温越高，损失越多。米、面在蒸煮过程中，B 族维生素有不同程度的损失，烹调方法不当时，如加碱蒸煮、炸油条等，则损失更为严重，因此稻米以少搓少洗为好，面粉蒸煮加碱要适量，且要少炸少烤。

### 3. 合理储存谷类

谷类在一定条件下不可能储存很长时间而质量不发生变化，但当环境条件发生改变，如水分含量高、环境湿度大、温度较高时，谷粒内酶的活性增大，呼吸作用加强，会使谷粒发热，促进霉菌生长，导致蛋白质、脂肪分解产物积聚，酸度升高，最后霉烂变质失去食物价值，因此粮谷类食品应在避光、通风、阴凉和干燥的环境中储存。

### 4. 注意合理搭配谷类

谷类食物蛋白质中的赖氨酸普遍较低，宜与含赖氨酸多的豆类和动物性食物混合食用，以提高谷类蛋白质的营养价值，应当多种粮食混食。例如，玉米和小米混食可取长补短，发挥蛋白质的互补作用，提高蛋白质的生理价值。

## 三、主要的谷薯类食物

### 1. 小麦

小麦是世界上种植最广泛的作物之一，其蛋白质质量分数为 12%～14%，而面筋占总蛋白质的 80%～85%，主要用于生产小麦面粉。面粉中的蛋白质主要是麦胶蛋白和麦麸蛋白，这两种蛋白质是组成面粉中筋质的主要成分，它们遇水后膨胀成富有黏性和弹性的面筋质。此外，小麦面粉中还含有脂肪、B 族维生素和维生素 E，由于脂肪、维生素和无机盐主要分布在小麦粒的胚芽和糊粉层中，因此其营养价值与小麦粉的出粉率和加工精度有关。小麦粉加工精度越高，面粉越白，其中所含的淀粉越多，而维生素和无机盐含量就越低。标准粉和普通粉除筋力和色泽不如精粉外，其营养价值则高于精粉。长期以精白粉为主食，易引起维生素和无机盐等多种营养素缺乏症。

**2. 稻米**

稻米是世界上约一半以上人口的主要食用谷类。其蛋白质质量分数一般为 7%～12%，主要为谷蛋白。由于糙米皮层是稻米营养素最丰富的部分，因此稻米营养价值的高低与加工精度有直接的关系。精白米中的蛋白质要比糙米减少 8.4%，脂肪减少57%，纤维素减少 57%，钙减少 43.5%，维生素 $B_1$ 减少 59%，维生素 $B_2$ 减少 29%，烟酸减少 48%。在以精白米为主食的地区，应注意防止脚气病的发生。黑米又称其为"补血稻"、"药用稻"或"贡稻"，具有强身健体和药用价值。

**3. 玉米**

玉米的总产量占世界粮食产量的第三位，在我国粮食总产量中所占的比例仅次于稻米和小麦。玉米主要是用于食用和作为饲料，除此之外还大量被用作工业原料。玉米中蛋白质含量为 8%～9%，主要是玉米醇溶蛋白。与大米和小麦粉相比较，玉米蛋白质的生物价更低，主要是因为玉米蛋白质不仅赖氨酸含量低，色氨酸和苏氨酸含量也不高。玉米中所含的烟酸多为结合型，不能被人体吸收利用，可在碱性环境中将之分解为游离型。胚芽中油脂较丰富，除甘油三酯外，还有卵磷脂和维生素 E。在嫩玉米中含有一定量的维生素 C。玉米油的营养价值很高，亚油酸和维生素 E 的含量高于豆油和花生油，有较好的降低胆固醇的作用，对治疗心血管疾病、神经衰弱及肥胖症有一定的效果。成熟的玉米含淀粉较多，纤维不易被人体吸收，嫩玉米中膳食纤维含量很高，可起到调节肠胃、通便利尿和调节血脂的功能。另外对于急慢性肾炎、高血压、妇女更年期水肿，可以用玉米须 15g、车前草 15g 加水煎服；用晒干后的玉米须卷烟可以治疗慢性鼻炎。

**4. 小米**

小米中蛋白质、脂肪及铁的含量都较大米要高，蛋白质的质量分数为 9%～10%，主要为醇溶蛋白，小米中的甲硫氨酸、色氨酸和苏氨酸含量要较其他谷类高，但赖氨酸的含量很低。小米中的脂肪和铁含量比玉米高，含有较多的硫胺素、核黄素和 β-胡萝卜素等多种维生素。小米中各种营养素的消化吸收率高，小米粥是一种营养丰富的谷物食品。小米中色氨酸含量较高，色氨酸能促进大脑神经细胞分泌一种催人欲睡的"血清素"，因此小米有较好的催眠效果。

米糠内含有一些特殊的酶，可以切断氨基酸链，即把老死的表皮角质层切割成细屑状，使得它们很容易脱落下来，从而加速皮肤细胞的新陈代谢，保持皮肤的光洁润泽。此外，米糠内还含有丰富的细胞营养成分，如维生素 $B_1$、维生素 $B_2$、维生素 E 等，在洁肤时，能强化肌肤的抵抗力。米糠美容法适于长有暗疮、皱纹、雀斑或表面水分不足的干性皮肤。

小米具有很好的食疗保健作用。性味：甘、微寒、无毒。归经：入胃。功效：健胃除湿，和胃安眠，滋养肾气。具有防止泛胃、呕吐，滋阴养血的功能，可以使产妇虚寒的体质得到调养。我国北方妇女生育后，有用小米加红糖来调养身体的传统，是老人、患者、产妇宜用的滋补品。

### 5. 高粱

高粱有黄、红、黑、白不同品种。高粱米中蛋白质的质量分数为 $9.5\% \sim 12\%$，主要为醇溶谷蛋白，亮氨酸含量较高，赖氨酸、苏氨酸含量低，由于高粱米中含有一定量的鞣质和色素，会影响蛋白质的吸收利用。高粱米中的脂肪及铁的含量比大米高，淀粉约 $60\%$，淀粉粒细胞膜较硬，不易糊化，煮熟后不及大米、面粉易消化。

### 6. 燕麦

燕麦又名莜麦，是世界上公认的营养价值很高的杂粮之一。燕麦是一种高能食物，每百克燕麦所释放的热能相当于同等质量肉类所释放的热能。燕麦的蛋白质和脂肪都高于一般谷类，蛋白质中含有人体需要的全部必需氨基酸，特别是赖氨酸含量高。脂肪中含有大量的亚油酸，消化吸收率也较高。燕麦含糖少，蛋白质多，纤维素高，是心血管疾病、糖尿病患者的理想保健食品。燕麦富含膳食纤维和矿物质，其中燕麦纤维是一种优质的膳食纤维，对降低胆固醇和预防心血管疾病效果特别明显。美国的一项研究表明，每天摄入含水溶性燕麦纤维的食品，可使血液中的胆固醇含量下降 $3\%$，使冠心病死亡率减少 $3\%$。中医理论认为燕麦具有健脾除湿，开胃宽肠、解酒等功效。

### 7. 荞麦

荞麦的营养价值比米、面都高，荞麦的蛋白质中氨基酸构成比较平衡，维生素 $B_1$、维生素 $B_2$ 和胡萝卜素含量相当高。还含有多种独特成分，如叶绿素、荞麦碱、芦丁、槲皮素等类黄酮物质。荞麦含亚油酸较高，可以预防心血管疾病，对糖尿病、青光眼、贫血等也有较好辅助疗效。荞麦含有其他谷物所不具有的生物类黄酮（VP）。食用荞麦时一次不可吃得过多，且脾胃虚寒者忌食，此外肿瘤患者也要忌食。

### 8. 马铃薯

马铃薯又称土豆，与水稻、小麦、玉米、高粱称为世界五大农作物。有营养学家将马铃薯列为"十全十美"的食品，因为它的营养很全面。认为人只靠吃土豆和全脂牛乳就足以维持健康。马铃薯中含蛋白质约 $2\%$，其中赖氨酸和色氨酸含量较高。含淀粉 $10\% \sim 20\%$，水分 $70\% \sim 80\%$。马铃薯还含有丰富的维生素 C，以及铁、磷、B 族维生素和胡萝卜素等，马铃薯中的蛋白质虽然含量低，但有较高的消化吸收率，所以营养价值较高。马铃薯含膳食纤维，帮助机体排毒，防便秘，减少脂肪堆积。马铃薯能供给人体黏液蛋白，促进消化道、呼吸道及关节腔的润滑，保持血管弹性，有利于预防动脉粥样硬化，降血糖。马铃薯易消化、利水消肿，有益于高血压和肾炎水肿患者。生土豆泥外敷可以治疗湿疹，每天早晨喝两匙土豆汁可以缓解十二指肠溃疡疼痛。马铃薯同时又是一种碱性蔬菜，可中和体内代谢后产生的酸性物质，从而有一定的美容养颜、抗衰老作用。

要注意的是土豆发芽或受阳光曝晒后，会产生大量的龙葵素而引起人体中毒。

### 9. 红薯

红薯又称甘薯、白薯、地瓜。鲜甘薯含水 $69\%$、蛋白质 $1.9\%$，其余大部分为碳水化合物；甘薯还富含胡萝卜素、维生素 C，胡萝卜素、维生素 C、钙的含量都比大米高，甘薯同马铃薯一样，灰分中钾含量较高，都属于碱性食品。甘薯的一大特点是能供给人体胶原蛋白和黏液多糖类形成的黏液物质，它对人体的消化系统、呼吸系统和泌尿系统各器官的黏膜有特殊保护作用。红薯不仅具有保持血管弹性、减少动脉硬化、预防高血压和心脏病、防止肝肾结缔组织萎缩、疏通大便的功能，而且近年来发现红薯具有明显的抗癌效果。

甘薯被部分营养学家称为营养最均衡的保健食品。特别是甘薯含丰富的赖氨酸，而大米、面粉恰恰缺乏赖氨酸。日本国家癌症研究中心最近公布的 20 种抗癌蔬菜"排行榜"，其中红薯名列榜首。日本调查发现，熟红薯的抑癌率为 98.7%。美国生物学家发现，甘薯中含有一种物质叫脱氢表雄酮（DHEA），可用于预防心血管疾病、糖尿病、结肠癌和乳腺癌。

中医认为红薯具有"补虚气、益气力、健脾胃、强肾阴"和"活血、暖胃、益肺"之功效。红薯蛋白质中的黏蛋白能防疲劳，提高人体免疫力，促进胆固醇排泄，防止心血管脂肪沉积和动脉粥样硬化。另外生、熟红薯对于肿瘤都有较强的抑制作用。

红薯是很好的低脂肪、低热能食品，同时又能有效地阻止糖类变为脂肪，有利于减肥、健美。红薯含有大量膳食纤维，能刺激肠道，增强蠕动，通便排毒，尤其对老年性便秘有较好的疗效。红薯既可作主食或与主食混食，又可当果蔬食用，经烘烤后的甘薯，淀粉糊化，糖分增多，是一种美味食品。甘薯还可作成薯粉、果糖、酒类等食品，还可晒干以便保存。

**10. 山药**

山药又称薯蓣、薯药、长薯。山药含水分 75% 左右，碳水化合物 14.4%～19.9%，蛋白质 1.5%～2.2%，脂肪 0.1%～0.2%，碳水化合物以淀粉为主。山药中的黏性物质是由甘露聚糖与球蛋白结合而成的黏蛋白。山药中含多种酶，尤其是淀粉酶含量较高。

# 第三节　豆类及其制品、坚果类的营养保健价值及合理利用

## 一、豆类及其制品

豆类按照营养组成特点分为两类：一是大豆类（包括黄豆、黑豆和青豆），含有较高的蛋白质和脂肪，碳水化合物相对较少；二是其他豆类（红豆、豌豆、蚕豆、绿豆、小豆、芸豆等），碳水化合物含量较高，蛋白质含量中等，含脂肪少量。豆类是我国居民膳食中植物性蛋白质和植物性脂肪的主要来源，也提供部分膳食纤维、矿物质和 B 族维生素。豆制品有豆腐、豆浆、豆芽等。

### 1. 豆类食品的营养特点

以大豆（黄豆）为例进行说明。

（1）蛋白质

豆类是蛋白质含量较高的食品，蛋白质含量为 20%～36%；其中大豆类最高，蛋白质含量在 30% 以上；其他干豆类，如绿豆、赤小豆、扁豆、豌豆等的蛋白质含量为 20%～25%。蛋白质中含有人体需要的全部氨基酸，属于完全蛋白质，赖氨酸含量较多，但甲硫氨酸含量较少。大豆是植物性食品中含蛋白质最多的，以球蛋白为主，营养

价值接近于动物蛋白质，是动物性蛋白质比较理想的替代品。黄豆蛋白质含有 8 种必需氨基酸，氨基酸组成接近人体需要，蛋白质的消化率和氮的代谢平衡几乎与牛肉相同，而且富含谷类蛋白质较为缺乏的赖氨酸，是与谷类蛋白质互补的天然理想食品，但大豆中的甲硫氨酸含量相对低。500g 黄豆的蛋白质含量相当于 1000g 瘦肉、1500g 鸡肉或 6000g 牛奶中的蛋白质含量，因此黄豆又被称为"植物肉"或"绿色乳牛"，特别是它含有丰富的赖氨酸、苏氨酸，这正好是谷类粮食所缺乏的。因此有人说：可一日无肉，不可一日无豆。

（2）脂肪

豆类脂肪组成以不饱和脂肪酸居多，其中油酸占 32%～36%，亚油酸占 51.7%～57.0%，亚麻酸占 2%～10%，此外尚有 1.64% 左右的磷脂。由于大豆富含不饱和脂肪酸，因此是高血压、动脉粥样硬化等疾病患者的理想食物。

黄豆的脂肪含量丰富，常作为食用油脂原料。大豆中含脂肪 16.0%，有 85% 是不饱和脂肪酸，其中亚油酸在 50% 以上，具有较强的天然抗氧化能力，不含胆固醇，且能降低血清胆固醇。大豆油脂中还含有约 1.64% 的磷脂和具有较强抗氧化能力的维生素 E。其他豆类含脂肪较少。

（3）碳水化合物

豆类中的碳水化合物含量以绿豆、豌豆、赤小豆等为高，如绿豆含量约 65%，大豆类含量约 34%。其中约 50% 是可供利用的淀粉、阿拉伯糖、半乳聚糖和蔗糖，另一半是人体不能消化吸收的棉子糖和水苏糖，存在于大豆细胞壁中，在肠道细菌作用下发酵产生二氧化碳和氨，可引起腹胀。

（4）维生素

豆类中维生素以 B 族维生素最多，高于谷类，如 100g 大豆中含 370μg RE 维生素 A（胡萝卜素）、0.43mg 硫胺素、0.20mg 核黄素、18.00mg 维生素 E、2.1mg 烟酸。

（5）矿物质

豆类中的钙、镁、磷、钾、铁等含量较高，是一类高钾、高镁、低钠食品，如每百克黄豆中含钙 191mg、磷 465mg、钾 1503mg、镁 199mg、铁 8.2mg、锌 3.31mg、硒 6.16mg。大豆含铁量虽高，但生物利用率低，被吸收的绝对量少。

**2. 大豆中的抗营养因子**

大豆中含有一些抗营养因子，可影响人体对某些营养素的消化吸收。在食用大豆前，必须经适当的加工以消除这些抗营养因子，才能充分发挥大豆的营养作用。

（1）蛋白酶抑制剂

蛋白酶抑制剂是指存在于大豆、棉籽、花生、油菜籽等植物中，能抑制人体中胰蛋白酶、糜蛋白酶、胃蛋白酶等多种蛋白酶的一类物质。其中以抗胰蛋白酶因子最普遍，对人体胰蛋白酶的活性有部分抑制作用，妨碍蛋白质的消化吸收，对动物有抑制生长的作用。因此，必须对大豆中的蛋白酶抑制因子进行钝化后方可食用。钝化胰蛋白酶抑制剂的有效方法是常压下蒸汽加热 30min 或一个标准大气压下加热 10～25min 即可破坏生大豆中的抗胰蛋白酶因子。把大豆浸泡在水中使之含水量达到 60%，然后用蒸汽加热 5min 也可钝化胰蛋白酶抑制剂。然而，近年来国外一些研究表明，蛋白酶抑制剂作为植物化学物同时也具有抑制肿瘤和抗氧化的作用。

（2）豆腥味

大豆中含有很多酶，其中脂肪氧化酶是产生豆腥味及其他异味的主要酶类。采用95℃以上加热 10～15min，再经乙醇处理后可钝化大豆中的脂肪氧化酶，较好地脱去豆腥味。此外，通过生物发酵或酶处理也可以去除豆腥味。

（3）植物红细胞凝集素（PHA）

存在于多种豆类中，它是一类糖蛋白，能够特异性地与人体的红细胞结合，使红细胞发生凝集作用，对人体有一定的毒性。适当的湿热处理可使这种蛋白质失活，蛋白酶处理也可使之分解。

（4）胀气因子

占大豆碳水化合物一半的水苏糖和棉子糖，在肠道微生物作用下可产气，故将两者称为胀气因子。大豆经过加工制成豆制品时胀气因子可被除去，如豆腐、豆芽、腐乳、分离蛋白和浓缩蛋白中含量很少。

（5）植酸

大豆与其他植物性食品一样，也含有相当数量的植酸。大豆中存在的植酸可与锌、钙、镁、铁等螯合而影响它们被人体的吸收利用。为去除植酸，可将大豆浸泡在pH 4.5～5.5 的溶液中，此时可使植酸溶解 35%～75%。也可通过发制豆芽，使植酸酶活性增强，植酸被分解，从而提高大豆中矿物质的生物利用率。

**3. 大豆的保健作用**

大豆中卵磷脂含量比较高，卵磷脂是大脑细胞的组成成分，对增进和改善大脑机能有重要作用，其他豆类功能相似。

大豆中异黄酮、皂苷等，在降血脂、抗氧化、抗血栓、抗病毒等方面有较好的疗效。

黄豆具有健脾宽中，润燥、排脓解毒、消肿止痛的功效。另外，黄豆中还含有植物雌激素，对延缓女性衰老有特别重要的意义。

**4. 其他主要的豆类及其制品**

（1）豌豆

豌豆中蛋白质质量分数为 20%～25%，以球蛋白为主，氨基酸组成中色氨酸的质量分数较多，甲硫氨酸相对较少。脂肪质量分数仅为 1%左右。糖类为 57%～60%，幼嫩的青豌豆籽粒中含有一定量的蔗糖，因而带有甜味。豌豆中的 B 族维生素较为丰富，幼嫩籽粒还有少量维生素 C。钙、铁在豌豆中较多，但消化吸收率不高。

（2）赤小豆

赤小豆中蛋白质质量分数为 19%～23%，胱氨酸和甲硫氨酸为其限制性氨基酸。脂肪为 1%～2%，糖类的质量分数为 55%～60%，大约一半为淀粉，其余为戊糖、糊精等。其他成分类似豌豆。赤小豆也称红小豆，具有通便血液、解除内脏疲劳。

（3）绿豆

营养成分类似豌豆，蛋白质量分数为 18%～23%，但糖类除淀粉外，还有纤维素、糊精和戊聚糖等。绿豆是我国夏季常食的豆类，它具有某些特殊的保健作用。《本草纲目》就曾有"绿豆煮食,可消肿下气、清热解毒、消暑止渴"之说,绿豆味甘性寒,有清热解暑、利尿消肿、润喉止渴、明目降压的作用。因此常吃些绿豆,对高烧、肾炎、糖尿病、高血压、动脉硬化、肠胃炎、喉炎、视力减退、皮肤疮疖肿毒及血脂升高等,都有一定的治疗作用。近代医学研究也证实绿豆皮有抗菌作用,绿豆确有利尿、促进机体代谢的功效。但绿豆性寒,脾胃虚弱的人不适宜食用。

(4) 豆浆

大豆经清洗、浸泡、磨碎、过滤、煮沸后即成豆浆。经过处理后,大豆中的胰蛋白酶抑制剂被破坏,大部分纤维被去除,消化吸收率明显提高。豆浆中蛋白质的利用率可达90%。

(5) 豆腐

将豆浆煮沸后加入适量硫酸钙使其蛋白质凝固,经压榨去除其中部分水分后就成为豆腐。豆腐中蛋白质的消化吸收率比豆浆高,可以达到95%。

(6) 豆芽

豆芽一般是以大豆或绿豆为原料用水泡后发芽而成。在豆类中几乎不含有维生素C,但豆芽中除含有豆类中原有的营养成分外,在发芽过程中,其所含的淀粉可水解为葡萄糖,进一步合成维生素C。例如,经过发芽后,每百克大豆中维生素C的含量为15~20mg,绿豆为20mg,因此当新鲜蔬菜缺乏时,豆芽可作为维生素C的良好来源。此外,大豆中的胰蛋白酶抑制剂可因发芽而被部分除去,由于酶的作用,使豆中的植酸降解,提高矿物质的吸收利用率,蛋白质的利用率也比豆类提高10%左右。

(7) 豆腐乳

豆腐乳是将大豆切成块状后经初步发酵,用盐或盐水腌渍,再进行后期发酵而制成。其大豆蛋白经霉菌发酵后,可产生多种氨基酸、多肽等营养物质,对人体的吸收更为有利。

(8) 豆豉

豆豉源于我国,它是一种以大豆为原料经微生物发酵而制成的传统发酵食品。豆豉中蛋白质含量高,含有多种维生素和矿物质,尤其是维生素E的含量高于其他食物,而且经过发酵可以使豆豉中的游离氨基酸、维生素 $B_1$、维生素 $B_2$、可溶性糖的含量增加。豆豉不仅营养价值高,而且具有清热解毒功效,可治风热头痛、胸闷烦呕、痰多虚烦。

**5. 豆类合理利用**

(1) 合理加工烹调

不同加工和烹调方法,对大豆蛋白质的消化率有明显的影响。整粒熟大豆的蛋白质消化率仅为65.3%,但加工成豆浆可达84.9%,豆腐可提高到92%~96%。豆类中存在蛋白酶抑制剂和其他抗营养因素,经过加热煮熟后,这些因子即被破坏,消化率随之提高,因此大豆及其制品须经充分加热煮熟后再食用。

豆类中膳食纤维含量较高,特别是豆皮,因此国外有人将豆皮经过处理后磨成粉,作为高纤维用于烘焙食品。据报道,食用含纤维的豆类食品可以明显降低血清胆固醇,对冠心病、糖尿病及肠癌也有一定的预防及治疗作用。将提取的豆类纤维加到缺少纤维的食品中，不仅能改善食品的松软性，还有保健作用。

（2）合理搭配食物

豆类蛋白质含有较多的赖氨酸，与谷类食物混合食用，可较好地发挥蛋白质的互补作用，提高谷类食物蛋白质的利用率，因此豆类食物宜与谷类食物搭配食用。

（3）制作豆制品

发酵豆制品由于微生物的作用，部分蛋白质被降解，使消化吸收率大大提高，同时B族维生素含量有所增加；由于菌体蛋白的参与，蛋白质的生物利用率也有所提高。

豆制品不仅保存了大豆的营养成分，而且营养素更易于被人体吸收利用，其蛋白质、矿物质的消化吸率从 65.3% 上升到 92%～96%。由于在加工中去除了粗糙的植物纤维，减少了它对胃肠黏膜的刺激作用。因此，对于患胃肠道疾病，消化道功能减弱的老年人及牙齿不全的幼儿，豆制品是理想的易于消化食品。

## 二、坚果类的营养保健价值

坚果类指的是外面包有一层硬壳的籽实类植物性食物。含有丰富的蛋白质、脂肪、热量、钙等多种营养素并高于优质动物性食物。坚果类是一类营养丰富的食品，而且大多具有一定的保健价值。其共同的特点是低水分含量和高能量，富含各种矿物质和B族维生素。一类是淀粉含量高的栗子、莲子、白果，另一类脂肪含量高的核桃、榛子、腰果、花生、杏仁、葵花籽等。从营养素含量而言，富含脂肪的坚果优于淀粉类坚果。我国传统医学认为，许多坚果属于滋补品，具有强身健体的功效。然而，因为坚果类所含能量较高，虽为营养佳品，也不可过量食用，以免导致肥胖。

### （一）营养特点

#### 1. 蛋白质

坚果类的蛋白质含量在 13%～35%，如花生为 25%，葵花籽为 24%，西瓜籽仁为 32%。只有栗子较低，仅为 5% 左右。坚果类蛋白质的限制性氨基酸因品种而异。如花生、葵花籽的限制性氨基酸是甲硫氨酸和异亮氨酸，质量不如大豆蛋白质，但是可以与小麦粉很好地营养互补；芝麻的限制性氨基酸为赖氨酸；核桃的限制性氨基酸为赖氨酸和含硫氨基酸。总的来说，坚果类是植物性蛋白质的重要补充来源，但其生物效价较低，需要与其他食品营养互补后方能发挥最佳的营养作用。

#### 2. 脂类

含油坚果类的脂肪含量在 40%～70%。花生含油量达 40%，葵花籽和核桃的含油量达 50% 以上，松子仁的含油量高达 70%。坚果类当中的脂肪多为不饱和脂肪酸，富含必需脂肪酸，是优质的植物性脂肪。葵花籽、核桃和西瓜子的脂肪中特别富含亚油酸，不饱和程度很高。其中核桃和松子含有较多的 α-亚麻酸。一些坚果脂肪中单不饱和脂肪酸比例较大，对心血管疾病预防有一定益处。例如，榛子、澳洲坚果、杏仁和美洲山核桃和开心果中所含的脂肪酸中，57%～83% 为单不饱和脂肪酸。花生、松子和南瓜子所含脂肪酸中，约有 40% 来自于单不饱和脂肪酸。腰果和榛子中约有 1/4 的脂肪酸为单不饱和脂肪酸。

由于坚果类富含膳食纤维物质和蛋白质，其中所含的脂肪进入血流的速度比动物性食品要缓慢，因此对血脂的影响比仅仅摄入橄榄油等富含单不饱和脂肪酸的食品更缓慢有效。

**3. 碳水化合物**

富含油脂的坚果中可消化碳水化合物含量较少，多在 15% 以下，如花生 5.2%，榛子为 4.9%。富含淀粉的坚果则是碳水化合物的好来源，如银杏含淀粉为 72.6%，干栗子为 77.2%，莲子为 64.2%。它们可在膳食中与粮食类主食一同烹调，制成莲子粥、栗子窝头等食品。

坚果类的膳食纤维含量较高，如花生为 6.3%，榛子为 9.6%。其中除去纤维素、半纤维素等成分，还包括少量不能为人体吸收的低聚糖和多糖类物质。因此，含油坚果类是与豆类媲美的低血糖指数食品。

**4. 维生素**

坚果类是维生素 E 和 B 族维生素的良好来源，包括维生素 $B_1$、维生素 $B_2$、烟酸和叶酸。富含油脂的坚果含有大量的维生素 E，淀粉坚果含量低一些，然而它们同样含有较为丰富的水溶性维生素。杏仁中的维生素 $B_2$ 含量特别突出，无论是美国大杏仁还是中国小杏仁，均是核黄素的极好来源。

其中很多坚果品种含少量胡萝卜素，如榛子、核桃、花生、葵花籽、松子的胡萝卜素含量为 0.03~0.07mg/100g，鲜板栗和开心果 0.1mg/100g 以上。

**5. 矿物质**

含油坚果类的铁、锌、铜、锰、硒等各种微量元素的含量较高，高于大豆，更远高于谷类。芝麻中除含有特别丰富的铁之外，还含有大量的钙。黑芝麻中含有大量的锰。

**（二）主要的坚果类**

**1. 花生**

花生是主要的坚果类食品，含有 18 种氨基酸，其中 8 种是人体必需氨基酸，脂肪含量在 50% 左右，其中不饱和脂肪酸占 80%。花生中的碳水化合物含量较低，主要为淀粉、蔗糖和纤维素等。花生中无机盐含量丰富，如钙、磷、钾，以及铜、铁、锌、镁等。花生中 B 族维生素含量也较多，花生仁上的种皮中所含的维生素 $B_1$、维生素 $B_2$ 就占总量的 25%。此外，花生还含有维生素 E 和维生素 K 等。花生油是营养价值较高、醇香的食用植物油。

**2. 杏仁**

杏仁为蔷薇科植物杏树成熟果实的种子，广泛分布于我国北方地区。杏仁的营养丰富而均衡，每百克杏仁中含蛋白质 25g 左右，包括 18 种氨基酸，脂肪 50g 左右（亚油酸 8~12g），苦杏仁苷 3g，膳食纤维 8.8g。此外，它还含有丰富的 B 族维生素、维生素 C 和维生素 E，以及钙、钾、磷、镁、锌、铜、硒等微量元素。由于富含维生素 E，它能促进皮肤微循环，使皮肤红润光泽，有美容功效。杏仁有降低血脂、胆固醇和甘油三酯指数的作用，能预防心脑血管疾病。杏仁有甜杏仁和苦杏仁两种，甜杏仁可以作为休闲小吃，也可作凉菜，苦杏仁一般入药，其中的苦杏仁苷有一定毒性，需经特殊加工才能食用，且不宜多吃。

### 3. 莲子

莲子为睡莲科植物莲的种子，主要营养成分有淀粉、棉子糖、蛋白质、脂肪、钙、磷、铁、烟酸、维生素 C、B 族维生素等。莲子性平、味甘涩，具有养心、益肾、止咳、去热、开胃、润肌肤、黑发、益寿等功效。加工食品时应选用色白、去绿芯、无虫蛀、无腐烂的莲子。

### 4. 核桃

核桃为胡桃科植物胡桃的种仁，与扁桃、腰果、榛子并称为"四大干果"。既可生食、炒食，也可以榨油、配制糕点、糖果等，不仅味美，而且营养价值也很高，被誉为"万岁子"、"长寿果"。核桃含有 60%～70%脂肪、15%～20%蛋白质、10%左右碳水化合物、6.7%纤维素，还含有多种人体必需的微量元素、B 族维生素和维生素 E，可防止细胞老化、健脑、增强记忆力及延缓衰老，核桃仁中的维生素 E 和亚麻油酸，是很好的肌肤美容剂，经常食用有润肤乌发的作用。核桃还能减少肠道对胆固醇的吸收，适合动脉硬化、高血压和冠心病患者食用。此外，核桃还具有缓解疲劳和压力、补肾固精、润肠通便、壮实身体的作用。吃核桃仁时尽量不要把表面的褐色薄皮剥掉，这样会损失掉一部分营养。

### 5. 白果

白果是古老子遗植物银杏果实的种子，营养极为丰富，是一种高级滋补品，含有蛋白质、脂肪、碳水化合物、钙、磷、铁、胡萝卜素及多种氨基酸，还有少量的氰甙、赤霉素等物质。白果中的白果酸是一些细菌和真菌的抑制剂，如结核杆菌、皮肤真菌、葡萄球菌等。传统中医学认为白果味甘苦带涩，性平小毒。其主要功能是敛肺气，定喘嗽，止带浊，缩小便，有化痰、止咳、补肺、通经、利尿等功效。白果有毒（尤其是果中的绿色胚芽），不宜多吃，如炒热服食，煮前应将果中绿胚除去，以防不良反应。

## 第四节 蔬菜和水果类的营养保健价值及合理利用

蔬菜和水果是人们日常生活中的重要食品，消费量大，种类品种多，都含有人体需要的多种营养素。共同特点是：水分含量高，蛋白质、脂肪含量低，有一定量的碳水化合物，而无机盐（钙、钾、钠、镁等）和某些维生素如维生素 E、胡萝卜素等含量丰富，且所含的有机酸、芳香物质、色素和膳食纤维等赋予食物以良好的感官性状，并有一定的生理功能。

### 一、蔬菜和水果的营养特点

蔬菜和水果的种类与品种很多，但在化学组成和营养价值上却具有许多类似的特点，含有丰富的水、维生素、有机酸、矿物质和膳食纤维。

#### 1. 碳水化合物

蔬菜和水果中所含碳水化合物包括可溶性糖、淀粉、膳食纤维和果胶类物质等，其种类和数量因食物种类和品种有很大差异。例如，水果中的浆果类（如葡萄、草莓、猕猴桃等）主要含葡萄糖和果糖；柑橘类、核果类（桃、杏等）则富含蔗糖，葡萄糖和果糖次之；仁果类（苹果、梨等）以果糖为主，葡萄糖和蔗糖次之；蔬菜中胡萝卜、番茄、南瓜等含糖量多。

蔬菜和水果是膳食纤维（纤维素、半纤维素、果胶类物质等）的主要来源。蔬菜类含果胶丰富的有芦笋、番茄、胡萝卜、南瓜等。果胶属于可溶性膳食纤维，具有一定的降血脂、降血糖、排泄胆固醇等作用。

**2. 维生素**

新鲜蔬菜、水果富含各种维生素，是人体维生素 C、胡萝卜素、维生素 $B_2$ 和叶酸等水溶性维生素的主要来源。维生素 C 在蔬菜的叶、花、茎内含量较丰富，深绿色蔬菜的维生素 C 含量较浅色蔬菜高，叶菜中的含量较瓜菜中高。水果中含维生素 C 最多的有新鲜大枣，每百克含量高达 540mg，此外山楂、柑橘也含有较为丰富的维生素 C。胡萝卜素在绿色、黄色或红色蔬菜中含量较多，如胡萝卜、南瓜、苋菜、菠菜、韭菜和油菜等蔬菜中含量丰富，而含胡萝卜素较多的水果有山楂、杏、橘等。绿叶蔬菜中如空心菜、菠菜、油菜、雪里蕻、苋菜等还含有较多的维生素 $B_2$，但只能满足人体对维生素 $B_2$ 的部分要求。

鲜果是维生素 C 丰富的来源，其中以鲜枣、大山楂、柑橘、柠檬、草莓、柚子含量较多，而且果皮中又比果肉中含量多。其中鲜枣维生素 C 含量为 300～600mg/100g，山楂为 150mg/100g，沙棘为 160g/100g，柑橘类为 40～75g/100g。

**3. 矿物质**

蔬菜和水果中含有丰富的矿物质，如钙、磷、铁、钾、钠、镁、铜、锰等，含量一般在 0.2%～3.4%，以钾的含量为最高，是人体矿物质的主要来源，对维持健康和体内酸碱平衡起着重要的作用。但蔬菜中存在的草酸、植酸等有机酸及磷酸、碳酸等无机酸会与钙和铁形成络合物沉淀，影响人体对钙和铁的吸收。因此在选择蔬菜时，不能只考虑其钙的绝对含量，还应注意蔬菜中草酸的含量。食用含草酸多的蔬菜时可先在开水中烫一下，去除部分草酸，以利于钙和铁的吸收。水果中的钙与铁含量一般低于蔬菜，但水果中特别是香蕉中含有丰富的钾。

蔬菜和水果中的无机盐大多与有机酸结合成盐类或成为有机质的组成部分，如蛋白质的硫和磷，叶绿素的镁等，易为人体吸收，而钙、铁、镁、钠、钾等都是碱性物质，可以中和体内产生的酸性物质，对保持体液的酸碱平衡、保持皮肤健美、延缓皮肤衰老、调节人体生理活动具有重要的意义。

**4. 芳香物质、有机酸和色素**

蔬菜水果中常含有各种芳香物质和色素，使食品具有特殊的香味和颜色，可赋予蔬菜水果以良好的感官性状。芳香物质为油状挥发性化合物，主要成分为醇、酯、醛和酮等。

有些芳香物质是以糖苷或氨基酸状态存在，必须经过酶的分解作用才具有香味。水果富含有机酸，能刺激人体消化腺的分泌，增进食欲，有利于食物的消化。有机酸还可使食物保持一定的酸度，对维生素 C 的稳定性具有保护作用。水果中的有机酸以苹果酸、柠檬酸和酒石酸为主，此外还有乳酸、琥珀酸、延胡索酸等。有机酸因水果种类、品种和成熟度不同而异。未成熟的果实中琥珀酸和延胡索酸含量较多，柑橘类和浆果类中柠檬酸含量丰富。

有机酸水果中富含有机酸，而蔬菜却很少。有机酸主要是苹果酸、柠檬酸和酒石酸，它们具有醇和的酸味，对人体无害，并能促进消化液的分泌，有利于食物的消化。

水果中还有少量对人体有害的有机酸，如草酸、苯甲酸、水杨酸等，特别是李、杏、草莓中含有较多的草酸。

**5. 其他成分**

此外，蔬菜和水果中还含有一些酶类、杀菌物质和具有特殊生理活性的植物化学物。例如，萝卜中含有淀粉酶，生食有助于消化；大蒜中含有植物杀菌素和含硫化合物，具有抗菌消炎、降低胆固醇的作用；苹果、洋葱、甘蓝、番茄等含有的类黄酮为天然抗氧化剂，除具有保护心脑血管、预防肿瘤等功能外，还可保护维生素 C、维生素 E、维生素 A 等不被氧化破坏；南瓜、苦瓜已被证实有明显降低血糖的作用等；辣椒中的辣椒素是一种很好的促进脂肪代谢的物质，因而吃辣椒有一定的减肥作用。

## 二、主要的蔬菜及其保健价值

菠菜：菠菜中胡萝卜素的含量首屈一指，但菠菜中含有大量草酸影响钙等离子的吸收，烹饪前用开水先焯一下可除去草酸。

大白菜：大白菜具有通便利肠、宽胸解烦、解酒消食的功效。还有抗癌作用，其一是它含有大量膳食纤维，有助于保持大便通畅，其二是大白菜中含有较多的钼，可以抑制人体对亚硝胺的吸收与合成。

洋白菜：又称甘蓝，富含维生素 E，含有可分解亚硝胺的醇，因此具有抗癌作用；新鲜的洋白菜汁对胃和十二指肠溃疡有止痛和促进愈合的作用。

萝卜：萝卜中维生素 C 的含量是梨和苹果的 10 倍，萝卜中产生辛辣味的芥子油有促进肠胃蠕动的功能，能帮助消化；萝卜中的淀粉酶、氧化酶等酶类起到顺气、化食、消胀、分解亚硝胺的作用。木质素、杀菌素能抵抗传染病对人体的侵袭等。这便是俗语"冬吃萝卜夏吃姜，不劳医生开药方"的原因。

茄子：茄子中的生物类黄酮含量极高，能增强毛细血管弹性，防止微血管破裂出血，对防治高血压、动脉粥样硬化及脑出血有一定的作用。茄子的根、叶、花也可作为药用，有活血、止痛的作用，适于风湿痛、尿血、便血、皮肤溃疡等症。

韭菜：韭菜通身都有药用价值。韭菜叶的补虚、解毒作用明显，韭菜茎对各种皮癣、妇女赤白带有较好的疗效，韭菜根和籽皆有温肾阳、暖腰膝、补肝肾、壮阳固精等功效，可用来治疗阳痿、早泄、遗精、多尿，腰膝冷痛、妇女白带等症。

芹菜：芹菜甘苦味寒，有消炎、清热止咳、健胃利尿等作用，能除烦热、下淤血、治结核。对治疗高血压、动脉硬化、妇女月经不调、肝炎、尿路感染等有辅助疗效。由于芹菜的钙、磷含量高，有一定镇静和保护血管的作用。芹菜还是健脑和防治硅肺病的药用食物。

姜、葱、蒜：这三种物质都是人们常用的调味品，同样都含有植物杀菌素，对人体的健康十分有益。姜中含有较多的油树脂，它可以抑制人体对胆固醇的吸收，防止肝和血清中胆固醇的沉积；姜油酮和姜油酚有活血、祛寒、除湿、发汗、增温、健胃、解水肿等功能。葱可以祛风发汗、通阳、解毒消肿、温肾、养胃；将葱捣烂取汁，有散淤、驱虫的作用，可治疗头痛、尿血、阳痿及跌打损伤；常吃大葱能促进血液循环，增加体温、发汗、健脑等功能，葱须（根）还可治风寒头痛、冻疮等；蒜也是人体不可缺少的滋补强壮剂，具有广泛的健身防病功效，《本草纲目》中记载，蒜可杀虫、消肿解毒、健胃、祛风、通窍、下气等；蒜中锗、硒的含量丰富，可起到抗癌的作用。

黄瓜：黄瓜能清血除热、利水解毒。皮可利尿，籽可接骨，藤可镇痉，秧可降压，还能降低胆固醇，根可以解毒。苦味是一些葫芦素造成的，而葫芦素可以抗肿瘤。黄瓜还有助于减肥，因为含有丙醇二酸，能够抑制糖类转化为脂肪的缘故。另外黄瓜富含维生素 E，用黄瓜汁擦面部，可以去掉黄褐斑，使皮肤白嫩。

番茄：富含维生素 E 和维生素 C，可以助消化、降低血压，对高血压、心脏病、肝炎患者有一定的辅助疗效。每天吃一个番茄可以减少前列腺炎发病率。

## 三、主要的水果及其保健价值

苹果：苹果中含有较多的钾、有机酸、果胶及纤维素等，多吃苹果，人体可摄入过量的钾盐，解除食入过多的盐分，降低血压。苹果还有通便、止腹泻的双重功能，还有补中益气、清热化痰的效果。

梨：梨性寒，汁液丰富，有助消化、退热、化痰、解疮毒和酒毒、健胃、滋阴、润肺的作用，常用于急慢性气管炎。但梨不宜多吃，否则损脾胃，尤其是脾胃虚弱、腹部寒冷者慎食。

柑橘：柑橘含有丰富的糖类和多种维生素，特别是维生素 C 含量较高，有润肺、止咳、化痰、健脾、顺气、止渴等作用，对治疗冠心病、急慢性支气管炎、慢性胃病、消化不良有一定的疗效，柑橘有降压作用，如果每天定量服用三个橘子和三个香蕉，其治疗效果完全可以和市场上大量出售的各类降压药相比。另外，橘子的皮、络、核、叶都是中药。

桂圆：桂圆的功能是补心脾、养血安神，是大补的果品，其补血能力比红枣更强；对神经衰弱和更年期引起的健忘失眠等有一定疗效，也对产妇补养气血大有好处。但风寒感冒、消化不良及孕期妇女不宜食用。

菠萝：在吃菠萝时，最好把果肉浸入 2% 的盐水中 3~5min，可以破坏果肉里的生物苷和菠萝蛋白酶，防止食后发生过敏。但菠萝蛋白酶能消化溶解肉类蛋白，有助于食物的消化吸收。还对高血压、肾炎、水肿、支气管炎有防治功能。

香蕉：香蕉有润肺、滑肠、降低血压的作用。香蕉皮煎汤可用于治疗高血压；用香蕉泥外敷可以防止手足皲裂。急慢性肾炎患者因不能将体内多余的钾排出体外，故不宜食用香蕉。

西瓜：西瓜对于肾炎、肝硬化、心脏病、糖尿病患者，有增加营养、促进食欲、帮助消化和利尿的功效，还有降血压的作用。西瓜皮对急慢性肾炎、肝腹水、糖尿病、咽喉肿痛等有疗效。

猕猴桃：猕猴桃可以治疗消化不良、食欲缺乏、尿路结石、关节炎等病，对高血压、心血管病和肝炎病的患者有较好的食疗保健作用。近年来的临床实践表明，猕猴桃还有抑制癌细胞的作用。

枣：枣含有丰富的维生素 C，达到 540mg/100g。多吃大枣可以增强机体的免疫能力，对预防和控制癌变、延年益寿有好处。另外枣对降低血液中的胆固醇和甘油三酯的含量、防治高血压及动脉硬化、冠心病、脑出血、神经衰弱都有一定的功效。枣是补血健脾的好补品。

## 四、蔬菜和水果的合理利用

### 1. 要合理选择蔬菜和水果

蔬菜含丰富的维生素，除维生素 C 外，一般叶部的维生素含量比根茎部高，嫩叶比枯叶高，深色的菜叶比浅色的菜叶高，因此在选择时，应注意选择新鲜、色泽深的蔬菜。水果和蔬菜在未成熟的情况下，含有较多的鞣质，如草酸、植酸、磷酸、碳酸等，鞣质易与蛋白质、钙、铁等结合，显著降低人体对这些营养素的消化吸收率。

水果除含有丰富的维生素和矿物质外，还含有大量的非营养物质，可以防病治病，但也会致病，食用时应予注意。例如，梨有清热降火、润肺去燥等功能，对于肺结核，急性或慢性气管炎和上呼吸道感染患者出现的咽干喉疼，痰多而稠等有辅助疗效；但对产妇、胃寒及脾虚腹泻者不宜食用。又如红枣、可增加机体抵抗力，对体虚乏力、贫血者适用，但龋齿疼痛、下腹胀满、大便秘结者不宜食用。在杏仁中含有杏苷，柿子中含有柿胶酚，食用不当，可引起溶血性贫血、消化性贫血、消化不良等疾病。

### 2. 合理加工与烹调

蔬菜所含的维生素和矿物质易溶于水，因此宜先洗后切，以减少蔬菜与水和空气的接触面积，避免损失。洗好的蔬菜放置时间不宜过长，以避免维生素被氧化破坏，尤其要避免将切碎的蔬菜长时间地浸泡在水中。烹调时要尽可能做到急火快炒。有实验表明，蔬菜煮 3min，烹调时加少量淀粉，可有效保护维生素 C 不被破坏。

### 3. 选择合适储藏条件

鲜果类水分含量高，易于腐烂，宜冷藏。坚果水分含量低而较耐储藏，但含油坚果的不饱和程度高，易受氧化或滋生霉菌而变质，应当保存于干燥阴凉处，并尽量隔绝空气。

## 五、食用菌

食用菌可分为野生和人工栽培两大类。仅野生食用菌类就达 200 多种。常见的野生食用菌有口蘑、大红菇、鸡油菌、羊肚菌、牛肝菌等。现人工栽培的有香菇、草菇、黑木耳、银耳、猴头、茶薪菇、姬松茸等。食用菌味道鲜美，有的还有特殊的保健作用。

菌类蛋白质含量丰富，并含有多种氨基酸。例如，100g 干香菇含蛋白质 219mg；其中赖氨酸约 19mg；其他如黑木耳、银耳的蛋白质含量也都很高。菌类脂肪含量很低，所含脂肪大多由必需脂肪酸组成，容易被人体吸收利用。大多数食用菌类有降血脂的作用，木耳所含脂类中有卵磷脂、脑磷脂和鞘磷脂等，对心血管和神经系统有益。

菌类所含碳水化合物以多糖为主，香菇多糖对小鼠肉瘤抑制率很高，并可提高化疗、放疗对胃癌、肺癌的疗效。银耳多糖因其可增强巨噬细胞的吞噬能力而提高人体的免疫力。

　　蘑菇等菌类还含有丰富的 B 族维生素，特别是泛酸；还含有丰富的钙、镁、铜、铁、锌等多种矿物质，如 100g 干黑木耳含钾 757mg、钙 247mg、铁 97.4mg、锰 8.86mg、锌 3.18mg 等。近年来，发现蘑菇提取汁治疗白细胞减少、病毒性肝炎有显著疗效，很多蘑菇中都存在有类似抗生素类的物质。此外，蘑菇还具有降低胆固醇和防止便秘的作用，因此食用菌类也被誉为现代保健食品之一。

　　菌菇类有蘑菇、草菇、平菇、香菇等，能增强人体免疫力、促进抗体的形成，菌菇类食品也具有抗癌作用。一般都含有多种维生素。菌菇类食品含有的多糖被认为是当前世界上最好的免疫促进剂，并且菌菇类食品也具有抗癌作用。

　　蘑菇：蘑菇性凉味甘，素有"高级佳肴"的美称，被誉为"山珍佳品"，国际上称之为保健食品。蘑菇所含营养丰富，虽然蛋白质含量不多，但具有人体必需的 8 种氨基酸和含氮物质，特别是含有一般生物少有的伞菌氨酸、口蘑氨酸等成分，常吃蘑菇可增强人体抗病能力，起到预防人体各种黏膜和皮肤发炎及毛细血管破裂的作用，还能降低血液中胆固醇的含量，预防动脉硬化和肝硬化及体虚纳少等病症。

　　金针菇：金针菇含有蛋白质、脂肪、碳水化合物、钙、磷、钾、镁等成分。特别是金针菇的纯蛋白含量超过了所有食用菌类纯蛋白的含量，尤以精氨酸、赖氨酸含量最为丰富，具有促进记忆、开发智力的作用。特别是对儿童智力开发有着特殊的功能，被称为"增智菇"。金针菇不但食用价值很高，而且还有很好的药用价值，成年人和老年人长期食用金针菇，可预防和治疗肝炎及胃肠道溃疡病，降低胆固醇。

　　香菇：香菇营养丰富，含有 30 多种酶和 18 种氨基酸（其中有 7 种是人体必需氨基酸）。香菇多糖和蘑菇多糖能提高机体的免疫功能，具有抗癌作用。香菇中还含有能降低血脂的物质——香菇素，适宜高脂血症患者食用。香菇含钙、磷较丰富。

　　黑木耳：黑木耳是生长在朽木上的一种食用菌，营养价值较高，含有丰富的蛋白质、木糖和少量脂肪，矿物质有钙、磷、铁等，尤以铁的含量最为丰富，为各种食品含铁之冠（185mg/100g），还含有维生素 $B_1$、维生素 $B_2$、胡萝卜素、卵磷脂。我国中医认为，黑木耳具有滋阴养胃、润肺补脑、补气益智、活血养颜、凉血止血等功效，对贫血、久病体虚、腰腿酸软、痔瘘便血、尿血、经血量过多、外伤出血、大便燥结等均有一定治疗作用。黑木耳还能减少血液的凝块，可用于冠心病的辅助治疗。

　　猴头菇：猴头菇是一种名贵的食用菌，营养丰富，每百克所含的蛋白质是香菇的两倍；含氨基酸多达 17 种，包括 8 种必需氨基酸；还含有多种无机盐及维生素。近年来，还发现猴头菇有明显的抗癌功能。

　　银耳：银耳是营养丰富的食用菌，具有滋补保健作用，历来与人参、鹿茸等并列，被称为"菌中明珠"。银耳含有蛋白质和多种氨基酸，且以含较多谷氨酸和赖氨酸而著称。银耳能增强人体的免疫力，调动淋巴细胞，加强白细胞的吞噬能力，兴奋骨髓造血机能。临床上对于高血压病、动脉硬化、便秘及月经过多者均可将其作为辅助治疗食品。银耳还具有清肺热、养胃阴、润肾燥的功效。

# 第五节 动物性食品的营养保健及合理利用

动物性食品包括畜禽肉、内脏、奶、禽蛋，水产品及这些食品的制成品。

## 一、畜禽肉的营养价值

畜禽肉食品是人们膳食的重要组成部分。该类食品能为人体提供优质蛋白质、脂肪、矿物质和维生素，是食用价值较高的食品。畜禽类的很多部位都有药用价值，可对身体的各个部分进行滋补。例如，乳母选择猪蹄促进乳汁分泌，产妇、老年人、体弱多病和病后恢复期的人习惯炖鸡进行补养，平时体质虚弱、易感冒者，服用阿胶以改善体质，增强抵抗力等。

### 1. 畜禽肉类食物的营养特点

畜禽肉类是指猪、牛、羊、鸡、鸭、鹅、鸽、鹌鹑等畜禽的肌肉、内脏及其制品，其主要提供蛋白质、脂肪、无机盐和维生素。动物因其种类、年龄、肥瘦程度及部位的不同营养素的分布而异。肥瘦不同的肉中脂肪和蛋白质的变动较大。动物内脏脂肪含量少，而蛋白质、维生素、无机盐和胆固醇含量较高。畜禽肉类食品经适当加工烹调后不仅味道鲜美，饱腹作用强，而且易于消化吸收。

（1）蛋白质

畜禽肉类的蛋白质主要存在于动物肌肉组织和结缔组织中，含量占动物总质量的10%～20%。例如，牛肉中蛋白质含量为15%～20%，瘦猪肉为10%～17%，羊肉为9%～17%，鸡肉中含量可达20%以上，鸭肉中含量为15%～18%。

畜禽肉的蛋白质中含有充足的必需氨基酸，其氨基酸模式接近人体氨基酸模式，因而易于消化吸收，所以营养价值很高，为利用率高的优质蛋白质；但存在于结缔组织中的间质蛋白，主要是胶原蛋白和弹性蛋白，其必需氨基酸组成不平衡，如色氨酸、酪氨酸、甲硫氨酸含量很少，蛋白质的利用率低。此外畜禽肉中还含有可溶于水的含氮浸出物，以及肌凝蛋白原、肌肽、肌酸、肌苷、嘌呤和氨基酸等非蛋白含氮浸出物，肉类蛋白质经烹调变性后，一些浸出物溶出，是肉汤鲜美的原因。成年动物肉体中浸出物的含量较幼年动物高，烹调加工后的味道更鲜美。胶原蛋白能促进皮肤细胞吸收和储存水分，有效地防止皮肤干裂，从而使皮肤显得丰满、充实而有光泽，并且还能延缓衰老。

（2）脂肪

畜肉的脂肪含量因牲畜的肥瘦程度及部位有较大差异。例如，肥猪肉脂肪含量达90%，猪里脊肉含脂肪7.9%，猪前肘含脂肪31.5%，猪五花肉含脂肪35.3%，牛五花肉含脂肪5.4%，瘦牛肉含脂肪2.3%。畜肉类脂肪以饱和脂肪酸为主，含量为10%～30%，熔点较高，不易被机体消化吸收，主要成分是甘油三酯，少量卵磷脂、胆固醇和游离脂肪酸。胆固醇多存在于动物内脏。例如，猪瘦肉胆固醇为81mg/100g，猪脑为2571mg/100g，猪肝为288mg/100g，猪肾345mg/100g；牛瘦肉58mg/100g，牛肝297mg/100g，牛脑2447mg/100g。煮制的肉汤滋味与肉中脂肪含量有一定关系，脂肪含量少，肉质不仅发硬，而且汤味也较差。

（3）碳水化合物

畜肉中的碳水化合物以糖原（也称动物淀粉）形式存在于肌肉和肝中，含量极少，正常含量约占动物体重的5%。屠宰后的动物肉尸在保存过程中，由于酶的分解作用糖原含量会逐渐下降。

（4）矿物质

畜肉矿物质总含量占 0.8%～1.2%，多集中在内脏器官如肝、肾及瘦肉中。其中钙含量低，为 7.9mg/100g；含铁、磷较多，铁以血红素铁的形式存在，因其生物利用率高，所以是膳食铁的良好来源。

（5）维生素

畜肉中含有丰富的脂溶性维生素和 B 族维生素，动物内脏特别是肝、肾含量更为丰富。例如，肝中富含维生素 A 和维生素 $B_2$。

**2. 常见肉品的营养及其特殊功效**

猪肉：猪肉是我国最主要的肉食原料，除伊斯兰教居民外，大多数地区的人经常食用猪肉，在膳食结构中为蛋白质的主要来源之一。猪肉性味平和，食法极多，营养价值较高，有滋阴润燥的功效，可治疗热病伤津、燥咳、便秘等症。据研究，成年人每日多食猪肉对人体有不利影响，尤其是肥肉，能增高血液中胆固醇的含量，从而增加诱发高血压、冠心病的机会。多食瘦肉不利于消化吸收，增加肠胃负担。

牛肉：牛肉虽然在我国的膳食中不及猪肉广泛，烹制方法也不是很多，但牛肉营养价值比猪肉高，是滋补性强的食品。其性味甘平，可补脾胃、益气血、理虚弱、强筋骨，能治疗虚损、消渴、脾弱不运、痞积、水肿、腰膝酸软等疾症。

羊肉：羊肉也有较高的营养价值，属温补性食物。其性味甘温，有益气补虚、温中暖下的功效，可治虚劳、腰膝酸软、产后虚冷、腹痛、寒疝、中虚、反胃等症。食用羊肉对于老年人可益寿，对于妇女可补气，对于中年人可温阳气、补气血。

狗肉：狗肉性温味咸，多用于冬季进补，可补中益气，温肾助阳，安五脏，有较高的营养和食补价值。其能够治疗脾胃气虚、胸腹胀满、水肿、腰膝酸软、寒症等症。

兔肉：兔肉蛋白质含量高，肉质细腻而疏松，水分多，细嫩而易于消化吸收。其性味甘凉，具补中益气、凉血解毒功效。可治消渴、胃热呕吐、便血等病症，但脾胃虚寒者不宜过多食用。

鸡肉：鸡为我国最重要的肉蛋资源之一。鸡肉风味鲜美、肉质细嫩，是较好的蛋白质食品，对老年人、心血管疾病患者、体质虚弱者、产妇等进补更为适宜。利用鸡肉的甘温性味，以煨、煮、蒸汁及多种药物并用的食用方法，达到温中、益气、补精、添髓的作用，可治疗虚劳羸瘦、中虚胃呆食少、下痢、小便频数、崩漏带下、产后乳少、病后虚弱等症。乌骨鸡为白毛，皮、肉、骨均为乌色的药用鸡。其肉营养更为丰富，性味甘平，具养阴退热、补益肝肾的功效。治疗虚劳、羸瘦、消渴、脾虚滑泄、崩漏等症功效更佳。

鸭肉：鸭肉有治痨热、咳嗽等功效。鸭肉较鸡肉性凉，宜体内有热火者食用。体质虚寒，受凉后腹部冷痛、腹泻清稀、痛经等暂时不食鸭肉为好。

鹅肉：鹅肉性味甘平，可益气补虚，和胃止渴，治虚羸、消渴。鹅肉不可过量食用，因不易消化，有湿热内蕴者勿食。

鹌鹑肉：鹌鹑肉肉质鲜美细嫩，营养丰富，性味甘平，它的补益和医疗作用可以"动物人参"来相称。其蛋白质含量高，维生素、矿物质、磷脂、激素等较为丰富，是高蛋白、低脂肪、低胆固醇食物，特别适合中老年人及高血压、肥胖症患者食用，中医用鹌鹑肉治疗泻痢、疳积、湿痹等症。

鸽肉：鸽肉肉质嫩味美，营养十分丰富，是滋补的上等佳肴。其性平味咸，具滋肾益气、祛风解毒的功效。和中草药物一起炖、煨、蒸，可使其更充分发挥保健作用。常用于产后恢复和催乳，治疗虚羸消渴，消除湿疮，补肾壮气。

## 二、水产品的营养及其保健价值

水产品包括动物类和植物类，动物类主要是各种鱼、虾、蟹、贝类；植物类包括海带、紫菜和海藻类。

### (一) 水产品的营养价值

鱼类是动物性水产品的重要组成部分，其肉的结构与畜禽肉相似，在营养学上有独特的营养意义。

(1) 蛋白质

鱼类肌肉组织中含有较多的水分，肌纤维短，间质蛋白少，易被机体内蛋白酶分解而吸收。鱼肉中的蛋白质含量为15%～20%，生物利用率可达85%～90%。鱼肉中蛋白质的氨基酸组成与畜禽肉相似，赖氨酸和亮氨酸含量较高，但色氨酸含量较低。

鱼肉中含有肌溶蛋白、肌凝蛋白、肌浆蛋白和可溶性肌纤维蛋白，易腐败变质。有些青皮红肉鱼如金枪鱼有较多组织胺，一部分人食用后易发生过敏反应。存在于鱼类结缔组织与软骨组织中的含氮物主要是胶原蛋白和黏蛋白，它们加水煮沸后冷却形成凝胶物质。

(2) 脂肪

鱼类中的脂肪含量较低，一般在3%以下，多为不饱和脂肪酸，熔点低，常温下为液态，消化吸收率为95%，海鱼中不饱和脂肪酸可达70%～80%。鱼脂肪含有多不饱和脂肪酸DHA、EPA，具有特殊的营养功能，它们大量存在于脑、精子及视网膜中，其重要的构成物质DHA和EPA对人类脑细胞的生长、发育有着重要的功能，又称之为"脑黄金"。鱼脂肪可用来防治心脑血管疾病，但必需脂肪酸含量低。虾、蟹黄中还含有较高的胆固醇。

(3) 无机盐

鱼类无机盐含量为1%～2%，高于畜禽肉无机盐的含量。鱼肉中含有丰富的磷，此外还含有丰富的钠、钾、镁等。鱼类被看作钙的良好来源，主要以磷酸钙的形式存在，易被人体消化吸收。海产品还含有丰富的碘、铜，是碘的主要来源。

(4) 维生素

鱼肉中含有丰富的B族维生素和脂溶性维生素，海产品的肝是维生素A和维生素D的丰富来源。鳝鱼含有丰富的维生素$B_2$及烟酸。生鲜鱼中存在的硫胺素酶会使鱼的

维生素 $B_1$ 被破坏而失效，通过加热处理可破坏硫胺素酶的活性，防止维生素 $B_1$ 损失。

## (二) 常见水产品的保健价值

### 1. 鱼类及水产品的营养和保健功能

鱼类及水产品味道鲜美，肉质细嫩，易于消化吸收，有着优质的蛋白质，丰富的维生素、微量元素及多种活性物质，这些都是其他食品所不能比拟的。例如，鲤鱼催乳、健胃、利水；鲫鱼主虚羸、温中下气；鳝鱼补中益气、疗虚损；虾下乳汁、壮阳道；鲍鱼壳（石决明）明目去障、治骨蒸、通五淋；海马补虚、止血、止痛等。

吃鱼有利于长寿，是有充分根据的。日本人的食物中水产品比例较大；居住在冰天雪地里的爱斯基摩人是世界上最健康的民族，他们极少患有高血压、脑血栓、心肌梗死、动脉硬化和糖尿病；祖祖辈辈以捕鱼为生的渔民，其心血管疾病的发病率很低，这些都是与鱼类、水产品中的营养成分与活性物质分不开的。

### 2. 常见鱼类的保健价值

鲤鱼：甘平，利水，消肿，通乳，下气，治水肿、胀满、脚气、黄疸、咳嗽气逆、乳汁不通等。

鲫鱼：性味甘平，健脾利湿，治脾胃虚弱、痢疾、便血、水肿、淋病、痈肿、溃疡等病症。补益作用较佳，可补虚损，并有利水作用。

泥鳅：性味甘平，补中气，祛湿邪，治消渴、阳痿、痔疾、疥癣、传染性肝炎。

鲳鱼：性味甘平、淡，益气养血，柔筋利骨，鲳鱼含胆固醇较多，高血压、高血脂患者不宜多食。

鲢鱼：性味温甘，具有补中益气的功效，可暖胃、补气、泽肤。

墨鱼：性味咸平，养血滋阴，治血虚经闭、崩漏、带下、出血、十二指肠溃疡、胃酸过多。

带鱼：又名刀鱼、鞭鱼，是我国四大海产经济鱼之一，分布于我国东海、南海和黄海。带鱼肉质肥嫩、细腻鲜美，是一种物美价廉的大众食品。性味甘温，养肝补血，和中开胃。中医认为它具有补脾益胃、补虚益血、润肤美发等功效，适用于脾胃虚弱、消化不良、皮肤干燥、头发枯黄等症。带鱼含胆固醇较高，故高血脂者不宜多食。带鱼富含蛋白质、钙、镁，还含有较丰富的铁、锌、铜、锰、钴、硒、维生素 A、维生素 $B_1$、维生素 $B_2$ 等。

鳝鱼：性味甘温，补虚损，除风湿，强筋骨，治痨伤、风寒湿痹、产后淋漓、下痢脓血、痔瘘等。死鳝有毒，不能食用。

黄鱼：包括大黄鱼和小黄鱼，以其营养丰富、滋味鲜美成为海鱼上品。黄鱼含蛋白质较多，维生素方面主要含有维生素 A 和 B 族维生素，小黄鱼中锌和硒的含量比大黄鱼还高。黄鱼性平味甘咸，具有开胃、益气、填精、明目、安神、调中止痢等功效，对久病体虚、少气乏力、面黄肌瘦、目昏神倦、食欲缺乏等病症有一定辅助治疗作用。

甲鱼：甲鱼又称中华鳖，甲鱼肉味鲜美，自古以来就是高级滋补佳肴。甲鱼营养丰富，蛋白质含量较高，有 22 种氨基酸，并含有脂肪、糖类和多种维生素，还含有钙、磷、铁、锌、硒等元素。甲鱼不仅营养成分易于消化吸收，而且产热量高。甲鱼性平味甘，具有滋阴、清热、凉血、散结、益肾、健骨、活血及补中益气之功效，可用于肝肾阴虚所致疾病如头晕眼花、腰膝酸痛、潮热、盗汗、崩漏失血等的辅助治疗。甲鱼可滋肝肾之阴、清虚劳之热、调节机体功能、增强免疫和防病能力，对老年体虚、精力衰竭、肝脾肿大等具有良好的辅助治疗作用。

蟹：含大量完全蛋白质，矿物质也十分丰富。蟹肉性味咸寒，有清热、散血、续绝伤、治筋骨损伤、疥癣、痔疮烫伤的功效。蟹肉性寒，脾胃虚寒者不宜，忌与柿子同食。

海参：除富含人体必需的蛋白质、脂肪等外，还含有大量碘和生长发育所不可缺少的物质——硫酸软骨素，也是抗衰老物质。海参性味咸温，可补肾益精，养血润燥；也可治女性月经不调和产后乳少等症。食用海参对糖尿病、肝病、胃及十二指肠溃疡及神经衰弱等症有利。

对虾：对虾是我国的特产，其肉质肥嫩，口味鲜美。对虾营养价值相当高，蛋白质中必需氨基酸含量高，还含有多种微量营养物质。其肉性味甘咸平，能够补肾壮阳，开胃化痰，通乳。壳可镇惊。

### 三、乳及乳制品的营养价值

乳汁是哺乳动物的最好天然食品，它能满足和适应初生幼仔生长发育的需要。在动物乳中以牛乳最为重要，通常被称为"最接近理想的食品"。含有人体生长和保持人体健康所需的全部营养素。此外，还有羊乳和马乳也能为人们所食用。

牛乳中各种营养成分一般情况下比较稳定，但也受季节、乳牛的品种、饲料、泌乳期等因素的影响而发生变化。乳中含有大约17%的固形物，主要提供蛋白质、脂肪、维生素、乳糖、钙等各类营养物质。乳中还含有少量丙酮、短链脂肪酸、内酯、二甲硫等成分。牛奶具有"润皮肤，养心肺，解热毒"之功效，具有补益五脏、生津止渴的功效。经常饮用可使皮肤细嫩、头发乌黑发亮。

#### （一）牛乳的营养价值

##### （1）蛋白质

牛乳中的蛋白质主要有酪蛋白、乳清蛋白和脂肪球膜蛋白。酪蛋白含量最多，占乳蛋白质的80%～82%。酪蛋白在pH 4～6状态下沉淀，与钙结合为酪蛋白钙，进而与胶态磷酸钙生成酪蛋白钙、磷酸钙的复合物。此复合物中也含有镁、柠檬酸等物质，在乳中以胶粒的形式存在，使乳具有不透明性。酪蛋白在凝乳酶、酯或乙醇的作用下会发生凝胶化，生成副酪蛋白，加入过量钙，即可形成胶块，此为生产奶酪的主要工艺过程。

牛乳中酪蛋白酸沉淀后，保留于上面的清液称为乳清，含有多种蛋白质，如乳白蛋白和乳球蛋白等。乳白蛋白属热敏性蛋白质，对酪蛋白有保护作用，乳球蛋白与机体的免疫性有关，一般在初乳中的含量高于常乳的含量。脂肪球膜蛋白质含有磷脂蛋白和糖蛋白，是人体器官的组成部分，虽然含量少，但有重要的生理意义。牛乳中的酪蛋白与乳清蛋白的比例与人乳组成正相反，因此在生产婴儿配方乳粉时要加以调整。牛乳蛋白质的消化吸收率为 85%～89%，生物价为 85，均高于一般的畜禽肉。牛乳中还含有谷类食品的限制性氨基酸，可作为谷类食品的互补食品。

(2) 脂肪

牛乳脂肪在乳中以较小的微粒分散于乳液中，含量占 3.5%～4.5%，约提供全乳能量的 48%。乳脂的熔点低于体温，因此它有较高的消化吸收率，一般可达 95%左右。乳脂肪中的脂肪酸种类远远多于其他动植物脂肪酸，达 20 种以上。一些短链的脂肪酸还是乳的呈味物质，如乙酸、丁酸等，约占 9%，棕榈酸和硬脂酸约占 40%，低级饱和脂肪酸如油酸约占 30%，必需脂肪酸仅占约 3%。此外乳脂肪中还含有少量的卵磷脂、脑磷脂和胆固醇等。

(3) 碳水化合物

牛乳中所含碳水化合物主要是乳糖，其余为少量的葡萄糖、果糖和半乳糖。乳糖是哺乳动物乳汁中所特有的糖，在牛乳中含量为 4.5%～5.0%，乳糖的甜度很低，仅为蔗糖的 1/5，乳糖酶可以分解乳糖为葡萄糖和半乳糖供人体吸收利用。乳糖具有调节胃酸、促进胃肠蠕动和消化腺分泌作用。婴儿出生后，消化道内含有较多的乳糖酶，随年龄的增长，婴儿对乳类食用量减少，乳糖酶的活性和含量也逐渐下降。食用乳及乳制品时，乳中的乳糖不能被人体分解成单糖而吸收，被肠道细菌分解，转化为乳酸，伴有胀气、腹泻等症，称为乳糖不耐症。为避免发生乳糖不耐症，可采用事先加乳糖酶分解的方法而降低乳及乳制品中乳糖的含量。

(4) 无机盐

牛乳中含有无机盐的种类很多，如钾、钠、钙、镁等，大多数参与维持牛乳胶体的稳定活动。牛乳中钙的含量很高，约为人乳的三倍；含磷约为人乳的 6 倍，钙、磷比值较合理，利于消化吸收；牛乳中含铁量较低。此外，牛乳中还含有铜、锰、铬等微量元素，因此，牛乳是多种无机盐的重要来源食品。

(5) 维生素

牛乳中含有人体所需的各种维生素，但其含量却因季节、饲养条件及加工方式不同而有变化。牛乳还是维生素 $B_2$ 的丰富来源，也是维生素 A、烟酸的合适来源。

## (二) 乳制品的营养价值及特殊功效

奶制品包括巴氏杀菌乳（消毒牛乳）、奶粉、炼乳、酸奶、奶油、奶酪等。

### 1. 巴氏杀菌乳

它是将新鲜生牛奶经过过滤、加热杀菌后分装出售的饮用奶。巴氏杀菌乳除维生素 $B_1$ 和维生素 C 有损失外，营养价值与新鲜牛奶差别不大，市售巴氏杀菌乳中常用强化维生素 D 和维生素 $B_1$ 等营养素。

### 2. 奶粉

根据食用要求，奶粉又分为全脂奶粉、脱脂奶粉、加糖奶粉、调制奶粉。全脂奶粉是鲜奶消毒后去除 70%～80%水分，采用喷雾干燥法将奶喷成雾状微粒。成品奶粉溶解性好，对蛋白质的性质、奶的色香味及其他营养素的影响较小。脱脂奶粉由于脱脂后其中的脂溶性维生素损失，仅适合于腹泻的婴儿及要求少脂膳食的人群。调制奶粉又称母乳化奶粉，是以牛奶为基础，按照人乳组成的模式和特点加以调制，使各种营养成分的含量比例接近母乳。例如，改变牛奶中酪蛋白的含量和酪蛋白与乳清蛋白的比例，补充乳糖，以适当比例强化各种维生素和强化微量元素等。

### 3. 酸奶

酸奶是一种发酵乳制品，是以新鲜奶或奶粉等为原料接种乳酸菌，经发酵制成。奶经过乳酸菌发酵后乳糖变成乳酸，蛋白质凝固和脂肪不同程度的水解，产生细小分子的凝块，能与体内酶充分接触，营养丰富、易于消化吸收，且风味独特，可刺激胃酸分泌。同时酸奶还有利于体内一些维生素的保存。乳酸菌中的乳酸杆菌和双歧杆菌为肠道益生菌，在肠道可抑制肠道腐败菌的生长繁殖，防止腐败胺类产生，对维护人体的健康有重要作用。酸奶适合于消化功能不良的婴幼儿、老年人，并能使成人原发性乳糖缺乏者的乳糖不耐症症状减轻。

### 4. 干酪

干酪的种类很多，随产地、制法、外形和理化性质而表现出差异。制作干酪的第一步是将酪蛋白和乳固体成分分离出来，把水去除，因此干酪成了高蛋白、高脂肪、高无机盐的食品。干酪在制作过程中，维生素 D 和维生素 C 被破坏和流失，其他维生素部分保留下来。由于发酵作用，乳糖含量降低，蛋白质被分解成肽和氨基酸等产物，不仅赋予干酪独特味道，也利于消化吸收。干酪蛋白质消化率高达 98%。

### 5. 炼乳

炼乳是一种浓缩乳制品，种类很多，按是否加糖可以分为甜炼乳和淡炼乳；按是否脱脂又分为全脂炼乳、脱脂炼乳和半脱脂炼乳。

甜炼乳添加了大量的糖，营养比例不平衡，不适合喂养婴儿。淡炼乳经均质及加热处理，维生素有较大损失，但被食用后，在胃酸和凝乳酶作用下，易于消化；将其稀释后，其营养价值与鲜乳相类似，适合婴幼儿食用。

## 四、蛋类的营养价值

蛋主要指鸡、鸭、鹅、鹌鹑等禽类的蛋，各种蛋的结构和营养价值基本相似。禽蛋具有营养价值高、物理属性特殊、相对其他动物食品性价比优越等特点，被广泛用于食品加工和烹调中。此外，禽蛋还可制成皮蛋、咸蛋、干蛋粉等各种蛋制品。

### （一）蛋的结构

蛋由蛋壳、蛋白和蛋黄三部分构成，蛋壳约占 11%，蛋黄占 30%～35%，蛋白占 55%～60%。

### 1. 蛋壳

蛋壳主要由外壳蛋膜、石灰质蛋壳、内蛋壳膜和蛋白膜所构成。外蛋壳膜覆盖在蛋壳的表面，是一种透明的水溶性黏蛋白，有防止生物通过蛋壳气孔侵入蛋内和防止蛋内水分蒸发的作用；石灰质蛋壳主要由碳酸钙组成，有许多微小的气孔，最多的部分在大头，这些气孔是造成蛋类腐败的主要原因之一，但为蛋加工和孵化所必需；蛋壳内部有两层薄膜，紧附于蛋壳的一层称为内蛋壳膜，附于内蛋壳膜里面的一层称为蛋白膜。它们是白色具有弹性的网状膜，均有阻止微生物通过的作用。大多数微生物可通过内蛋壳膜而不能通过蛋白膜，只有蛋白膜被破坏后才能进入蛋内。

**2. 蛋白**

蛋白是一种典型的胶体物质，稀稠不一，越近蛋黄越浓稠，越向外越稀薄，分为稀蛋白层和浓稠蛋白层。蛋中浓稠蛋白层对蛋的质量和储藏性有很大关系。新鲜的蛋浓稠，蛋白质含量较多。蛋白浓稠与否，是衡量蛋品质量的重要标志之一。

**3. 蛋黄**

蛋黄是一个球形，通常位于蛋的中央。蛋黄的外面覆有一层黄膜，它的作用是防止蛋黄内容物和蛋白相混。新鲜蛋的蛋黄膜具有弹性，随时间的延长，弹性逐渐消失，最后形成散黄。胚胎位于蛋黄膜的表面，密度比蛋黄小，专供受精孵化之用。蛋黄内容物为一种黄色的不透明的乳状液，由淡黄色和深黄色的蛋黄层所构成。

## （二）蛋的营养价值

蛋类含有丰富的营养成分，蛋黄的蛋白质、脂肪、无机盐和维生素种类比蛋白多，因此蛋黄的营养价值高。

（1）蛋白质

蛋清中含有多种蛋白质，最主要的是卵白蛋白、黏蛋白和卵胶蛋白及少量的卵球蛋白。蛋黄中蛋白质含量高于蛋清，主要为卵黄球蛋白和卵黄磷蛋白。蛋类中所含蛋白质是完全蛋白质，FAO暂定把鸡蛋作为蛋白质中必需氨基酸的含量参考标准，因此把它的利用率看作 100%，是天然食物中生理价值最高的蛋白质。鸡蛋蛋清中的蛋白质含量为 11%～13%，水分含量为 85%～89%。蛋黄中仅含有 50% 的水分，其余大部分是蛋白质等。

（2）脂肪

蛋中的脂肪绝大部分集中在蛋黄内，呈乳融状，易于消化吸收。其中中性脂肪占 62.3%，磷脂 32.8%，胆固醇为 4.9%。这些成分对人体的脑及神经组织的发育有重大作用。蛋黄的脂肪主要由不饱和脂肪酸所构成，故在常温下为液体，易于消化吸收，蛋黄中含有胆固醇，平均每个鸡蛋中含胆固醇 200mg，是胆固醇含量较高的食品。

（3）无机盐

蛋中的无机盐主要存在于蛋黄中，如钙、磷、铁等，但由于抗营养因子的存在，铁的吸收率比较低。

（4）维生素

蛋黄中含有较多的维生素 A、维生素 E、维生素 $B_2$ 和维生素 $B_1$。维生素 D 的含量受环境影响较大，如季节、饲料组成及光照等因素都能影响维生素 D 的含量。

## （三）几种鲜蛋的营养价值及特殊功效

**1. 鸡蛋**

鸡蛋是我国最重要的蛋白质食物之一，来源广、价格低、补养性强。鸡蛋一般呈浅白色和棕红色，每只质量约 60g。鸡蛋性味甘平，能够滋阴润燥，养血安胎，治热病烦闷、燥咳声哑、目赤咽痛、胎动不安、产后口渴、下痢、烫伤等疾患。鸡蛋不宜过量食用，否则会加重肾负担，出现蛋白尿。慢性肾炎者需慎服。鸡蛋是蛋类中营养价值较高的一种，维生素也比其他蛋类高，尤其是维生素 A。

**2. 鸭蛋**

鸭蛋呈椭圆形，个体较大，一般每只质量可达 70～90g，表面光滑，有白色和青灰色两种。其蛋白质含量为 8.7% 左右，脂肪含量 9.8% 左右，低于鸡蛋，但碳水化合物含量较高，可达 10% 左右，无机盐、维生素 A 也高于鸡蛋。鸭蛋性味甘凉，具滋阴、清肺，治膈热、咳嗽、喉痛、泻痢等病症的功效。鸭蛋属凉性食物，脾阴不足、寒湿下痢者不宜食用。鸭蛋是制松花蛋、咸蛋的重要原料，产品味美可口，营养丰富，深受我国人民欢迎。

**3. 鹅蛋**

鹅蛋也呈椭圆形，个体很大，一般每只蛋质量可达 90g 左右。其表面光滑，呈白色，其蛋白质约占 12.3%，脂肪约为 14%，碳水化合物为 3.7%，无机盐为 1% 左右，维生素较其他蛋类少。

**4. 鹌鹑蛋**

鹌鹑蛋较鸡蛋营养价值高，且胆固醇含量低于鸡蛋，是虚、弱、病及老年人的理想滋补食物。可治肾虚腰痛，肺虚久咳，过敏等症。

# 第六节　其他食品的营养与保健价值

其他食物包括动调味品和酒类等高热量食品，还有饮料和茶类。

## 一、调味品的营养价值及特殊功效

调味品是烹饪过程中主要用于调配食物口味的一类原料，有的来源于天然的植物花蕾、种子、皮、茎、叶等，有的来自天然的矿物性物质，还有的是人工酿造和提炼的产品。

**1. 食盐**

食盐的主要成分是氯化钠，粗盐中除氯化钠外还有少量的碘、钙、镁、钾等。在酸、甜、苦、辣、咸五味当中，是"百味之主"，是绝大多数菜肴复合味形成的基础味。食盐是咸味的主要来源。食盐中氯离子和钠离子能够调节机体溶液的渗透压，氯离子还是唾液淀粉酶的激活物质。如果长期摄入过量的食盐，会造成高血压等心血管疾病。正常人每日需食盐的量为 10g 左右，对于患有高血压的患者每天食盐的摄入量应控制在 6g 左右。虽然口味因人而异，但都要注意不宜过咸。在炎热夏季，人体出汗多，盐类物质损失的也比较多，应常补充一些生理盐水。对于大量体力运动的人也应该注意补充食盐的摄入量。当患某些疾病时，如心脏病、肾病、肝病时应该限制食盐摄入量，以防病情加重。

**2. 酱油**

酱油是我国特有的调味品，生产食用已有几千年的历史。酱油是用脱脂大豆和面粉为原料酿造而成的营养价值较高的食品。在酿造发酵过程中，原料中蛋白质分解成胨、肽和氨基酸等产物；淀粉分解成麦芽糖、单糖和有机酸，有机酸进而发生反应生成酯类，赋予酱油独有的味道。初制的酱油中含有蛋白质、碳水化合物、钙、磷和维生素 $B_1$ 等营养成分。为了利于存储加入食盐，一般含量在 $15\%\sim20\%$。为提高感官性状而加入酱色，因此酱油是黑褐色的。由于酱油中添加了较多的盐，因此高血压、心脏病患者应尽量少食酱油。

**3. 食醋**

食醋是以粮食、糖、酒等为原料，以醋酸发酵配制而成。食醋按原料不同分为米醋、糖醋和酒醋等。人工合成醋可用冰醋酸调配。醋中主要含有 $3\%\sim5\%$ 的乙酸。食醋也是烹饪中的重要调味品之一，以酸味为主，且有芳香味。食醋能去腥解腻，增进鲜味和香味，能在食物加热过程中保护维生素 C 不受破坏，还可以使烹饪原料中的钙质溶解而有利于人体吸收，对细菌也有一定的杀灭和消毒作用。

**4. 味精**

味精是以淀粉为原料，用生物发酵，经提取、浓缩、结晶等过程制成的。味精的学名为谷氨酸钠。味精中还含有少量的食盐。

味精的性质微有吸湿性，易溶于水，味道极鲜美。味精含鲜味与溶解度有很大关系，在弱酸和中性溶液中溶解度最大，具有强烈的肉鲜味；在碱性溶液中不但没有鲜味，反而有不良气味；在高温下味精变性失去鲜味甚至产生毒性，因此不宜过早加入处在高温下的菜肴中；而在凉菜中，因温度低不易溶解，因此鲜味发挥不出来，应适当用温开水溶后浇入凉菜。使用味精还应适量，用量多会产生一种似咸非咸，似涩非涩的怪味道。

味精不仅是很好的鲜味调味品，也是一种很好的营养品。进入胃内就还原成为谷氨酸被人体直接吸收。这对改善细胞的营养状况，防止儿童发育不良、治疗神经衰弱都有一定作用。

## 二、酒类的营养价值及特殊功效

酒是一种含有乙醇的饮料。我国的酒根据制造方法的不同分为三类，即发酵酒、蒸馏酒和配制酒。酒对人体产生作用的主要成分是乙醇，少量乙醇可兴奋神经中枢，促进血液循环和增强物质代谢；过量饮酒对人体有害；严重的可引起乙醇中毒而致死。孕妇和儿童不宜饮酒。

蒸馏酒中以白酒居多。白酒种类很多，风味各异，但均以乙醇为主要成分，含量为 $20\%\sim60\%$。白酒的香味成分非常复杂，一般由醇、酩、醛类物质组成。白酒具有高能量的营养特点，少量饮用具有刺激食欲、补充能量、舒筋活血的功效，过量饮用则会对身体健康造成危害。啤酒属发酵酒，是世界上饮用最广、消费量最大的酒。啤酒营养丰富，除含有乙醇和二氧化碳外，还含有果糖、麦芽糖和糊精等碳水化合物，以及无机盐如钙、磷、钾、镁、锌等。啤酒有"液体面包"的美誉。发酵产生的多种氨基酸、脂肪酸及醇、醛，酮类物质构成啤酒独特的风味。优质啤酒在一定程度上会刺激胃液分泌、促进消化和利尿。适量饮用啤酒对预防肾病、高血压、心脏病有一定的作用，此外，对失眠、神经紧张也具有一定的调节作用。

葡萄酒是果酒中最有代表性的一种。其香味成分主要来自丙醇、异戊醇和乳酸乙酯；其营养成分有乙醇；有机酸、挥发酯、多酚及丹宁物质，丰富的氨基酸、糖、多种维生素，还有钾、钙、镁、铜、锌、铁等无机盐。经常饮用葡萄酒，不仅能为人体提供多种营养素和能量，还能预防肝病和心脏病。

黄酒是中国最古老的饮料酒，它具有独特的风味和很高的营养价值，黄酒含有糖类、糊精、有机酸、维生素等营养物质，其氨基酸含量居各种酿造酒之首。黄酒在我国传统的医学中经常被用作药引，具有很好的补益增效作用。黄酒中的营养成分极易被人体消化吸收。我国绍兴产的黄酒驰名天下。

## 三、饮料的营养价值及特殊功效

近年来，随着消费水平的提高，无乙醇饮料已越来越为广大消费者所青睐。比较受欢迎的有三大类饮品：矿泉水、果蔬汁和茶饮料。

### 1. 果蔬汁饮料

果蔬汁能够很好地保存果蔬原料的营养成分，是营养价值较高的一类饮料。尤其是一些不宜于鲜食或储存的野生水果，加工成饮料后可充分发挥其营养保健作用。

### 2. 矿泉水

天然矿泉水是来自地下深处的天然源头或经人工揭露的深层地下水，以含有一定量的矿物盐或微量元素或二氧化碳气体，以及温度适宜为特征。天然矿泉水要求含有一定量对人体健康有益的成分，如锌、碘、溴、偏硅酸、硒等。溴能平衡人体的激素分泌，有利于调节人体的内分泌系统；锌能改善心血管功能，促进青少年生长发育，提高智商；偏硅酸则能强壮骨骼，维持血管的弹性，延缓血管老化，对心血管疾病有很好的疗效。

### 3. 碳酸饮料

碳酸饮料中含有加压的二氧化碳，呼出二氧化碳气体的同时，会带走较多的热量，使人解渴消暑。但碳酸饮料中营养价值较低，而且在饮用时还存在一些害处：一是使血容量剧增，加重了心、肾负担；二是大量的碳酸饮料进入胃中可冲淡胃液，降低胃液的消化力和杀菌力；三是碳酸饮料在胃中与盐酸反应，产生大量的二氧化碳气体，增加胃内压力，引起腹痛造成肠胃病，尤其是在饱餐后，当胃承担超过其所能承受的压力，有可能造成胃破裂；四是碳酸饮料不能与酒同饮，因为碳酸饮料可加快人体对乙醇的吸收，使人醉得更快。

在国际上人们的首选饮料是天然矿泉水等饮料，其次是天然果蔬汁饮料，再则是啤酒，最后是碳酸饮料，这与我国广大消费者的习惯尚有较大区别。

### 4. 茶饮料

茶叶是茶树上采摘下来的嫩芽、嫩叶，经过一系列加工制成的。茶叶是世界上三大饮料（茶叶、咖啡、可可）之一，它具有止渴、解热、提神解乏、强心降压、杀菌消炎、促进消化、利尿排毒、补充维生素等功能。

（1）茶叶分类

按照加工方法的不同，我国茶叶可分为红茶、绿茶、青茶、黑茶和改制茶 5 种。

红茶：红茶是经过完全发酵的茶，加工细腻，条索紧结，色泽乌润，冲泡后汤色红艳明亮；清澈见底，并具有一种特殊的香味。西欧一些国家，在红茶中多加乳酪和砂糖冲饮，成为生活中不可缺少的饮料。红茶根据加工程度不同，可分为毛红茶和精制茶，毛红茶为商品红茶的原料，包括毛红茶和毛小种两类；精制红茶为加工后的精制茶，又称功夫红茶，其主要品种有祁红、滇红、宁红、浙红、台红等，福建特产小种红茶、副红茶等。

绿茶：绿茶是未经过发酵的茶，由于高温杀青而保持原来的绿色故名绿茶。绿茶分为原料绿茶和商品绿茶两种。原料绿茶由于干燥的方法不同，分为炒青、供青、晒青三种。著名的有如下品种。

龙井：因产于杭州龙井村而得名，驰名中外。

旗枪：产于杭州附近的余杭、萧山等地。采摘时一芽一叶形似旗枪而得名。

龙井和旗枪采制于清明以前的称为"明前"；采制于谷雨以前的称为"雨前"；春茶最后一次采制的称为"春脚"。

碧螺春：为特种炒青，产于江苏洞庭山一带。

毛峰：产在云雾缭绕、气候湿润、土壤肥沃的高山上。

乌龙茶：乌龙茶为半发酵茶，茶的外形和内在质量介于红茶和绿茶之间，有"绿叶红镶边"之称。其主要产区为福建武夷山和广东、台湾等地区，主要品种有乌龙、水仙、铁观音等。

特殊商品茶：特殊商品茶包括黄茶、白茶、黑茶三类，主要销往我国的港澳地区、东南亚及德国、荷兰、法国、瑞士等国。

（2）茶叶中的化学成分及其特殊功效

茶叶含有多种对人体有益的化学成分，如茶多酚、茶素、芳香油、蛋白质、碳水化合物、色素、维生素和灰分等。其中茶多酚、茶素和芳香油有药理功能，它直接决定着茶叶对人体生理效应的大小。

茶多酚：茶多酚是一类多酚类化学物质的总称。茶叶中含有茶多酚，占干物质质量的 25%～40%。茶叶对人体的生理效应，与茶多酚有直接关系。茶多酚有增强微血管壁弹性的作用，对伤寒、痢疾及金黄色葡萄球菌和霍乱菌均有抑制作用，对尼古丁、吗啡等生物碱还有解毒作用。茶多酚是一种黄色无定形的粉末，使茶汤有一种特殊的涩味。在有水存在和高温的条件下，茶多酚可缓慢自动氧化，产生红色素，与茶叶中蛋白质和氨基酸结合，产生可溶性的芳香物质，从而形成了茶的色、香、味。鲜叶中茶多酚的含量越多，制出的红茶品质越好。

茶多酚对人体有解毒、杀菌和帮助消化的功能。在当今社会，人们的膳食结构已经发生重大变化，营养过剩型肥胖者增多，经常喝茶，尤其是经常喝浓茶，有助于减肥；此外，茶多酚还有调节人体的血液、同化维生素 C 的能力，使人体不会由于缺乏维生素 C 而引起生理上的病症。鲜叶中的茶多酚在制茶过程中，由于受各种因素的影响，被氧化或转化掉一部分。因此，在制茶后，必须使成品茶中保留一定含量的茶多酚，才能符合成品茶的品质要求。

鲜叶中茶多酚的含量，取决于茶树的品种、采摘期、产地和叶片的老嫩程度。幼嫩的鲜叶不仅茶多酚含量高，而且由于叶质柔软，制成茶叶的条索紧密匀齐。制成茶叶中的茶多酚保留量以绿茶为最多，青茶次之，红茶最少。

茶素：茶素又称咖啡因，纯净的茶素是白色针状结晶，熔点234℃，在120℃时开始升华，味稍苦，难溶于冷水，但易溶于乙醇中。茶素和鞣质结合，组成咖啡因的鞣酸盐，赋予茶叶特殊的香味和色泽。茶素有兴奋中枢神经、强心、利尿、发汗和止头痛等药理效用。但是，大量服用咖啡因或滥饮茶素会引起不良后果，"破眠见茶效"就是茶叶中咖啡因的作用。

芳香油：茶叶中的芳香油含量虽然极微，鲜叶中仅含有0.02％左右，但却是决定成品茶叶品质优劣的重要因素。芳香油使鲜叶中带有强烈的芳香气味。加工后的成品茶，尽管芳香油的含量很少，但是浸泡后的茶汤能够释放出浓郁的香气。芳香油的沸点低，易于挥发，因此在茶叶加工和保管中都应注意这一性质。

维生素：茶叶中含有多种维生素，有维生素A、维生素K、维生素C、维生素PP、维生素$B_1$和维生素$B_2$等。其中维生素C含量丰富，每500g绿茶中约含135mg。

上述茶多酚、茶素、芳香油和维生素都是决定茶叶品质的重要成分，而且对人体生理上的作用很大。此外，茶叶中还含有色素、蛋白质、果胶质、酶等成分。

色素：茶叶中的色素有叶绿素、叶黄素、花青素和胡萝卜素等。这些色素在鲜叶加工中一部分被破坏，保留在成品茶中的色素与叶色、汤色和滋味有着密切关系。鲜叶中叶黄素含量的多少，对于红茶水色有直接影响，含量多的则汤色红艳。一般生长在高山的茶叶，叶黄素的含量比生长在平地的多。

酶：红茶在制作过程中，由于多酚氧化酶与单宁的作用，使鲜叶变为古铜色，散发出芳香气味。因此，茶叶中的酶，对于制造红茶起着主导作用。

蛋白质：茶的嫩叶里含有丰富的蛋白质，其含量一般超过茶多酚一倍，如果茶园使用大量氮肥，则更会增加嫩叶中蛋白质的含量。蛋白质对于绿茶的品质有着重要意义。蛋白质的含量，在嫩叶中较多而在老叶中较少。

果胶质：果胶质与茶叶的品质也有密切关系。当鲜叶被揉捻时，叶子带有黏性，加工后成品茶产生甜味，使茶汤滋味醇和。

碳水化合物：鲜叶中纤维素和半纤维素含量多，糖与淀粉的含量较少。一部分蔗糖和淀粉在制茶过程中，由于水解作用被分解为葡萄糖，而纤维素和半纤维素则一般不起变化。粗老鲜叶的纤维素和半纤维素含量多，在茶叶加工过程中容易破碎而影响茶叶的质量。

# 第四章　现代健康食品

## 第一节　功能性食品

在世界范围内，功能性食品极受欢迎的原因包括以下几方面。

1）随着科学技术的飞速发展，许多有益于人体健康的食品成分及各种疾病的发生与膳食的相互关系逐渐清楚或基本清楚，人们可以通过改善膳食条件和发挥食品本身的生理调节功能而达到提高人类健康的目的。

2）高龄化社会的形成，各种老年病发病率的上升及少年儿童成人病的增加引人关注。现在有 55 个国家或地区相继进入老龄化社会，日本 65 岁以上的老年人数占总人口的 10.3%，美国占 13.3%，在我国，60 岁以上老人已达 1 亿，预计到 2020 年将达 2.8 亿，占那时总人口的 19.3%。

3）营养学知识的普及和新闻媒介的大力宣传，使得人们更加关注健康与膳食的关系，提高了对食品、医药和营养的认识水平。

4）国民收入的增加和消费水平的提高，使得人们有更强的经济实力来购买相对昂贵的功能性食品，于是形成了相对稳定的特殊营养消费群。

5）空气和水源等严重污染、各种恶性疾病（如恶性肿瘤、心脏病、动脉硬化等）发病率上升、人口老龄化等严重，人一旦患了疾病，仅靠药剂治疗，其效果是有限的，人们意识到预防比治疗更重要。因此，目前国内和国际上掀起了一股功能性食品的研究与生产热潮，很多专家、学者认为它将成为 21 世纪的主导食品。

## 一、功能性食品概述

### 1. 功能性食品的定义

除营养（一次功能）和感觉（二次功能）之外，还可以调节生理活动（三次功能）的食品，称为功能性食品。人体调节功能来自食品的特殊生理活性物质对人体的调节作用，包括机体免疫的激发、疾病的防治、病后的恢复、延缓衰老和调节生物节律、神经兴奋等各种人体调节作用。

功能性食品的定义：是指具有特定营养保健功能的食品，即适宜于特定人群食用，具有调节机体功能，不以治疗为目的的食品。功能性食品有时也称保健食品，在学术与科研上称为"功能性食品"更科学些。同时规定功能性食品应符合以下几方面要求：①作为食品，由通常使用的原材料或成分构成，并以通常的形态与方法摄取；②属于日常摄取的食品，食用后确实能发挥功能；③应标记有关的调节功能，在制品中存在功能性因子，且其功能是如何发挥作用的已然清楚；④是为发挥特定功能而设计制造的食品，能确保其安全性。

欧美国家所通称的"健康食品（healthy food）"或"营养食品（nutritional food）"

和我国俗称的"保健食品",就其所特指的含义与内容均与"功能性食品"相同或相似。

我国卫生部规定,保健食品是指表明具有特定保健功能的食品。即适宜于特定人群食用,具有调节机体功能,不以治疗疾病为目的的食品。

**2. 保健食品的特点**

首先,保健食品具有普通食品的属性,具有营养价值,能满足食品色香味等感官要求,具有食用安全性,同时又具有调节机体功能的保健作用。

其次,保健食品应具有功能性。保健食品具有调节人体机能的作用,如调节免疫功能、延缓衰老功能、改善记忆功能、抗疲劳功能等。

再次,保健食品适于特定的人群食用。保健食品由于具有某个功能作用,因此只对该项功能失调的人群才有保健作用,而该项功能良好的人使用这种保健食品不仅无效,甚至会产生不良作用。

## 二、我国保健（功能）食品分类

按保健（功能）食品的保健功能分,根据国家食品药品监督管理局 2003 年的规定,保健食品的 27 个功能为:增强免疫力功能、辅助降血脂功能、辅助降血糖功能、抗氧化功能、辅助改善记忆力功能、缓解视疲劳功能、促进排铅功能、清咽功能、辅助降血压功能、改善睡眠功能、促进泌乳功能、缓解体力疲劳功能、提高缺氧耐受力功能、对辐射危害有辅助保护功能、减肥功能、改善生长发育功能、增加骨密度功能、改善营养性贫血功能、对化学性肝损伤有辅助保护功能、祛痤疮功能、祛黄褐斑功能、改善皮肤水分功能、改善皮肤油分功能、调节肠道菌群功能、促进消化功能、通便功能、对胃黏膜损伤有辅助保护功能。

我国曾有一度流行"疗效食品"这种提法,从市场上宜称为"疗效食品"的产品看,大多都添加了非食品原料或成分,主要是中草药或其浸出液。据此,那些添加非食品原料或非食品成分（如各种中草药和药效成分）而生产的食品,不属于功能性食品范畴。

根据功能性食品食用对象的不同,可分为两大类。

第一类是日常功能性食品,或称日常保健用食品,是根据各种不同的健康消费群（如婴儿、老年人和学生等）的生理特点与营养需求而设计的,旨在促进生长发育或维持活力与精力,强调其成分能充分显示身体防御功能和调节生理节律的工程化食品。对于老年日常功能性食品来说,应符合"四足四低"的要求,即足够的蛋白质、足够的膳食纤维、足量的维生素和足量的矿物元素;低能量、低脂肪、低胆固醇和低钠。对婴儿日常功能性食品来说,应能完美地符合婴儿迅速生长对各种营养素和微量活性物质的要求,促进婴儿健康生长,补充亚麻酸和免疫球蛋白的婴儿食品（特别是婴儿调制奶粉）就属于这类食品。对于学生日常功能性食品来说,其基本要求是能促进学生的智力发育,促进大脑能以旺盛的精力应付紧张的学习。

第二类是特种功能性食品,或特定保健用食品。它着眼于某些特殊消费群（如糖尿病患者、肿瘤患者、心脏病患者,便秘患者和肥胖症者等）的特殊身体状况,强调食品在预防疾病和促进康复方面的调节功能。现阶段，全世界在这方面所热衷研究的课题包括抗衰老食品、抗肿瘤食品、防痴呆食品、糖尿病患者专用食品、心血管疾病患者专用食品、老年护发食品和护肤食品等。

## 三、保健（功能）食品与一般食品、药品及其他食品的区别

### 1. 保健（功能）食品与一般食品的区别

按照国家标准（GB/T15091—1994）食品行业基本术语的描述："食品是可供人类食用或饮用的物质，包括加工食品、半成品和未加工食品，不包括烟草或只作药品用的物质"。保健（功能）食品与一般食品都能提供人体生存必需的基本营养物质，都具有色、香、味、形等感官功能，这是它们的共同点。二者的区别在于：第一，保健（功能）食品含有一定量的功效成分，具有调节人体机能的功能，而一般食品不强调其特定的生理功能，因为大多数的一般食品中也含有少量的生理活性物质，这些物质由于含量低，不能在体内实现其功效作用；第二，保健（功能）食品有特定的食用人群，而一般食品没有特定的食用人群。

### 2. 保健（功能）食品与药品的区别

药品是治疗疾病的物质，必须在医生的指导下使用，允许存在一定程度的毒性作用；保健（功能）食品的本质仍然是食品，它具有调节人体某种机能的作用，但它不能取代药物用于治疗疾病。对于生理机能正常，想要维护健康或预防某种疾病的人来说，保健（功能）食品是一种营养补充剂。对于生理机能异常的人来说，保健（功能）食品可以调节某种生理机能、强化免疫系统。保健（功能）食品必须达到现代毒理学上的基本无毒或无毒水平，无需医生的处方，食用没有剂量的限制，在正常摄入范围内不能带来任何的毒性作用。

### 3. 保健（功能）食品与其他食品的区别

（1）与绿色食品的区别

绿色食品（有机食品，organic food）是指无污染的安全、优质营养食品，它是从食品安全的角度进行定义的。

（2）与药膳的区别

药膳是在中国中医理论指导下，运用烹饪学、营养治疗学、营养卫生学等有关知识，研究药品和膳食的结合，有一定疗效的食品。它可以作为治疗某些疾病，但并非所有疾病或疾病发展全程都可以用药膳食品来治疗，而是某些疾病或疾病中的某个阶段可以以药膳为主加以治疗；药膳还可以用于对疾病的辅助治疗，将药治和食疗相结合，既可治疗疾病，又能使患者获得机体所需要的营养。

（3）与黑色食品的区别

黑色食品是指天然颜色较深，营养较为丰富，结构较合理的具有一定调节人体生理功能并经科学加工而成的一类食品，它具有自然性、营养性和科学性的特点。

## 四、功能性食品的选择

功能性食品中真正起生理作用的成分，称为生理活性成分，富含这些成分的物质则

称为功能性食品基料或生理活性物质。这些生理活性物质或功能性食品基料是生产功能性食品的关键。在美国，要求在认定"健康食品"的标签上列出起作用的活性成分及具体含量。

功能性食品的出现，标志着作为食品中的关键组分从重点要求大量的传统营养素开始转向重点要求微量的功能性基料（活性成分）。功能性基料普遍具有的"微量"与"高效"的特点。

## 五、人为什么需要保健食品

### 1. 日常的饮食未能满足营养方面的各种需求

许多人认为，只要饮食均衡，便能吸收足够的营养，无须进食保健食物。这种想法是正确的，但在现今社会实践中，却遇到很多问题。

首先，是食物本身的营养价值。许多人会认为，现在的鸡肉没有以前那么鲜嫩、菜也没有那么美味。原因很简单，生产商为取得最佳的利益，采用另类的饲养（种植）方法，使用农药、化学剂等，务求大量生产，同时令产品可以在最短时间内推出市场销售。食物的营养价值因而大打折扣，实在不得而知，但可以肯定的是，近年出现不少食物事故，影响世界各地。例如，英国及欧洲多国的疯牛症；在香港，有猪农用哮喘药喂饲猪，以求增加瘦肉的产量；美国的葡萄种植工人曾呼吁其他人不要吃葡萄，因为农药使用过量。

另外，现代的生活方式也难令人们从日常饮食中吸收足够的营养。上班族为了要应付繁忙紧张的工作，三餐往往出外解决，吃的是快餐式的食物，高脂肪低纤维，谈不上什么营养价值。对很多人来说，花时间在厨房煮汤、炒菜，是一种奢侈，他们宁可吃得简单些，多点时间休息作乐。

### 2. 人的健康状态有不同的阶段，各有不同的需求

人的健康状态有不同的阶段：健康、生病、疾病潜伏期、病愈康复期。

健康时：日常食物已能提供足够的营养。

生病时：要吃的是药物，保健食品或许效力较慢。

疾病潜伏期间：若能多吃一些增强免疫力的食物，或许能避免发病，即使发病，也可减轻病情。

病愈康复期：保健食品有助加快恢复体力。

## 六、保健食品选购要素

近年来，一些保健食品虚假夸大的广告宣传，假保健食品层出不穷等问题出现，扰乱了保健食品市场秩序，也引起了广大消费者对保健食品的怀疑。面对各种各样的新概念、新产品，消费者在选购保健食品时一定要正确识别，理性消费保健食品。专家提出以下几点建议。

### 1. 要看标志

保健食品的标志为天蓝色专用标志，与批准文号上下排列或并列。国产保健食品的批准文号是"卫食健字"，进口保健食品是"卫进食健字"。只有认清批准文号才能保证

购买的保健食品是经过有关部门审批的。

**2. 要看包装标签说明**

保健食品的外包装上除印有简要说明外，应标有配料名称、功能、成分含量、保健作用、适宜人群、不适宜人群、食用方法、注意事项等，还有储存方法、批号、生产厂家。

**3. 要注意产品的禁忌**

保健食品只适宜特定人群调节机体功能时食用，因此要对症选购。要详细查看产品标签和说明书，看看自己是不是该产品的"特定人群"，或者是不是"不适宜人群"。老年人、体弱多病或患有慢性疾病的患者、儿童及青少年、孕妇要谨慎选择。

**4. 不以价格来衡量保健食品效果强弱**

因为产品剂量、添加物质和品牌的不同，价格也不一样。如果不需要更多的添加内容（如加钙等），那么选择功能少些、价格低些的保健食品就可以了。另外，不要相信任何百分比，如吸收率、沉积率、使用率、有效率、治愈率等。

**5. 要正确对待广告宣传**

人群中机体间的差异很大，不要相信广告里的绝对性用语，不要轻信个别人食用结果如何有效的证言。一些企业很愿意采用个别案例作为普遍现象广为宣传。不要轻信明星在广告里的宣传，不要轻信药店、商场、超市里"穿白大褂"的所谓专家的夸大宣传。

## 七、保健品的选用原则

保健投资无非三大类：口服保健品、外用、各种健身器。而口服保健品又是保健投资的重要部分，在保健食品的选用过程中，要注意以下这些方面。

**1. 明白口服保健品的地位和作用**

人的衰老是不可抗拒的自然规律，但是延缓衰老、延长健康年龄是可以争取的，就是措施之一。但是，切不可寄托灵丹妙药，要树立正确的延寿观。一些长寿老人说得好：运动为纲，情志顺长，饮食有节，起居有常，用药为辅，防病身强 。

**2. 牢记保健品服用原则**

（1）因人而异

保健品选择要以每个人不同的健康状况、年龄、身体素质而定。最好在医生的指导下进行。

（2）因时制宜

区别不同季节，适应环境选用，适度为宜。不管是中药类保健品，还是西药类保健品，剂量均不宜过大、时间不宜过长，要把握适度，切忌滥补、过补，如补阴，过盛会阳气自衰；补阳，保健品久服可伤津耗液。

（3）选天然制品

选择口服不仅以纯天然制品为佳，更应注意其成分中所含的添加剂越少越好。不要随意选用含激素的保健品和保健饮料。

（4）以中医药学观点为指导

中医认为人体脏腑经络、保健品气血等与大自然气候地域密切相关，如春主温暖、升发，宜予升补；夏主炎热，宜予清补；秋主凉爽，宜予平补；冬主寒冷收藏，宜予温补。

（5）注意质量和生产日期

保健品质量有问题，粗糙、发霉、变质万不可食用；务必要注意生产日期及有效期限，尤其应注意其产品是否经卫生部门审批及有无检验合格文号等。另外，在选购保健食品时，要注意卫生部的批准文号和保健食品标志。

卫生部给审查合格的保健食品颁发《保健食品批准证书》，批准文号为"卫食健字（×年）第×号"，进口的保健食品批准文号为"卫进食健字（×年）第×号"。获得《保健食品批准证书》的食品准许使用卫生部规定的保健食品标志（蓝色帽状，"小蓝帽"下面标有批准文号）。

# 第二节　功能性食品的功效成分

功效成分又称功能因子、活性成分、有效成分。所谓功效成分是指能通过激活酶的活性或其他途径调节人体机能的物质。保健食品之所以具有特定的保健功能，是因为保健食品含有能产生保健作用的功效成分，因此，功效成分是生产保健食品的关键。就目前而言，已确认的功能性食品的功效成分主要包括以下 11 类：①活性多糖，如膳食纤维、抗肿瘤多糖、调节免疫功能的多糖、调节血糖水平的多糖等；②功能性甜味料，如功能性单糖、功能性低聚糖及多无糖醇等；③功能性油脂，如 ω-3 多不饱和脂肪酸、必需脂肪酸、复合脂质等；④氨基酸、肽与蛋白质，如牛磺酸、酪蛋白磷酸肽、乳铁蛋白、金属硫蛋白及免疫球蛋白等；⑤维生素，如维生素 A、维生素 D、维生素 E、维生素 C 及 B 族维生素等；⑥矿物元素，包括常量矿物元素与微量活性元素等；⑦微生物调节剂，主要是乳酸菌类，尤其是双歧杆菌；⑧自由基清除剂，包括酶类与非酶类清除剂；⑨醇、酮、酚与酸类，如黄酮类化合物、廿八醇、谷维素、茶多酚、L-肉碱及潘氨酸等；⑩低能量或无能量基料，包括油脂替代品、强力甜味剂等；⑪其他基料，如褪黑素、皂苷、叶绿素等。

## 一、活性多糖

### 1. 膳食纤维

膳食纤维（dietary fiber）是一类不能被人体消化、吸收、利用的多糖类物质，这类多糖主要来自于植物细胞壁的复合碳水化合物，也称非淀粉多糖。主要包括纤维素、半纤维素、果胶及清水胶体物质，如树胶及海藻多糖等。膳食纤维具有多方面的功能，主要的有以下几方面。

1）抑制有毒发酵产物，防治结肠癌和便秘。食物经消化吸收后的残渣进入结肠，被微生物发酵后可能产生许多有毒的代谢产物，包括一些肝毒素和致癌物，而膳食纤维对这些有毒物质有吸附螯合作用，并促进其排出体外，保护肠道。另外，膳食纤维促进胃肠蠕动，加快粪便排出，减少有毒物质与肠壁接触时间，从而起到防治结肠癌的作用；另外膳食纤维还有通便的作用，有利于肠道内压的下降，可以预防便秘。

2）调节肠道菌群。膳食纤维被结肠内某些细菌酵解，产生短链脂肪酸，使其 pH 下降，促进肠道中有益微生物的生长，抑制有害微生物的增殖，另外，有些水溶性膳食纤维是双歧杆菌的增殖因子，从而起到调节肠道菌群的作用。

3）辅助降血脂、降胆固醇，预防和改善冠状动脉硬化引起的心脏病。膳食纤维可以缩短脂肪通过肠道的时间，并且可以吸收肠腔内的胆汁酸，减少胆汁酸的重吸收，促进体内血脂和脂蛋白代谢的正常进行，阻止机体对脂肪和胆固醇的吸收，降低血浆胆固醇水平，因此达到预防动脉粥样硬化和冠心病的作用。

4）辅助治疗糖尿病。许多研究表明可溶性膳食纤维可以降低餐后血糖的生成和血胰岛素升高的反应，改善末梢组织对胰岛素的感受性，降低对胰岛素的需求，从而达到调节糖尿病患者的血糖水平。现在已经证实，高膳食纤维对治疗胰岛素依赖型糖尿病有效，但对非胰岛素依赖型糖尿的作用还有待于进一步研究。

5）预防与控制肥胖。膳食纤维本身不提供能量，具有高持水性和缚水后体积膨胀的特性，可以引起胃的排空速度减慢，增加饱腹感，减少食物的摄入量，有利于控制肥胖。

6）另外，膳食纤维还有预防胆结石、抗乳腺癌等作用。

**2. 真菌多糖**

真菌多糖具有通过活化巨噬细胞刺激抗体产生而达到提高人体免疫能力的生理功能。

（1）真菌多糖的生理功能

真菌多糖并不能直接侵袭肿瘤而引起肿瘤细胞的内出血与坏死，其抗肿瘤活性依赖寄主的反应。下面以银耳和银耳孢子多糖为例说明真菌多糖的生理功能。

1）抗衰老作用。银耳多糖能明显降低小鼠心肌组织的脂褐质含量，增加小鼠脑和肝组织中的 SOD 酶活力。可明显延长果蝇的平均寿命，增长率为 28%，果蝇中脂褐质含量降低 23.95%。

2）促进蛋白质与核酸的合成。银耳或银耳孢子多糖能促进人体血清蛋白和淋巴细胞 RNA 的生物合成，但对淋巴细胞 DNA 生物合成的影响不明显。

3）抵抗放射性的破坏并增加白细胞含量。银耳或银耳孢子多糖对环磷酸胺引起白细胞数目下降有明显的抑制效果，因此可作为肿瘤患者临床放、化疗的辅助治疗物质。

4）抗溃疡与抗炎症作用。银耳和银耳孢子多糖对大鼠应激型溃疡有明显的抑制作用，可减少大鼠乙酸型溃疡面积，但对胃酸分泌及胃蛋白酶活性影响不明显。此外，银耳多糖对急性渗出水肿型炎症也有一定的抵抗作用，抗炎症与抗溃疡两者之间可能有一定的相互关系。

5）降血糖作用。银耳和银耳孢子多糖对四氧嘧啶致糖尿病小鼠有明显的预防作用，其作用机制可能是多糖减弱了四氧嘧啶对 β-胰岛细胞的损伤，促使葡萄糖耐量恢复正常，减少糖尿病小鼠的饮水量。

6）降血脂、抗血栓作用。可明显降低高脂大鼠的血清胆固醇水平，可明显延长其特异性血栓及纤维蛋白血栓的形成时间，缩短血栓长度，减轻血栓干湿重，降低血小板黏附率和血液黏度，降低血浆纤维蛋白原含量并强纤溶酶活性，表明它们具有明显的抗血栓作用。

7）保肝作用。银耳多糖能明显抵抗由于 $CCl_4$ 引起的谷丙转氨酶的升高，缓解 $CCl_4$ 所引起的肝细胞损伤，能促进肝合成蛋白质的功效，使得肝细胞内糖原明显增加。

8）抗凝血作用。银耳多糖的抗凝血作用显效缓慢，消失也缓慢，不影响凝血酶原时间与出血时间，所包含的机制在于多糖影响了血小板的凝集力与黏着力及内源系统某些因子的活性。

9）增强骨髓的造血功能。银耳多糖能兴奋骨髓的造血功能，可抵抗致死剂量的 $^{60}Co$ 射线或注射环磷酸胺所致的骨髓抑制。此外，银耳多糖对心血管系统也有一定的保护作用，可治疗慢性肺源性心脏病。

（2）真菌多糖的主要食物来源

香菇多糖、茯苓多糖、银耳和银耳孢子多糖、黑木耳多糖、冬虫夏草多糖、灵芝多糖等真菌多糖大多具有抗肿瘤活性，除此之外尚有部分真菌多糖（如滑菇多糖、平菇多糖、竹亦多糖和草菇多糖等）也具有明显程度不一的免疫刺激剂与抗肿瘤活性。

## 二、功能性甜味料（剂）

功能性甜味料（剂）包括功能性低聚糖，果糖、L-糖和糖醇，强力甜味剂三大类。

功能性低聚糖是人体肠道内十分有益的双歧杆菌的有效增殖因子，同时还具有其他生理功能，因此近年来备受重视，是一类真正有功能的甜味料（剂）。

果糖和糖醇在机体内的代谢与胰岛素无关，同时不是口腔微生物的适宜作用底物而不会引起牙齿龋变，且大部分品种的能量值均较低。L-糖因不是体内酶系统的合适底物，因此不被消化吸收，能量值为零。所以，它们是糖尿病患者专用食品、防龋齿食品及低能量食品的重要基料。

强力甜味剂因甜度很大，使用量极小，能量值基本上为零，可在那些专供糖尿病患者、高血压患者和心血管疾病患者食用的功能性食品中应用。

### 1. 多元醇

以木糖醇为例介绍多元醇的生理功能：①木糖醇代替蔗糖用于糖尿病患者食品；②木糖醇可作为非肠道营养的能量来源；③木糖醇的防龋齿特性。

### 2. 强力甜味剂

强力甜味剂的化学合成产品主要有糖精、甜蜜素等，半合成产品有三氯蔗糖和二氢查耳酮的部分衍生产品，天然提取物包括二氢查耳酮、甜菊苷、甘草皂苷等品种。其优点是甜度高，使用量少。带来的能量值基本为零，不会引起牙齿的龋变，可供糖尿病患者、肥胖症患者、心血管疾病患者和老年人等特殊人群食用。

强力甜味剂的甜度约为蔗糖的 50 倍以上，有的可高达 2000～2500 倍，包括化学合成、半合成、天然提取物三大类。

### 三、活性肽与活性蛋白质

**1. 活性肽**

活性肽是一类有重要生理功能的活性物质，在人体内的各种组织中都有存在。例如，心房肽，具有利尿和促进尿中钠的排泄功能。还有一些活性肽对细胞分裂和增殖过程有重要的影响，属于多肽类生长刺激因子，如皮下生长因子、类胰岛素生长因子、神经生长因子和促进血小板生长因子等。

（1）谷胱甘肽

在人体内起生理功能的是还原型谷胱甘肽，氧化型谷胱甘肽（GSSG）需还原成谷胱甘肽（GSH）才有生理活性。

谷胱甘肽的生理功能：①谷胱甘肽可以清除自由基，对机体起到强有力的保护作用；②对于放射线、放射性药物或由于抗肿瘤药物所引起的白细胞减少等症状有保护作用；③能与进入机体的有毒化合物、重金属离子或致癌物质等相结合，并促其排出体外，起到中和解毒的作用；④可阻止 $H_2O_2$ 氧化血红蛋白，保护巯基，防止溶血的出现，保证血红蛋白能持续发挥输氧功能。

谷胱甘肽的食物来源：GSH 广泛存在于动植物中，在面包酵母、小麦胚芽和动物肝中的含量极高，达 $100\sim1000mg/100g$；在人和动物的血液中含量也较丰富，如人血液中含 $26\sim34mg/100g$、鸡血中含 $58\sim73mg/100g$、猪血中含 $10\sim15mg/100g$。许多蔬菜、薯类和谷物中也含有 GSH（表 4-1）。

表 4-1　谷胱甘肽在蔬菜、薯类及谷物中的含量（单位：mg/100g）

| 食物名称 | 含量 | 食物名称 | 含量 | 食物名称 | 含量 |
|---|---|---|---|---|---|
| 小麦胚芽 | $98\sim107$ | 甘蓝 | $3\sim7$ | 绿豆芽 | $0.15\sim0.2$ |
| 番茄 | $24\sim33$ | 胡萝卜 | $0.7\sim1$ | 洋葱 | $0.25\sim0.5$ |
| 菠菜 | $10\sim24$ | 马铃薯 | $2\sim4$ | 香菇 | $0.65\sim0.70$ |
| 黄瓜 | $12\sim19$ | 甘薯 | $0.1\sim0.2$ | 蘑菇 | $0.06\sim0.08$ |
| 茄子 | $6\sim10$ | 大豆 | $6\sim11$ | | |
| 青椒 | $3\sim5$ | 四季豆 | $1\sim3$ | | |

（2）降血压肽

降血压肽是通过抑制直管紧张素转换酶（ACE）的活性来体现降血压功能的。

降血压肽大致有三种来源：来自乳酪蛋白的肽类；来自鱼贝类的肽类（沙丁鱼、金枪鱼、磷虾等）；来自植物的肽类（大豆多肽、玉米多肽、无花果多肽等）。这些活性肽通常由体内的蛋白酶在温和条件下水解蛋白质而获得，食用安全性极高，而且它们的突出优点是对血压正常的人无降血压作用。

（3）促进钙吸收肽

这类肽主要是酪蛋白磷酸肽（CPP）；来自于 α-酪蛋白的称 α-CPP；来自于 β-酪蛋白的称 β-CPP。

小肠前段黏膜上 pH 较低，钙能被溶解吸收，而小肠后段的 pH 呈中性至碱性，钙与磷复合形成不溶性的盐，使得小肠对钙的吸收率下降。如果小肠中有 CPP 存在，钙能与 CPP 结合，使之成为可溶性钙，利于小肠对其吸收。将 CPP 和钙、铁一起配合使用，可望在促进儿童骨骼发育、牙齿生长、预防和改善骨质疏松症、促进骨折患者康复和预防治疗贫血等方面取得令人满意的效果。

（4）易消化吸收肽

牛乳、鸡蛋、大豆等蛋白质经蛋白酶水解而得的多肽混合物，其消化吸收率大大提高。多肽可由肠道直接吸收，肽比氨基酸更容易吸收。

**2. 活性蛋白质**

活性蛋白质是一类有重要生理功能的活性物质，主要包括抑制胆固醇的蛋白质和免疫球蛋白两大类。

（1）抑制胆固醇的蛋白质

抑制胆固醇的蛋白质是从大豆种子中提取并适当改性处理得到的。其独特优点：①对胆固醇值正常的人，在摄取含正常的胆固醇摄入量的食物时，不起作用；②对胆固醇值高的人具有明显的降低胆固醇值的功效；③对胆固醇值正常的人，在摄取高胆固醇含量的肉、蛋及动物内脏等食物时，能抑制其血液胆固醇的升高。

（2）免疫球蛋白

免疫球蛋白（Ig）是一类具有抗体活性或化学结构与抗体相似的球蛋白。抗体是免疫球蛋白，但免疫球蛋白并不都具有抗体活性。目前人体免疫球蛋白有免疫球蛋白 G（IgG）、免疫球蛋白 M（IgM）、免疫球蛋白 A（IgA）、免疫球蛋白 D（IgD）及免疫球蛋白 E（IgE）五类。

（3）免疫球蛋白的功能

免疫球蛋白与抗原特异性识别、结合，产生抗体。

各种免疫球蛋白还具有各自特有的特征与作用。例如，IgG 比其他 Ig 更易透过毛细血管壁，弥散到组织间隙中，因此能很好地发挥抗感染、中和毒素及调理等作用。IgM 属于一种细胞毒性抗体，可破坏肿瘤细胞。IgA 具有显著的抗菌、抗毒素和抗病毒的功能，在抗支原体和抗真菌方面也可能有一定的作用。IgD 的功能可能在识别抗原激发 B 淋巴细胞和调节免疫应答中起重要作用。

# 四、乳酸菌及其发酵制品

利用天然的或经筛选的乳酸菌来发酵生产出多种不同类型的发酵乳制品，如酸牛奶、干酪、酸性稀奶油、双歧杆菌乳、酸牛奶酒和活性乳酸菌饮料等。

（1）乳酸菌

乳酸菌的作用首先是对乳的发酵，从某种意义上是对乳营养成分的"预消化"，如乳糖和蛋白质水解，同时还增加了可溶性钙、磷及某些 B 族维生素。另外，发酵过程中产生的香气成分（如丁二酮或乙醛）赋予制品独特的芳香风味而清除了某些乳腥味，使绝大多数人乐于接受和喜爱这类发酵食品。

乳酸菌（如嗜酸乳杆菌）能降低血清胆固醇水平，可预防由冠状动脉硬化引起的心脏病，乳酸菌也具有的防癌、抗癌作用。

乳酸菌对常见致病菌有拮抗作用，双歧杆菌是人体肠道内典型的有益细菌，肠道中双歧杆菌数量的多少可作为衡量人体（特别是婴幼儿）健康的标准。

（2）乳酸菌发酵制品

发酵乳制品的品种很多，常见的有酸奶、乳酸菌饮料、干酪、酸性酪乳、酸性稀奶油、马奶酒、双歧杆菌乳和嗜酸菌乳等。酸奶是我国市场最常见的发酵乳制品。乳酸菌饮料是以发酵乳为主原料，加入其他甜味剂、酸味剂、稳定剂、香精、果汁等调配而制成的饮用型液体产品；干酪是用乳、稀奶油、脱脂乳、酪乳等，采用产酸菌和产香菌的混合发酵剂共同培养发酵，同时加入凝乳酶，使其凝固后再除去乳清，制成新鲜的未熟化或熟化的非液状发酵制品；酸性酪乳是用新鲜脱脂乳经乳酸链球菌或乳酪链球菌与乳脂明串珠菌的混合菌共生发酵，制得的一种可饮用、黏性的、具有奶油香气和风味的酸性乳。

## 五、自由基清除剂

### 1. 自由基理论

自由基（freeradical）具有高度的化学活性，是人体生命活动中多种生化反应的中间代谢产物。自由基有很大的自由能和很强的氧化反应能力，很容易与其他分子或自由基反应。在正常情况下，人体内的自由基是处于不断产生与清除的动态平衡之中。

（1）自由基的生物学功能

自由基是机体正常的代谢产物，对维持机体正常的代谢有一定的促进作用，自由基对人体有益的作用主要体现在以下几方面：①增强白细胞的吞噬功能，提高杀菌效果；②前列腺素的合成有氧自由基参与多酶系统，催化氧化花生四烯酸生成前列腺素；③参与胶原蛋白的合成；④参与肝的解毒作用；⑤参加凝血酶原的合成。总之，自由基在调节细胞分裂、维持人体正常的氧化代谢过程、增强抗生素效力和抑制肿瘤方面也发挥作用。

（2）自由基的危害

由于自由基高度的活泼性与极强的氧化反应能力，能通过氧化作用来攻击其所遇到的任何分子，使机体内大分子物质产生过氧化变性、交联或断裂，从而引起细胞结构和功能的破坏，导致机体组织损害和器官退行性变化。其对人体的危害主要表现在以下几方面：①自由基造成碱基的破坏，产生遗传突变；②自由基可直接作用于蛋白质，使蛋白质多肽链断裂或交联，导致蛋白质正常结构破坏而丧失功能；③脂质中的多不饱和脂肪酸含有多个双键而化学性质活泼，最易受自由基的破坏而发生过氧化反应，磷脂极易受自由基破坏；④自由基可使多糖断裂，从而影响免疫系统的正常发挥，也影响大脑的正常功能。

（3）自由基与疾病的关系

1）自由基与衰老。各种各样的衰老学说多达 300 余种。近代比较完善的衰老理论有遗传学说、体细胞突变学说、蛋白质合成的差错灾难学说、脂褐素累积的残渣学说、内分泌功能减退学说、免疫功能下降学说、交联学说和自由基学说 8 种。只有自由基学说能比较清楚地解释机体衰老过程中出现的种种症状，如老年斑、皱纹及免疫力下降等，为人们所普遍接受。

2）自由基与癌症。一个正常细胞发生癌变必须经历诱发和促进两个阶段，这就是两步致癌学说。诱发期的特点是阈值剂量的致癌物只需使用一次，诱发剂与 DNA 的结合是不可逆的；促进期的特点是有些物质本身不致癌，但多次作用于已诱发细胞就会出现癌变，促癌剂一次作用往往无效，这一过程是可逆的。

促癌阶段也与自由基有关，促癌能力与其产生自由基的能力相平行。促癌剂能使细胞产生 $\cdot OH$、$H_2O_2$ 和过氧化物，然后通过这些活性氧去攻击 DNA，从而间接损伤 DNA 和其他含活性氧物质。

3）自由基与缺血后重灌流损伤。缺血所引起的组织损伤是致死性疾病的主要原因，如冠动脉硬化与中风。缺血组织重灌流造成的微血管和实质器官的损伤主要是由活性氧自由基引起的。在创伤性休克、外科手术、器官移植、烧伤、冻伤和血栓等血液循环障碍时，都会出现缺血后重灌流损伤。

使用 SOD、维生素 E 等自由基清除剂对缺血后重灌流组织损伤有保护作用；嘌呤醇、叶酸和大豆胰蛋白酶之类嘌呤酶抑制剂对组织损伤也有保护作用。

4）自由基与肺气肿。肺气肿的特点是细支气管和肺泡管被破坏、肺泡间隔面积缩小及血液与肺之间气体交换量减少等，这些病变起因于肺巨噬细胞受到自由基侵袭，释放了蛋白水解酶类（如弹性蛋白酶）而导致对肺组织的损伤破坏。

5）自由基与眼病。眼睛直接暴露在光和氧环境中，似乎最易遭受氧化性损伤，然而事实并非如此。一是因为晶状体无直接得到血液供应，因此氧浓度极低；二是晶状体细胞无线粒体，不能通过电子传递系统产生 $\cdot O_2^-$；三是晶状体含有高浓度的谷胱甘肽和抗坏血酸等自由基清除剂。这三个特点使得眼中氧化性代谢产物既难生成也难积累。老年性眼睛衰老（特别是白内障）与自由基反应有关。

6）自由基与炎症。关于机体发炎的机制，人类尚未完全弄清楚。

7）自由基与其他疾病。动脉粥样硬化症等心血管疾病、糖尿病、贫血症。

**2. 自由基清除剂**

自由基对生物膜和其他组织造成损伤，累积性的自由基作用会导致机体衰老，并引起一系列的病理过程。在长期进化过程中，生命有机体内必然会产生一些物质能清除这些自由基，它们统称自由基清除剂（scavenger）。

随着年龄的增大，机体内产生自由基清除剂的能力逐渐下降，导致体内清除剂的含量减少，活性也逐渐降低，从而削弱了对自由基损害的防御能力，加速了生命的衰老变化并引发一系列病变。为了防御自由基的损害，可以向生命有机体内额外添加自由基清除剂，从而达到抵抗疾病延缓衰老的目的，这便是功能性食品的研究的主要内容。

自由基清除剂分非酶类清除剂（抗氧化剂）和酶类清除剂（抗氧化酶）两大类，非酶类清除剂主要有维生素 E、维生素 C、胡萝卜素和还原型谷胱甘肽（GSH）等，酶类清除剂主要有过氧化物歧化酶（SOD）、过氧化氢酶（CAT）和谷胱甘肽过氧化物酶（GSH-Px）等。

## 六、其他功能性基料

### 1. 褪黑素

褪黑素（melatonin，MT）是松果腺分泌的一种吲哚类的化学物质，是色氨酸的衍生物。褪黑衰的合成分泌与日照周期同步，冬季人体 MT 的含量高、夏季少，另外 MT 随年龄的增加而减少，因此老年人睡眠时间少。

MT 的生理作用极其广泛，涉及激素分泌、消化吸收、神经—内分泌—免疫调节、生物节律、延缓衰老及抗自由基损伤、镇静、镇痛、催眠、抗惊厥，而且对心血管、肾等器官也有广泛的作用。因此服用褪黑素可以通过改善睡眠、增加 T 细胞百分含量等方式，提高机体的免疫力。

MT 还具有镇静、参与应激反应、抗年老痴呆、脑保护、抗癫痫、改进学习和记忆过程的作用，也具有抗肿瘤和降低常规抗肿瘤药物的毒性作用，还有研究表明 MT 可调节生长激素的产生。

### 2. 皂苷

皂苷（saponins）是存在于植物界的一类比较复杂的苷类化合物，具有特殊的生理活性。如大豆、人参、绞股蓝、常春藤和柴胡等许多食物和中草药中都含有皂苷。下面以大豆皂苷为例，说明其生理功能。

大豆皂苷具有溶血作用和苦味，因此被视为抗营养因子，所以在加工大豆制品时，人们总是寻求一些方法将其除去。但近几年来，研究表明，大豆皂苷还具有较多有益的生理功能。

（1）降低血中胆固醇和甘油三酯含量

皂苷具有乳化活性，与胆汁酸复合作用可降低血中胆固醇和甘油三酯的含量。

（2）抗氧化、抗自由基、降低过氧化脂质含量

皂苷具有抗脂质氧化和降低过氧化脂质含量的作用，且抑制过氧化脂质对肝细胞的损伤。可降低肝及血浆中自由基的代谢产物的含量，并可抑制 $CCl_4$ 对肝的损伤作用。这些都证明大豆皂苷有清除自由基的作用，从而促进 DNA 损伤的修复。

（3）抑制肿瘤细胞生长

大豆皂苷有抑瘤作用，大豆皂苷的抑癌机制可能为：直接的细胞毒作用、免疫调节作用、胆汁酸结合作用和促使致癌物引起的细胞扩增转为正常。

（4）抑制血小板凝聚

大豆皂苷可抑制血小板和血纤维蛋白原的减少，可抑制内毒素引起的纤维蛋白的聚集，也可抑制凝血酶引起的血栓纤维蛋白形成，表明大豆皂苷具有抗血栓作用。

（5）抗病毒

大豆皂苷对人类艾滋病（AIDS）病毒的感染和细胞生物学活性都具有一定的抑制作用，并且认为大豆皂苷无论对 AIDS 的治疗还是预防都是非常有用的，且大豆皂苷对某些病毒的复制有明显的抑制作用，同时还表现出对病毒感染细胞具有很强的保护作用。

（6）免疫调节作用

大豆皂苷的抑瘤机制之一可能与其免疫调节作用有关。

此外大豆皂苷的溶血作用可防止动脉粥样硬化，并对治疗肥胖、抗石棉尘毒性等也有一定疗效。

# 第三节　功能性食品开发

## 一、功能食品研制中的高新技术

为了把资源优势转化为产品优势和商品优势，更好地保护保健食品的有效成分、营养成分，提高产品保健功能的质量，用高新技术开发保健食品十分必要。

功能性食品的研制是从天然产物中分离、提取、浓缩、精制各种功能性成分，在功能食品及功能食品素材加工过程中最大限度的保留功能成分的活性，对功能性食品中有效成分的定性、定量分析，并对其生理功能进行科学评价是研制功能性食品的技术关键。

### 1. 生物技术

生物技术包括酶技术、发酵技术、细胞融合、基因重组、组织培养、生物反应器等，在功能性食品及其素材生产中广泛应用。

（1）新型发酵工程技术的应用

发酵生产 $\gamma$-亚麻酸；利用氨基酸发酵微生物生产菌类多糖，如灵芝多糖、虫草多糖、银耳多糖、香菇多糖等；生产功能性低聚糖，如低聚果糖、低聚木糖及山梨醇、木糖醇等。

（2）酶工程的应用

国内外已开发出多种酶制剂，如蛋白酶、脂肪酶、果胶酶、纤维素酶、果酸酶等新品种，利用这些酶可以修饰食品中的蛋白质、脂肪组分，可以改变产品的质构、风味和营养价值，如生产天门冬氨酸、多肽、谷胱甘肽、大豆肽、降血压肽、酪蛋白磷酸肽（casein phosph peptides，CCP）及乳链菌肽等。

（3）细胞工程的应用

从动植物组织中提取分离出的超氧化物歧化酶（superoxide dismutase，SOD），用细胞培养生产富含 SOD 的功能性食品。

### 2. 膜分离技术

膜分离技术是一种物理分离技术，是常用的蒸馏、萃取、沉淀、蒸发等工艺所不能取代的。膜分离技术包括微滤（micro filtration，MF）、超滤（ultra-filtration，UF）、逆渗透（reverse osmosis，RO）、电渗析（electro-dialysis，ED）、气体渗透（gas permeation，GP）、膜乳化（film emulsion，FE）、液膜分离技术等。

在食品加工过程中要保持有效成分，但是往往一些有效成分在传统的加工过程中会损失甚至全部被破坏，失去其保健价值。例如，山楂汁的加工，山楂富含果酸，较长时间的酶解、无菌浓缩会使原有的艳丽色泽、宜人风味和丰富的营养成分被严重破坏。膜分离技术则通过不同孔径的膜在常温下即可对不同成分的物质进行分离、提纯、浓缩。又如微滤可用于功能成分提取液的过滤、功能饮料的除菌；超滤可用于功能成分的分离。

**3. 冷杀菌技术**

冷杀菌技术包括超高压杀菌、辐照杀菌、紫外线杀菌、磁力杀菌等。

冷杀菌技术的特点是在杀菌过程中食品温度并不明显升高，有利于保持食品中功能成分的活性及食品的色、香、味和营养成分。

**4. 超临界流体萃取技术**

超临界流体（super critical fluid，SCF）兼有气液两重性的特点，它既有与气体相当的高渗透能力和低的黏度，又具有与液体相近的密度和对物质的优良溶解能力。该流体可从原料中提取有用的活性成分或脱去有害成分，如精油的制备。功能油脂的制备：如从豆油中提取大豆卵磷脂；从深海鱼油中提取 DHA 和 EPA；从微生物、月见草、微孔草中提取 γ-亚麻酸。功能色素的制备：从胡萝卜、马铃薯中提取类胡萝卜素、番茄红素、辣椒红素；从磷虾壳中提取虾黄素。其他：从甘蔗渣滤饼中提取二十烷醇；从当归中提取藁本内酯等。

**5. 超微粉碎技术**

这项技术不但适合一般物料的粉碎，而且还适合于含纤维、糖及易吸湿物料的超细化处理。如超细珍珠、花粉的生产。粉碎大致分为以下几种。

粗粉碎：原料 40~1500mm，成品 5~50mm。

中粉碎：原料 10~100mm，成品 5~10mm。

微粉碎：原料 5~10mm，成品 100μm 以下。

超微粉碎：原料 0.5~5mm，成品 10~25μm 以下。

在食品加工中应用具有两方面的重要意义：一是提高食品的口感，并且有利于营养成分的吸收；二是原来不能吸收或利用的原料被重新利用，配制和深加工成各种功能食品，开发新食品材料，增加新的食品品种，提高了资源利用率。

**6. 层析分离（色层分离）技术**

该技术是一种分离复杂混合物中各个组分的有效方法。

**7. 冷冻干燥（升华干燥）技术**

冷冻干燥技术是将物料中的水分冻结成冰后在真空下使冰不经过液体直接气化的一种方法。它有利于保持食品中热敏性功能成分的有效活性，有利于保持食品中的色、香、味，产品的复水性好。

目前，该技术已用于人参粉、鳖粉、山药粉、保健茶等保健品；蘑菇、黄花菜等绿色保健品；咖啡、果珍等饮品；天然调味品、色素、香料、蛋粉、植物蛋白粉、茶叶、干果粉、肉片粉等保健工业用原料。

**8. 微胶囊技术**

微胶囊是通过微囊化工艺将囊心物质包裹在一种微小而无缝隙的壳中制成密封囊状粒子，其粒长为 0.2nm 至数毫米。对于易劣变的营养素、敏感性生物活性物质经包囊处理后可免受外界不良因素的影响，提高其稳定性，同时还可避免多组分在食品中不相配伍的影响。

微胶囊芯材的释放有瞬时释放，如粉末香精、粉末油脂、口香糖中的香精、甜味剂等；缓慢释放，如某些药物、化妆品等。

应用：保护不稳定成分挥发、氧化、变质；掩盖异味成分。

**9. 分子蒸馏技术**

分子蒸馏（molecular distillation）作为一种温和、高效、清洁的分离技术，其应用已经渗透到诸如天然产物、化妆品和油脂工业等众多领域中，特别适于高沸点、热敏性、易分解物质的分离、浓缩、除杂等，如番茄红素、二十八烷醇、维生素 A、DHA 等。

## 二、食药兼用资源的概念

食药兼用资源是指那些在人们长期的生产、生活实践中，广泛作为食物原料来利用，但同时又具有一定的预防或者治疗某些疾病、具有类似药物的某些特性的农、林、水产资源。

从现代营养学、天然药物化学等现代观点来分析，这些食药兼用资源除具有营养功能之外，同时还兼有性能不同的保健作用，这种作用源自其自身所含有的功能性成分（活性成分）。关于食药兼用品种的范围，在我国历代医书中的认识有所不同，一般认为这是个不确定的概念。

## 三、重要的食药用资源

（一）菌类资源

**1. 黑木耳**

（1）活性成分

由岩藻糖、阿拉伯糖、木糖、甘露糖、葡萄糖和葡萄糖醛酸等组成的杂多糖；麦角甾醇、二氢麦角甾醇、卵磷脂、脑磷脂和鞘磷脂。

（2）生理功能

抗凝血作用；抗血栓作用；提高机体免疫功能；降血脂作用；对机体细胞损伤的保护作用；提高运动机能与抗衰老作用；抗突变和抗肝炎作用；抗肿瘤作用。

**2. 香菇**

（1）活性成分

香菇多糖（lentinan，LNT）在香菇中的含量约为 0.87%，它是香菇中的最为重要的活性成分之一；香菇嘌呤（eritadenine），也称香菇素，是香菇中的又一个最为突出的药效成分。

（2）生理功能

免疫调节作用；抗肿瘤作用；抗病毒作用；抗突变作用；抗衰老作用；降血脂、降血糖、降胆固醇作用；抗辐射作用；促进骨髓造血功能；抑制血小板凝聚作用等。

**3. 灵芝**

（1）活性成分

三萜类，到目前已从灵芝中分离鉴定出 100 余种三萜类物质，其中最主要是灵芝酸（37 种）。另外，灵芝中还含有赤芝孢子内酯 A、赤芝孢子内酯 B、灵芝醇、丹芝醇 A

丹芝醇 B、环氧灵芝醇 A、环氧灵芝醇 B、环氧灵芝醇 C、灵芝萜烯二醇、灵芝萜烯三醇、灵芝醛 A、灵芝醛 B、赤芝萜酮 A、赤芝萜酮 B、赤芝萜酮 C 等，生物碱、核苷及甾类，灵芝多糖。

（2）生理功能

对免疫系统的作用；抗肿瘤作用；对心血管系统的作用；保肝解毒作用；抗衰益智作用；镇静催眠作用；抗炎镇痛作用；美容作用。

**4. 茯苓**

（1）活性成分

茯苓多糖，大部分为 β-茯苓聚糖；三萜类，共 34 个。

（2）生理功能

抗肿瘤作用；增强免疫作用；利尿作用；抗菌消炎作用；抗衰养颜作用；镇吐作用等。

**5. 灰树花**

（1）活性成分

灰树花多糖。

（2）生理活性

抗肿瘤作用；免疫调节作用；抗病毒作用；治疗肝炎作用；调节血糖、血脂，改善脂肪代谢的作用。

**6. 姬松茸**

（1）活性成分

活性多糖、活性核酸、活性外源凝集素（lectin）等。

（2）生理功能

抗肿瘤作用；增强免疫调节作用；抑霉抗菌消炎作用；对慢性肝炎患者肝功能影响；改善胃肠运动；降血糖作用。

**7. 冬虫夏草**

（1）活性成分

虫草素（cordycepin）、虫草多糖及 L-甘-L-脯环二肽等。

（2）生理活性

可增强吞噬细胞吞噬功能，促进淋巴细胞增殖，增强自然杀伤细胞的活性，提高机体免疫功能，从而在抗癌、抗病毒感染中起重要作用；虫草提取物对急性心肌炎有明显保护作用，能促进血小板凝集而起到止血作用，抑制血栓形成；虫草素对结核杆菌等引起肺部感染的病菌有强烈的抑制和杀灭作用，虫草多糖能修复已受损的肺泡细胞；冬虫夏草可改善患者的肝功能，减轻肝的炎性细胞浸润和肝细胞变性坏死，虫草菌丝有较强的促肝细胞修复作用。

（二）根茎类资源

**1. 薄荷**

（1）活性成分

挥发性油、黄酮类、有机酸（迷迭香酸、咖啡酸、阿魏酸及对香豆酸）等。

（2）生理活性

薄荷具有抗菌、抗病毒作用；镇痛、止痒作用；抗刺激、止咳作用；利胆作用；收缩微血管，排出体内毒素；薄荷精油是治疗感冒的最佳精油，能抑制发烧和黏膜发炎，并促进排汗，清凉镇痛的功效可减轻头痛、偏头痛和牙痛。

**2. 大蒜**

（1）活性成分

大蒜油。

（2）生理活性

强力杀菌；预防肿瘤和癌症；排毒清肠，预防肠胃疾病；降低血糖，预防糖尿病；防治心脑血管疾病；预防感冒作用；抗疲劳、抗衰老作用；抗过敏作用；保护肝功能；改善糖代谢；同时，大蒜对降低高血压也有一定的作用。

**3. 生姜**

（1）活性成分

挥发油、色素等。

（2）生理活性

抗过敏作用；抗肿瘤作用；抗真菌作用；抗氧化作用；降低胆固醇作用；止吐作用。

**4. 甘草**

（1）活性成分

甘草皂苷、甘草次酸、甘草黄酮、甘草多糖。

（2）生理功能

抗病毒作用；抗肿瘤作用；免疫调节作用；类糖皮质激素作用；解毒作用；清除氧自由基作用。

**5. 葛根**

（1）活性成分

黄豆苷原（daidzein）、葛根素（puerarin）、葛根挥发油等。

（2）生理功能

扩张冠状动脉，对抗缺氧所致冠状动脉中血液流量减少；改善体内微循环，促进局部微血管中血液流动；降低心肌兴奋作用，改善由此造成的心律失常；抑制由 ADP 诱导或者 5-HT 与 ADT 共同诱导的血小板凝集。此外，葛根素还具有抑制细菌生长、防治骨质疏松、改善妇女更年期症状等功能。

**6. 魔芋**

（1）活性成分

魔芋甘露聚糖。

（2）生理功能

降血脂作用；降血糖作用；减肥作用；通肠润便作用；降低癌风险和免疫增强作用。

**7. 人参**

（1）活性成分

人参皂苷；人参多糖。

（2）生理活性

抗肿瘤作用；免疫调节作用；降血糖作用；造血调控作用；对中枢神经系统有显著兴奋作用；提高机体活力，减少疲劳；抗衰老作用；解毒功能；对于预防肝脏疾病，治疗糖尿病有一定疗效。

**8. 山药**

（1）活性成分

糖蛋白（黏液蛋白质）、多糖（单糖包括甘露糖、木糖、阿拉伯糖、葡萄糖和半乳糖）等。

（2）生理功能

调节或增强免疫功能；调整胃肠功能；降血糖作用；抗衰老作用；降脂作用。

**9. 首乌**

（1）活性成分

多羟基孕甾烷酯苷、杂多糖。

（2）生理功能

免疫增强作用；清除自由基作用；抗肿瘤作用；保肝作用；对心脏功能的影响；对脑细胞的保护作用；降脂作用。

**10. 百合**

（1）活性成分

酚类糖苷、甾体皂苷、生物碱与黄酮类化合物等。

（2）生理功能

止咳祛痰、平喘、催眠安神；抗疲劳作用；耐缺氧作用；升高外周白细胞；保护胃黏膜；抑制迟发过敏反应。

**（三）叶类及花草类资源**

**1. 茶叶**

（1）活性成分

生物碱、多酚类化合物、茶多糖。

（2）生理功能

兴奋提神、利尿、止痢和预防便秘；防龋作用；助消化作用；明目作用；抗衰老作用；减轻吸烟对人体的毒害；消炎灭菌作用；醒酒作用；对重金属毒害的解毒作用；抗辐射作用；预防高血压作用；降血脂和抗动脉粥样硬化；降血糖和对糖尿病的疗效；抗癌、抗突变作用等。

**2. 芦荟**

（1）活性成分

酚类物质（20余种）、多糖、黄酮类、萜类、甾体、皂苷、芦荟素 A

(aloeutin) 等。

（2）生理功能

增强免疫功能；抗肿瘤作用；致泻作用；抗菌作用；抗胃损伤和保肝作用；护肤作用等。

### 3. 银杏与银杏叶

（1）活性成分

银杏果［白果酸（ginkgolic acid）、氢化白果酸（hydroginkgolic）、氢化白果亚酸（ginkgolinic）、白果酚（ginkgol）和银杏酚（bilobal）］等、银杏叶（黄酮类化合物20多种、银杏内酯、酚酸、多糖等）。

（2）生理功能

对心血管系统的影响；对脑神经系统的影响；抗衰老作用；消炎抑菌作用；抗肿瘤作用等。

## （四）花、果实和种子

### 1. 大豆

（1）活性成分

大豆多肽、大豆皂苷、大豆卵磷脂、大豆异黄酮、大豆低聚糖及大豆膳食纤维等。

（2）生理功能

促进矿物质吸收；抗氧化功能；调整血糖浓度；增强体能、抗疲劳作用；降胆固醇、降血脂功能；降血压功能；增强人体免疫功能等。

### 2. 枸杞

（1）活性成分

枸杞多糖（LBP）、甜菜碱（betaine）、类胡萝卜素及类胡萝卜素酯、维生素 C、莨菪亭（scopoletin）、色素等。

（2）生理功能

抑菌作用；抗癌抑瘤作用；降血脂作用；免疫调节作用；抗疲劳、抗衰老作用等。

### 3. 金银花

（1）活性成分

挥发油、黄酮类、三萜皂类等。

（2）生理功能

抑菌、抗病毒作用；解热、抗炎作用；保肝作用；止血作用；抗氧化作用；降血脂作用；抗生育作用等。

### 4. 菊花

（1）活性成分

挥发油、黄酮类成分、绿原酸等。

（2）生理功能

对心血管系统的作用；抗菌作用；抗病毒作用；抗炎作用；抗衰老作用。

**5. 决明子**

（1）活性成分

蒽醌类、萘并-吡酮类、甾醇类等。

（2）生理功能

抗菌、抗病毒、抗肿瘤作用；明目作用；对心血管系统的影响；增强免疫功能；缓泻和润肠通便；利尿作用；抗氧化作用；抗诱变作用等。

**6. 罗汉果**

（1）活性成分

罗汉果甙（mogroside）、黄酮甙、甘露醇、维生素 E 等。

（2）生理功能

镇咳祛痰作用；抗炎作用；润肠通便作用；保肝降酶作用；增强免疫；抗龋齿作用；抗癌作用等。

**7. 葡萄籽**

（1）活性成分

原花青素（procyanidins）、白藜芦醇（resveratrol）等。

（2）生理功能

抗氧化剂功能；抗癌功能；清除自由基；抗血栓作用；抗心血管病等。

**8. 荞麦**

（1）活性成分

芦丁、槲皮素、莰菲醇（山奈酚）、桑色素、糖醇等。

（2）生理功能

降压作用；降血糖、降血脂、增强免疫力作用等。

**9. 酸枣**

（1）活性成分

生物碱、皂苷、黄酮等。

（2）生理功能

改善睡眠；降血脂作用；免疫作用等。

**10. 番茄**

（1）活性成分

番茄红素等。

（2）生理功能

清除氧自由基；抗癌、抗心血管疾病等。

**11. 杏仁**

（1）活性成分

挥发油、苦杏仁苷（amygdalin）、苦杏仁酶（emullsin）和羟基腈分解酶（hydroxynitrilelyase）等。

（2）生理功能

镇咳、平喘作用；抗炎、镇痛作用；抗肿瘤作用；降血糖作用；降血脂作用；美容作用等。

**12. 桃仁**

（1）活性成分

挥发油、黄酮类、苦杏仁苷等。

（2）生理功能

活血化淤作用；润肠通便作用；抗炎镇痛作用；抗过敏作用；抗衰老作用；保肝作用；抗肿瘤作用。

**13. 莲子**

（1）活性成分

糖蛋白、生物碱（总生物碱含量达 1.48%～3.48%）、黄酮类（167～664mg/kg）等。

（2）生理功能

降压作用；抗心律失常作用；抗血小板聚集和血栓形成的作用；抗脂质过氧化和自由基作用；降血糖、降血脂作用等。

**14. 薏苡仁**

（1）生理活性

薏苡仁内酯、薏苡内酯、挥发成分、甾醇类、活性多糖（含有中性葡聚糖和酸性多糖 CA-1、CA-2 及降血糖的薏苡多糖 A、薏苡多糖 B、薏苡多糖 C）等。

（2）生理功能

降血糖作用；抗肿瘤作用；增强免疫作用；解热、镇痛、镇静、抗炎作用；抗血栓、降血压作用；美容护发作用等。

**15. 赤 豆**

（1）活性成分

皂苷、糖苷、多酚类等。

（2）生理功能

用于水肿腹满、脚气水肿、热毒痈疮等。

**16. 黑芝麻**

（1）活性成分

芝麻素（sesamin）、黑芝麻色素、维生素 E 等。

（2）生理功能

抗衰老作用；降血糖、降血脂作用；抑制肾上腺皮质作用；抗癌作用；活血养颜、滋润皮肤和头发等。

**17. 乌梅**

（1）活性成分

挥发性成分、有机酸［其中含量最多的是柠檬酸（19%）和苹果酸（15%），它们构成了乌梅的特殊酸味］、黄酮类、萜类及甾类等。

（2）生理功能

驱虫作用；抗菌作用；抗肿瘤作用；抗过敏作用；抗衰老作用；抗生育作用；抗疲劳、解毒等作用。

（五）藻类资源

**1. 海藻（海带、紫菜等）**

（1）活性成分

海藻多糖、红藻多糖、褐藻多糖、绿藻多糖、特殊氨基酸、甜菜碱类物质、萜类化合物、酚类化合物等。

（2）生理功能

降血压、降血脂、抗肿瘤、抗菌与抗病毒等。

**2. 微型藻类（螺旋藻等）**

（1）活性成分

活性多糖、维生素（特别是 $\beta$-胡萝卜素、维生素 $B_1$ 和维生素 $B_2$，其含量之高是所有天然食物中所罕见的）、藻蓝蛋白、$\gamma$-亚麻酸等。

（2）生理功能

防老抗衰、抗疲劳；抗病毒；抗癌、防癌；防止心血管疾病；调节肠道微生态环境等。

（六）动物类资源

**1. 蚂蚁**

（1）活性成分

蚂蚁含丰富的蛋白质（粗蛋白含量达 42%）、糖、脂肪、氨基酸、多种生物碱、酶、甾体化合物、萜烯类、三萜类、草体蚁醛、蚁酸、臭蚁素、腺苷三磷酸、激素等。

（2）生理功能

镇静、镇痛作用；免疫增强作用；抗衰老作用；保肝作用；解痉、平喘作用；抗菌、抗炎作用；提高机体耐力等。

**2. 胎盘类**

胎盘是人、鹿、羊、猪和牛等动物胎盘的总称。

（1）活性成分

人胎盘：丙种球蛋白、激素、细胞因子〔包括干扰素（IFN-$\beta$）、白细胞介素（ILS）、集落刺激因子-1（CSF-1）、肿瘤坏死因子-$\alpha$（TNF-$\alpha$）、人胎盘免疫调节因子（HPIF，又名胎盘肽 PIP）、白血病抑制因子（LIF）、表皮生长因子（EGF）、转化生长因子-$\beta$（TGF-$\beta$）、胰岛素样生长因子（IGFs）〕等。

（2）生理功能

免疫调节功能；抗缺氧、耐疲劳、抗氧化、防衰老作用；提供营养和生长因子作用（护肤、营养皮肤、防皱、去皱和皮肤收敛、防止皮肤衰老等）。

**3. 蜂蜜**

（1）活性成分

寡糖、酶类、胶体蛋白、蜡质、芳香类化合物等。

（2）生理功能

增强免疫功能；保护心血管系统；降血糖、抗菌、抗肿瘤作用；缓泻作用；滋补强壮与促进组织再生。

# 第四节　生物技术在现代食品生产中的应用

　　生物技术是对生命有机体进行加工改造和利用的技术，它是 21 世纪高新技术的核心之一。目前，生物技术已被应用于工农业、食品加工、医疗保健等众多领域中。而食品生物技术是生物技术的重要分支学科，主要是指生物技术在食品工业中的应用，其作用主要体现在四方面：一是利用基因工程、细胞工程技术对食品资源的改造和改良；二是利用发酵工程、酶工程技术将农副原材料加工制成商品，如调味品、酒类、酸奶等发酵制品；三是利用这些生物技术产品进行二次开发，形成新的产品，如高果糖浆，食用添加剂等；四是利用酶工艺、发酵技术、生物反应器等对传统食品加工工艺进行改造，降低能耗、提高产率、改善食品品质等。另外，在食品生产相关领域如食品包装、食品检测等方面，食品生物技术也得到越来越广泛的应用。因此生物技术在食品领域的应用有着广阔的市场和发展前景。

　　生物技术包括基因工程、细胞工程、酶工程、发酵工程、蛋白质工程五方面。该技术是应用生物体（微生物、动物细胞、植物细胞）或其组成部分（细胞器、酶）在最适宜条件下，生产有价值的产物或进行有益过程的技术。生物技术的大致过程如图 4-1 所示。

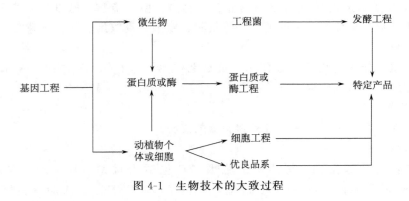

图 4-1　生物技术的大致过程

## 一、基因工程

　　基因工程是以分子遗传学为基础，以 DNA 重组技术（克隆技术）为手段，用人工的方法把不同生物的遗传物质（基因）分离出来，在体外进行剪切、组合、拼装，形成基因重组体，然后把重组体引入宿主细胞或个体中以得到高效表达，最终获得人们所需要的基因产物，实现动物、植物、微生物等物种之间的基因转移或 DNA 重组，达到食品原料或微生物的改良。

### 1. 优化食品生物资源及食品品质

　　基因工程应用于植物食品原料的生产上，可进行品种改良、新品种开发与原料增产，如选育抗病植物、耐除草剂植物、抗虫性或抗病毒植物、耐盐或耐旱植物等，使食品原料的供应更加多样。

同时，在改善食品品质方面，可以通过基因工程改变酶的性质，生产食品结构改良剂；可以将基因工程技术应用于氨基酸的生产，进行氨基酸的工业化生产；可以利用基因工程技术进行天然食品防腐剂的大量生产，主要包括杀菌肽、防御素等；基因工程技术还可用于食品工业中新型蛋白质、单细胞蛋白、维生素酶制剂、微生物多糖、淀粉糖的生产。

**2. 改良食品工业菌种**

食品工业如酒类、酱油、食醋、发酵乳制品等的发展，关键在于是否有优良的微生物菌种，将基因工程应用于微生物育种，从事发酵菌种的改良研究，已经成为改良食品工业菌种的一个重要途径。例如，利用基因工程技术培育出新的酿酒酵母菌株，用以改进传统的酿酒工艺，在啤酒酵母的改良中，将 α-乙酰乳酸脱羧酶基因克隆到啤酒酵母中进行表达，可降低啤酒双乙酰含量而改善啤酒风味；选育出分解 β-葡萄糖和糊精的啤酒酵母，能够明显提高麦芽汁的分解率并改善啤酒质量；构建具有优良嗜杀其他菌类活性的嗜杀啤酒酵母已成为纯种发酵的重要措施。

此外，基因工程技术还可以与食品卫生分析检测结合。例如，采用基因探针技术检测有害微生物具有特异性强、灵敏度高和操作简便、省时等优点，通过考查待测样品与标记性 DNA 探针能否形成杂交分子，即可判断样品中是否含有此种微生物，并且还可以通过测定放射性强度以考查样品中微生物数量。

## 二、蛋白质工程

蛋白质工程是利用 X 射线衍射和电子计算机图像显示计算，确定天然蛋白质的三维构想和活性部位，分析设计需要改造的氨基酸残基，然后采用基因定位突变的方法，修饰或人工合成基因，按照设计改造天然蛋白质或酶，提高其应用价值。蛋白质工程可以按照人类的需求创造出原来不曾有过、具有不同功能的蛋白质及其新产品，或生产具有特定氨基酸顺序、高级结构、理化性质和生理功能的新型蛋白质，可以定向改造酶的性能，生产新型功能性食品。

**1. 改善凝乳酶性质**

在干酪加工中，凝乳酶作为重要的凝结剂而被广泛应用。在动物凝乳酶供应紧缺的情况下，市场上开发出了多种微生物凝乳酶。但由于其他酶类在特异性、凝结活性、蛋白分解活性、最适 pH、热稳定性等性质上与天然凝乳酶有一定的差异，因此在食品加工中易引起产量降低和成熟中出现不良风味的缺点。通过凝乳酶蛋白质工程技术的研究，目前已经在解释酶的某些结构与功能性质、基团与功能性质、酶的翻译和激活等方面取得了一定进展，在改变酶的某些性质方面取得了一定效果。这项工程可以潜在地增强和优化凝乳酶的各项酶学性质，为凝乳酶资源的开发和在食品加工中的合理利用带来了光明的前景。

**2. 研究和优化纤维素酶的性质**

纤维素酶是糖苷水解酶的一种，它可以将纤维素水解成单糖，进而发酵成乙醇，从而解决农业、再生能源及环境污染等问题。为了更好地利用纤维素，越来越多的国内外学者开始关注纤维素酶的研究。

蛋白质工程作为一种工具用来研究纤维素酶的催化机制，主要包括对潜在活性中心氨基酸残基进行基因定点突变、体外分子定向进化和对定点突变酶进行动力学分析。通常采用基因定点突变技术对典型纤维素酶家族序列不变残基和三维构象进行确认，并通过设计新的三维复合体来对酶进行修整和探索。

## 三、细胞工程

细胞工程是在细胞水平上改造生物遗传特性和生产性能，以获得特定的细胞、细胞产品或新生物体的技术，包括细胞融合、细胞培养及细胞核移植等。利用细胞杂交、细胞培养等技术可获得遗传性状有所改良的新菌株或动植物细胞、生产食品添加剂与酶制剂等。

### 1. 细胞工程育种

在细胞水平上的原生质体制备与融合有利于实现远缘遗传物质的直接交换，促进遗传资源的创新。王建华等利用曲霉种间的原生质体融合获得了比亲本菌株淀粉酶产量提高 114%~204.81%，且耐高温性能也有所提高的新菌株。再如，大多数难以栽培的食用菌都与植物有共生或寄生关系，人工栽培出菇问题一直无法解决，原生质体融合技术则可以去除细胞壁的屏障，实现远缘杂交，为难以人工栽培的食用菌育种提供了新方法。

### 2. 细胞培养

利用细胞工程技术生产生物来源的天然食品或天然食品添加剂，是细胞工程的一个重要领域，应用范围包括生产天然药物（人参皂苷、紫杉醇、长春碱等）、食品添加剂（花青素、胡萝卜素、紫草色素、天然香料等）和酶制剂（SOD 酶、木瓜蛋白酶等）。典型的应用是用于味精生产的优良谷氨酸生产菌的育种，继而出现的必需氨基酸生产菌株的育种都应用到细胞融合技术。例如，L-苏氨酸和 L-赖氨酸均已用于生产；酱油曲霉菌经细胞融合技术选育后，酱油的品质明显提高。另外，乙醇酵母、酶制剂生产菌的育种多采用细胞工程技术，均得到了非凡的成果，在食用乙醇和食品专用酶的生产中发挥了巨大的效能。

在实验室利用细胞工程技术生产天然食品或添加剂已取得了很好的成果，为工业生产开辟了很好的前景。

## 四、酶工程

酶工程是指利用酶、细胞或细胞器等具有的特异催化功能，借助生物反应装置和通过一定的工艺手段生产出人类所需要产品。酶工程在食品工程中的应用技术已经比较成熟，包括各种酶的开发和生产、酶的分离和纯化、酶或细胞的固定化技术、固定化酶反应器的研制及酶的应用等。

### 1. 开发新型食品添加剂

近年来，在发达国家，酶工程加快了新酶源的开发，使功能性食品添加剂，如营养强化剂、低热量的甜味剂、食用纤维和脂肪替代品等得到迅速发展。例如，甜菊苷是一种非营养型功能性甜味剂，甜菊苷具有轻微的苦涩味，通过酶法改质后可除去苦涩味，从而改善了其风味。甘草中所含的甜味物质甘草苷是一种功能性甜味剂，具有补脾益气、解毒保肝、润肺止咳的功效。甘草苷经 $\beta$-葡糖苷酸酶处理，生成单葡糖苷酶基甘草酸，其甜度为甘草皂苷的 5 倍，是高甜度的甜味剂和解毒剂。

**2. 在食品保鲜中的应用**

酶制剂保鲜技术是利用酶的催化作用，防止或消除外界因素对食品的不良影响，从而保持食品原有的优良品质与特性的技术。例如，葡萄糖氧化酶加在瓶装饮料中，吸去瓶颈空隙中氧而延长保鲜期；溶菌酶对革兰氏阳性菌有较强的溶菌作用，可用于肉制品、干酪、水产品、乳制品、水果等的保鲜，且具无毒性、底物专一、高度催化、作用条件温和等优点。

**3. 在食品分析和检测中的应用**

由于酶具有特异性，因此也适合于动植物化学组分的定性和定量分析。此外，在食品中加入一种或几种酶，根据它们作用于食品中某些组分的结果，可以评价食品的质量，这是一种十分简便的方法。

## 五、发酵工程

发酵工程是指采用工程技术手段，利用微生物和有活性离体酶的某些功能，为人类生产有用的生物产品，或者直接用微生物参与控制某些生产的一种技术。现代发酵工程包括微生物资源的开发利用、微生物菌种的选育固定化细胞技术、生物反应器设计、发酵条件的利用及自动化控制、发酵产品的分离与提纯等技术。发酵工程技术涉及新食品配料、食品加工催化剂、饮料稳定剂、D-氨基酸及其衍生物制造等诸多食品工业领域。

**1. 改造传统食品加工工艺**

从植物中萃取食品添加剂不仅成本高，而且来源有限。化学合成法生产食品添加剂虽然成本低，但是化学合成率低、周期长，而且可能危害人体健康。因此，生物技术，尤其是发酵工程技术成为食品添加剂生产的首选方法。目前，利用微生物发酵生产的食品添加剂主要有维生素 C、维生素 $B_{12}$、维生素 $B_2$、甜味剂、增香剂和色素等。发酵工程生产的天然色素、天然新型香味剂正逐步取代人工合成的色素和香精。

**2. 开发大型真菌**

一些药用真菌，如灵芝、冬虫夏草、茯苓等，含有调节机体免疫功能、抗癌、防衰老的有效成分，是发展功能性食品的一个重要原料来源。对于这些名贵的药用真菌，一方面可通过野外采摘和人工种植相结合的方式进行资源收集，但是这种方式的产量低，易受天气和季节的影响；另一方面，则可以通过发酵途径实现工业化生产。例如，河北省科学院微生物研究所等筛选出了繁殖快、生物量高的优良灵芝菌株，应用于深层液体发酵研究并取得了成功，建立了一整套发酵和提取新工艺，为研制功能性食品提供更为广阔的药材原料。发酵培养虫草菌也在中国医学科学院药物研究所实现，分析其产品的化学成分和药理功效，与天然冬虫夏草基本一致。

### 六、生物技术在食品生产相关领域的应用

1）在食品包装储藏中的应用：用生物技术能开发出新型的保鲜和包装材料，替代传统的防腐剂和包装材料。

2）生物技术在食品检测中的应用：现代生物技术使食品检测实现了快速、准确、成本低的愿望。在食品卫生检验中应用的几种典型的生物技术，主要包括基因探针技术、PCR 技术、生物传感器技术和免疫法。

3）应用生物技术解决食品工业生产中的环保问题：现代生物技术在控制水污染、治理大气污染、有毒有害物质的降解、可再生资源的开发、环境监测、环境友好材料的合成、污染环境的修复及清洁生产等与食品工业可持续发展密切相关的各个方面生物技术均发挥着极其重要的作用。

4）利用生物技术手段生产保健食品功能成分，如 L-肉碱、活性多肽、抗体等。为保健食品工业发展提供充足的原材料。

5）按照需要的目的构建工程菌。

---

### 附录：按照卫生部卫法监发［2002］51 号中的规定

#### 既是食品又是药品的物品名单

丁香、八角茴香、刀豆、小茴香、小蓟、山药、山楂、马齿苋、乌梢蛇、乌梅、木瓜、火麻仁、代代花、玉竹、甘草、白芷、白果、白扁豆、白扁豆花、龙眼肉（桂圆）、决明子、百合、肉豆蔻、肉桂、余甘子、佛手、杏仁（甜、苦）、沙棘、牡蛎、芡实、花椒、赤小豆、阿胶、鸡内金、麦芽、昆布、枣（大枣、酸枣、黑枣）、罗汉果、郁李仁、金银花、青果、鱼腥草、姜（生姜、干姜）、枳子、枸杞子、栀子、砂仁、胖大海、茯苓、香橼、香薷、桃仁、桑叶、桑椹、橘红、桔梗、益智仁、荷叶、莱菔子、莲子、高良姜、淡竹叶、淡豆豉、菊花、菊苣、黄芥子、黄精、紫苏、紫苏籽、葛根、黑芝麻、黑胡椒、槐米、槐花、蒲公英、蜂蜜、榧子、酸枣仁、鲜白茅根、鲜芦根、蝮蛇、橘皮、薄荷、薏苡仁、薤白、覆盆子、藿香。

#### 可用于保健食品的物品名单

人参、人参叶、人参果、三七、土茯苓、大蓟、女贞子、山茱萸、川牛膝、川贝母、川芎、马鹿胎、马鹿茸、马鹿骨、丹参、五加皮、五味子、升麻、天门冬、天麻、太子参、巴戟天、木香、木贼、牛蒡子、牛蒡根、车前子、车前草、北沙参、平贝母、玄参、生地黄、生何首乌、白及、白术、白芍、白豆蔻、石决明、石斛（需提供可食用证明）、地骨皮、当归、竹茹、红花、红景天、西洋参、吴茱萸、怀牛膝、杜仲、杜仲叶、沙苑子、牡丹皮、芦荟、苍术、补骨脂、诃子、赤芍、远志、麦门冬、龟甲、佩兰、侧柏叶、制大黄、制何首乌、刺五加、刺玫果、泽兰、泽泻、玫瑰花、玫瑰茄、知母、罗布麻、苦丁茶、金荞麦、金樱子、青皮、厚朴、厚朴花、姜黄、枳壳、枳实、柏子仁、珍珠、绞股蓝、葫芦巴、茜草、荜茇、韭菜子、首乌

藤、香附、骨碎补、党参、桑白皮、桑枝、浙贝母、益母草、积雪草、淫羊藿、菟丝子、野菊花、银杏叶、黄芪、湖北贝母、番泻叶、蛤蚧、越橘、槐实、蒲黄、蒺藜、蜂胶、酸角、墨旱莲、熟大黄、熟地黄、鳖甲。

### 保健食品禁用物品名单

八角莲、八里麻、千金子、土青木香、山莨菪、川乌、广防己、马桑叶、马钱子、六角莲、天仙子、巴豆、水银、长春花、甘遂、生天南星、生半夏、生白附子、生狼毒、白降丹、石蒜、关木通、农吉痢、夹竹桃、朱砂、米壳（罂粟壳）、红升丹、红豆杉、红茴香、红粉、羊角拗、羊踯躅、丽江山慈姑、京大戟、昆明山海棠、河鲀、闹羊花、青娘虫、鱼藤、洋地黄、洋金花、牵牛子、砒石（白砒、红砒、砒霜）、草乌、香加皮（杠柳皮）、骆驼蓬、鬼臼、莽草、铁棒槌、铃兰、雪上一枝蒿、黄花夹竹桃、斑蝥、硫黄、雄黄、雷公藤、颠茄、藜芦、蟾酥。

# 第五章　膳食指南与公共营养

## 第一节　合理营养与平衡膳食

### 一、概述

在现代生活中，人们的饮食观念随着生活水平的提高和饮食科学的发展而不断更新，对膳食的要求不再满足于吃饱、吃好，健康营养正逐渐成为人们餐饮消费的价值取向，在追求食物美味的同时，更注重食物的合理选择和搭配，以达到营养和健康的要求。

人体对营养素的需要是多方面的，如蛋白质、脂肪、碳水化合物、矿物质、维生素等。各种营养素之间既相互影响又相互补充。世界上没有任何一种天然食物能够全面满足人体对各种营养素的需要，因此，为了满足人体多方面的营养需要，必须尽量做到食物的合理搭配和营养平衡。只有食物搭配合理、营养素齐全和平衡的膳食结构，才能满足人体的正常需要，有利于健康。对人体的生长发育起着十分重要的作用。

所谓合理营养，就是合理地掌握膳食中各种食物的数量、质量及其比例搭配，以及卫生质量的要求；并通过烹调加工来改进膳食，使之适应人体的消化机能和感官需要，从而使人体的营养生理需求与人体通过膳食摄入的各种营养素之间建立起平衡关系。

平衡膳食是指膳食中所含营养素不仅种类齐全、数量充足，而且配比适宜，既能满足机体的生理需要，又可避免因膳食构成的营养素比例不当，甚至某种营养素缺乏或过剩所引起的营养失调。此膳食供给的营养素与身体所需的营养保持平衡，从而对促进身体健康能发挥最好的作用。

合理营养是使人体的营养生理需求与人体通过膳食摄入的多种营养素之间建立起平衡关系，这种平衡关系是通过平衡膳食的各个具体措施来实现的。平衡膳食就是为人体提供足够的能量和适当比例的各类营养素，以保持人体新陈代谢的供需平衡，并通过合理烹调、合理的膳食制度等措施，使膳食更适合人体的生理和心理需求，达到合理营养的目的。

### 二、平衡膳食的意义

目前我国农村仍有极少部分贫困人口，尚未解决温饱问题，营养不良问题依然广泛存在。先富起来的农民，因富而病、因病而返贫的大有人在。1995年全国学生体质健康调查表明，7～18岁学生比10年前平均身高增加3.09cm，平均体重增加2.05kg，但同时还存在着蛋白质、脂肪、糖类营养过剩、体重超标、肥胖儿增多的问题。胖男孩由1985年的2.75％增加到1995年的8.65％，胖女孩由3.38％增加到7.18％。尤其不容忽视的是城市男生肥胖儿高达12.03％。这种状况会对儿童的体质、智力产生不良影响，并为心血管疾病、糖尿病等病症埋下隐患。营养平衡的重要性还在于它是造就一个强大民族、繁荣一个民族的手段。

## 三、平衡膳食的措施

具体包括合理的膳食制度、合理制定食谱、合理选料与切配、合理的烹调制作4个环节。

### 1. 合理的膳食制度

合理的膳食制度，即合理地安排一天的餐次，两餐之间的间隔和每餐的数量与质量，使进餐与日常生活制度和生理状况相适应，还要与消化过程相协调。膳食制度如果安排适当，可以提高劳动、工作和学习效率。膳食制度主要包括每日餐次、用餐时间和食物分配等内容。

（1）每日餐次

我国人民的生活习惯，成人一般每日三餐。在正常情况下，这种三餐制是比较合理的。两餐之间的间隔，既不应太长，也不可太短。间隔太短，上餐的食物在胃中尚未排空，又要进食下餐，消化器官得不到适当休息，不易恢复功能，必然要影响食欲和消化。一般混合食物在胃中停留的时间约为4.5h，因此两餐的间隔以4～6h较为合适。

（2）用餐时间

每日用餐时间应与一日的活动内容和休息时间相适应。用餐时间可作如下安排：早餐，7：00；午餐，12：00；晚餐，18：00。或是均向后推延半小时，间隔均在5～6h，用餐时具有旺盛的食欲有利于消化吸收。

（3）食物分配

各餐的数量分配应根据劳动需要和生理状况安排，比较合理的能量分配，应该是午餐量稍多、早餐和晚餐量较少。例如，早餐占全天总能量的30%，午餐占40%，晚餐占30%，总之应根据劳动状况和生活习惯来安排。不可忽视早餐的重要性。因为前一天晚餐与次日清晨已相隔十余小时，又加上整个上午一般都是重要的工作、劳动或上课学习时间，故早餐的数量不应太少，同时还要适当注意质量。在现实生活中，由于早餐的时间过于紧张，个别人不吃早餐，或者吃得过少，能量供给偏低，使脑力、体力均下降而影响工作效率或学习效率，这对于上学的儿童更为不利。

午餐应是营养平衡、占比例稍多的一餐。午餐前后都是工作时间，既要补偿午餐前的能量消耗，又要供给下午活动所需的能量，因此在三餐中占能量较多，蛋白质食品与脂肪食品可稍多一些。在主食之外，应有新鲜蔬菜和完全蛋白质食品，组成合理营养平衡的一餐。

晚餐应是营养平衡而稍清淡的一餐。按照合理营养的要求，晚餐的能量供给不宜过高，因夜间人体活动少，是休息的时间，入眠后，能量消耗降低，故晚餐不宜吃得过饱，以免增加胃肠负担而影响睡眠。晚餐营养过剩易发胖，血脂易于在血管壁上沉积。晚餐应有适量的主食，适量的肉食、豆制品之类，以及丰富的新鲜蔬菜。

### 2. 合理制定食谱

食谱的基本内容包括每天食物的种类与数量和菜肴的名称。编食谱的目的是为了使人体有计划地得到所需要的能量和营养素。食谱一般有一日食谱或每周食谱等，可根据不同需要来定。

### 3. 合理选料与切配

合理地选择、利用与调剂原料、配料同样是具体实施平衡膳食的重要环节。它除了对菜肴的质与量、感官性状、食品成本等有重要影响外，对菜肴的营养卫生有着更密切的关系。在选料和切配时要注意与平衡膳食有关的几点要求：①必须高度重视原料的卫生要求和新鲜度；②清洗切配过程中要注意减少营养素的损失；③要重视合理配菜，使菜肴的营养成分更趋合理。

### 4. 合理的烹调制作

合理烹调就是对食物原料进行合理的搭配、整理和清洗，采用合理的刀工和烹调方法，使制成的饮食成品尽可能多地保存原有营养素，合乎卫生要求，具有色、香、味、形、质都良好的感官性状，以维持或提高食物的营养价值，达到刺激食欲，促进消化吸收，使食用者的生理需求和心理需求都得到合理满足的目的。概括地说，就是通过烹调使食物满足卫生、营养、美观三方面的要求。合理烹调的作用有以下几点。

(1) 通过对食物原料的合理调配，全面满足人体对营养素的生理需求并能刺激食欲

不同原料所含营养素的种类、数量各不同，作为膳食如果品种单一则难以保证人体得到全面充足的营养素。因此选配膳食中物的品种数量时，首先要考虑其中营养成分的配合，使之能满足人体的生理需求。例如，猪肉含蛋白质丰富但脂肪含量高，若配以适量青菜进行烹制，既可减轻油腻感，又可补充猪肉缺乏的维生素 C 和粗纤维。

(2) 合理的烹调能使食物原料发生有利于人体消化吸收的物理和化学变化

能供人们选用的食物原料品种繁多、成分复杂，加上烹调方法多种多样，因此在烹调过程中食物发生的变化是十分复杂的。合理烹调应促使这些变化向有利于人体消化吸收的方向发展。许多原料经过切配烹制，它们的体积、质地、成分变得更利于人们的食用和消化。

(3) 合理烹调要求对原料进行无害处理，保证食品卫生

由于各种原因，许多烹调原料常带有致病性微生物、寄生虫或被有害物质污染过，有的原料本身还含有毒素。经过整理、清洗等许多正确方法的处理，就可以避免或减轻对人体的危害。例如，木薯、白果经过充分漂洗，能除去所含毒素；凉拌蔬菜经过严格清洗与消毒就可以放心食用。

(4) 通过合理烹调，除去原料的异味和杂质，改善菜肴的感官性状

不少原料虽营养丰富，但本身带有腥臊异味，或有不宜食用的杂质，要靠烹调加工除去这些令人不快的异味和杂质、增添受人欢迎的能刺激食欲的气味、色泽等。例如，鱼肉原有腥味，经过加热烹制，配以葱、姜、料酒等，就可去除腥味而成佳肴。有的原料自身鲜香味缺乏，如豆腐、海参等，要靠烹调来改善其品质，满足人们的口味要求。各种调味变化是提高菜肴感官性状的重要条件之一，如果调味不合理，则往往导致菜肴制作失败。

(5) 合理烹调应尽量减少原料中营养素的损失

为制作花色繁多、味美可口的佳肴，就要采用各种烹调手段。在这个过程中，不可避免地会使原料中的某些营养素受到不同程度的破坏或流失，如高温油炸、烘烤食物，

面点制作中加碱等。要减少这些损失，就要注意烹调方法的合理性，要在讲求菜肴色、香、味、形的同时，较多地采用使营养成分损失少的烹调方法，如青菜洗后再切，急火快炒，原料挂糊上浆后再油炸等。对那些营养成分损失大，甚至会产生有害物质的烹调方法，如烧烤、烟熏、高温干炸等要尽量少用。另外，合理的烹调还表现在针对特殊人群的不同生理状况采用不同的正确烹调方法上。

## 第二节　膳食结构与膳食指南

### 一、膳食与膳食类型

**1. 膳食**

人每天都需要进食，简单地说，膳食就是人们有规律进食的食物或食品。

**2. 膳食结构的概念**

膳食结构是指一定时期内特定人群膳食中各类食物的数量及其在膳食中所占的比例。膳食结构不仅反映人们的饮食习惯和生活水平高低，同时也反映一个民族的传统文化，一个国家的经济发展和一个地区的环境和资源等多方面的情况。由于影响膳食结构的这些因素是在逐渐变化的，因此膳食结构不是一成不变的，通过适当的干预可以促使其向更利于健康的方向发展。

**3. 膳食类型**

膳食类型即人们长期、经常进食食物的质与量的组成及烹调方式的类型，在实际生活中，由于地区、气候、民族或个人信仰与生活习惯等的不同，可以有不同的膳食类型。

（1）素膳

主要或完全是由植物性食品构成，因此，也称植物性膳食（vegetarian diet），分为纯素膳和广义素膳两种膳食类型。纯素膳是完全不含动物性食品的膳食，主要由谷类、豆类、水果和蔬菜等植物性食品组成的膳食。此外，在纯素膳中尚有部分生食膳，这似乎难以满足人体全面的营养需要。广义素膳是完全无肉的膳食，即仅排除由屠宰动物制成食品的膳食，有乳素膳和蛋乳素膳的区别。乳素膳除植物性食品外还含有乳和乳制品，蛋乳素膳则还包括蛋和蛋制品。广义素膳可以保证食品营养与健康机体达到氮平衡，营养价值高于纯素膳。

（2）混合膳食

由植物性食品和动物性食品组成，具有更好的营养作用，实际应用最为广泛，人们平时一日三餐食用的即为混合膳食（mixed diet）。

### 二、不同国家的膳食结构

膳食结构又称食物结构，它是指居民每日膳食中所消费的食物种类及其数量的相对构成。由于世界各国在自然环境条件、历史文化、经济发展水平、民俗生活和饮食习惯上的差异，各国、各地区、各民族人群的膳食结构也有明显的不同。

**1. 我国传统的膳食结构**

中国的饮食文化传统源远流长，中华饮食文化和中国烹调技艺更是世界各国饮食文化中的翘楚。中国菜不仅以其色、香、味、形俱佳为世人称道，而且从现代营养学观点看，中国传统膳食在避免欧美发达国家膳食模式所带来的所谓"文明病"方面很有效果。

我国传统的膳食结构以植物性食物为主，动物性食物为辅。膳食中强调荤素结合，蔬菜和水果类较为丰富，肉类、乳类较少，糖的摄入量较少，烹调油以植物性油脂为主，喜饮茶，烹调加工方法多样，以熟加工为主，生加工为辅，食品多不做精细加工。据 2002 年中国居民营养与健康状况调查显示，我国城乡居民能量及蛋白质摄入得到基本满足，肉、禽、蛋等动物性食物消费量明显增加，优质蛋白质比例上升。城乡居民动物性食物分别由 1992 年的人均每日消费 210g 和 69g 上升到 248g 和 126g。与 1992 年相比，农村居民膳食结构趋向合理，优质蛋白质占蛋白质总量的比例从 17％增加到 31％，脂肪供能比由 19％增加到 28％，碳水化合物供能比由 70％下降到 61％。我国传统膳食结构具有以下特点：①以谷类为主的饮食结构使得碳水化合物成为热能最经济、最主要的来源，这正是西方发达国家营养和医学界一直推荐的膳食结构；②丰富的蔬菜水果，且不做精细加工，保证了充足的膳食纤维摄入，降低了消化系统疾病及肠癌的发病率；③豆腐、豆浆等豆制品的较多摄入，使之成为一个健康、经济的蛋白质来源；④饮茶、吃水果和甜食少，减少了糖的过多摄入；⑤丰富的调料，如葱、姜、蒜、辣椒等，起到杀菌、降脂、增加食欲、助消化等功能。

目前我国膳食结构也存在着营养缺乏与营养结构失衡的双重挑战，城市的中高收入群体膳食西方化的趋势明显，膳食高蛋白、高脂肪、低纤维、低谷类导致营养过剩，肥胖症、高血压、糖尿病、癌症等营养相关疾病发病率上升。而城市与农村低收入群体中也存在营养不良和营养缺乏的问题。

**2. 欧美膳食结构**

以美国为代表的欧美膳食结构，表现为"三高一低"的特点，即高热能、高蛋白、高脂肪和低纤维。谷物消费量少，动物性食物消费量大，谷物消费量人均仅 160～190g/d；动物性食物、肉类约 280g/d；奶及奶制品 300～400g/d 以上；蛋类 40g/d 左右。

平均每人每天获得的蛋白质在 100g 以上，脂肪在 130～150g，热能高达 3300～3500kcal，处于营养过剩状态。但美国人烹调油用量较少、放盐少、动物内脏食用量较低。这种膳食构成的后果是易导致肥胖症、高血压、冠心病、糖尿病等与膳食相关疾病的高发率。因而，这些国家的政府和营养机构提出的膳食调整方案包括增加谷类食物摄入量，减少脂肪的摄入量，脂肪提供的能量占总能量 30％以下，同时减少饱和脂肪酸及增加不饱和脂肪酸，胆固醇摄入量每天小于 300mg。

**3. 日本膳食结构**

日本膳食中动物性和植物性食物消费量比较均衡，能量、蛋白质、脂肪、碳水化合物摄入量基本符合营养要求，膳食结构比较合理。其中植物性食物占较大比例，但动物性食物仍有适当的数量，尤其是鱼类占较大比例。人均肉类消费量 62g/d、牛奶及奶制品 168g/d、鸡蛋 39g/d、鱼贝类 95g/d，饮食中动物蛋白质占蛋白质总量的 45%～50%，其中水产品蛋白质又占动物蛋白质摄入量的 50%，蛋白质和脂肪均达到 80g 以上，比较符合人体的正常需要。平均每人每天摄入热能约 2600kcal，低于欧美发达国家。碳水化合物、蛋白质、脂肪分别占总能量的 59.2%、12.8%、28.0%。这种膳食既保留了东方膳食的特点，又吸取了西方膳食的长处，膳食结构基本合理。

**4. 地中海式膳食结构**

这种以蔬菜、水果、豆类、全谷物面包、鱼和橄榄油为主并辅以少量肉类的饮食结构，不但可以让人获得均衡的营养，而且长期食用让人健康长寿，能够有效地减少心脏病的发病率。经常食用的食物有橄榄油、番茄、大蒜、洋葱、深海鱼、蔬菜、野菜、谷物、水果和红葡萄酒等。地中海人的食用油（主要为橄榄油）摄入量比美国、日本等国居民都高得多，而心血管疾病发病率明显低于美国和日本等国居民。

**5. 发展中国家和不发达国家膳食结构**

其特点是以植物性食物为主，动物性食物较少，膳食质量不高，蛋白质、脂肪摄入量都低。据联合国粮食及农业组织统计，20 世纪 80 年代中期这些国家的人均能量摄入量为 2000～2300kcal、蛋白质 50g 左右、脂肪 30～40g，能量勉强满足需要，蛋白质、脂肪摄入不足，营养缺乏病仍然是这些国家的严重社会问题。

## 三、中国居民膳食指南

（一）膳食指南的含义

**1. 促进人民健康**

通过《中国居民膳食指南》的贯彻实施，指导人们合理用膳，更直接地用营养学知识合理选择与搭配食物，平衡膳食，合理营养，促进人民健康，减少与膳食有关的疾病。

**2. 指导工农业生产**

以营养指导消费，以消费指导生产，使工农业生产规划符合人民生活的需要。

**3. 营养学理论与实际结合**

营养学理论结合国家实际，解决存在的营养问题，反过来又促进营养学的基础理论研究。

（二）中国居民膳食指南

**1. 食物多样，谷类为主，粗细搭配**

粗细搭配含有两层意思：一是要适当多吃一些粗粮，即相对于大米、白面这些细粮以外的谷类及杂豆，包括小米、高粱、玉米、荞麦、燕麦、薏米、红小豆、绿豆、芸豆等；二是针对目前谷类消费的主体是加工精度较高的精米白面，要适当添加一些加工精度低的米面。相对于大米白面，其他粗粮中的膳食纤维、B 族维生素和矿物质含量要高得多。粗细搭配、适当多吃粗粮可避免肥胖和糖尿病等慢性疾病的发生。与细粮相比较，粗粮更有利于防止高血糖。在主食摄入量一定的前提下，如果每天食用85g 全谷类食品能够减少若干慢性疾病的发病风险，还可以帮助控制体重。谷物是人体能量的主要来源，也是最经济的能源食物，一般成年人每人每天摄入 250～400g 为宜。一般人群食用粗粮的量应占谷物总量的 20%，即每天最好吃 50～100g 粗粮。

**2. 多吃蔬菜、水果和薯类**

鉴于深色蔬菜的营养优势，应特别注意摄入深色蔬菜，使其占到蔬菜总摄入量的一半。此外，还要注意增加十字花科蔬菜、菌藻类食物的摄入。常见的深绿色蔬菜有菠菜、油菜、芹菜、空心菜、西兰花、小葱、韭菜、茼蒿等；常见的红色、橘红色蔬菜有番茄、胡萝卜、南瓜、红辣椒等；常见的紫红色蔬菜有红苋菜、紫甘蓝等。吃马铃薯、芋头、莲藕、山药等含淀粉比较多的蔬菜时，要适当减少主食以避免能量摄入过多对身体健康造成危害。水果摄入量每天 200～400g，蔬菜的摄入量每天300～500g。

**3. 每天吃奶类、大豆或其制品**

乳糖不耐症患者可以选用低乳糖奶及其制品，如酸奶、奶酪等。另外，乳糖不耐症患者注意避免空腹饮奶。这是因为空腹时牛奶通过胃肠道的时间短，其中乳糖不能被很好地吸收而较快地进入大肠。因此，应在正餐饮奶，也可以在餐后 2h 左右饮奶。其次，饮奶要注意搭配一些食物。最后，采取少饮多餐的方法饮奶，建议从 50ml 开始逐步增减饮奶量。

每人每天应饮奶 300g 或相当量的奶制品（奶粉、酸奶等），每人每天摄入 40g 大豆或大豆制品。40g 大豆相当于 200g 豆腐、100g 豆腐干、30g 腐竹、700g 豆腐脑、800g 豆浆。

**4. 经常吃适量鱼、禽、蛋和瘦肉**

鱼、禽、蛋、瘦肉等动物性食物是优质蛋白质、脂溶性维生素和矿物质的良好来源。动物蛋白质的氨基酸组成更适合人体需要，且赖氨酸含量较高，有利于补充植物性蛋白质中赖氨酸的不足。肉类中铁的利用较好，鱼类特别是海产鱼肝含维生素 A 极为丰富，还富含维生素 $B_2$、叶酸等。但有些脏器如脑、肾等所含胆固醇相当高，对预防心血管系统疾病不利。我国相当一部分城市和绝大多数农村居民平均吃动物性食物的量还不够，应适当增加摄入量。但城市居民食用动物性食物过多，吃谷类和蔬菜不足，对健康不利。

肥肉和荤油为高能量和高脂肪食物，摄入过多往往会引起肥胖，并是导致某些慢性病的危险因素，应当少吃。目前猪肉仍为我国人民的主要肉食，猪肉脂肪含量高，应发展瘦肉型猪。鸡、鱼、兔、牛肉等动物性食物含蛋白质较高，脂肪较低，产生的能量远低于猪肉。应大力提倡吃这些食物，适当减少猪肉的消费比例。

**5. 减少烹调油用量，吃清淡少盐的食物**

脂肪是人体能量的重要来源之一，可为人体提供必需脂肪酸，有利于脂溶性维生素的消化吸收。但是，脂肪摄入过多会引起各种心血管疾病。膳食盐的摄入量过高与高血压有密切的关系。2002 年中国居民营养与健康调查表明，我国城乡居民平均每天摄入的烹调油 42g，远远高于 1997 年膳食指南推荐值 25g。平均每天食盐摄入量为 12g，是世界卫生组织建议值的 2.4 倍。由此引发的相关疾病患病率显著上升，食用油和食盐摄入过多已经是我国城乡居民共同存在的营养问题。建议每人每天烹调用油用量为 25～

30g；食盐摄入量不要超过 6g，包括酱油、酱菜、酱中的食盐含量。以下方法可以用有限的食用油烹调出美味佳肴：首先，合理选择有利于健康的烹调方法，烹调时尽可能不用烹调油或少用烹调油，如蒸、煮、炖、焖及急火快炒等方法，用煎的方法代替油炸也能够减少烹调油的摄入；其次，坚持家庭定量用油，控制总量，要逐步养成习惯培养自觉行为，对防止慢性疾病大有好处。

要减少食盐摄入量，首先要纠正口味过咸而过量添加食盐和酱油的不良饮食习惯。习惯过咸食物者，为满足口感需要，可在烹制菜肴时添加少量的食醋提高菜肴的鲜香度，以此帮助自己适应少盐食物；烹制菜肴时如果加糖的话会掩盖咸味，因此不能仅凭品尝来判断食盐是否过量，应该用量具更准确；此外，还要注意减少酱菜、腌制食品及其他过咸食品的摄入量。尽管世界卫生组织推荐每日食盐的摄取量为 5g 以下，鉴于我国居民食盐实际摄入量与目前 6g 有较大差距，因此仍然建议 6g 摄入量。

**6. 食不过量，天天运动，保持正常体重**

由于生活方式的改变，身体活动减少、进食量相对增加，我国超重和肥胖的发生率正在逐年增加，这是心血管疾病、糖尿病和某些肿瘤发病率增加的主要原因之一。运动不仅有助于保持正常体重，还能够降低患高血压、中风、冠心病、Ⅱ型糖尿病、结肠癌、乳腺癌和骨质疏松等慢性疾病的风险；同时还有助于调节心理平衡，有效缓解压力，缓解抑郁和焦虑症状，改善睡眠。

**7. 三餐分配要合理，零食要适当**

合理安排一日三餐的时间及食量，进餐定时定量。要天天吃早餐并保证其营养充足，午餐要吃好，晚餐要适量。早餐提供的能量应占全天总能量的 25%～30%，午餐应占 30%～40%，晚餐应占 30%～40%，可根据职业、劳动强度和生活习惯进行适当调整。一般情况下，早餐安排在 6:30～8:30，午餐在 11:30～13:30，晚餐在18:00～20:00 进行为宜。进餐时间不宜过短或过长，以早餐 15～20min、午餐及晚餐 30min 左右为宜。从事夜间工作或学习的人，可适当加餐，如一杯牛奶、几片面包、一个苹果或香蕉等，以清淡为宜。

此外，注意不暴饮暴食。暴饮暴食是一种危害健康的饮食行为，是引起胃肠道疾病和其他疾病的一个重要原因。突然改变饮食习惯摄入过多的食物可能会引起胃肠功能失调，严重的甚至引发急性胃肠炎、急性胆囊炎等症状。不应该经常在外就餐，这是因为在餐馆就餐的能量摄入量远远高于家庭就餐的摄入量，在外就餐引起的饮食模式变化是肥胖、糖尿病及心血管疾病等慢性病患病风险增加的因素之一。因此，尽可能回家与家人共同进餐。和家人共同进餐可以营造出温馨的家庭氛围，有利于消化液的分泌、食物的消化吸收。和家人进餐时要避免在餐桌上谈论不愉快的话题或者争吵，避免在餐桌上训斥孩子影响孩子进食。

零食作为营养补充，可以合理选用，但来自零食的能量应计入全天能量摄入之中。零食分为三类："绿灯"零食可经常食用，包括低脂、低糖、低盐类的食品。

**8. 每天足量饮水，合理选择饮料**

人体对水的需要量主要受年龄、身体活动、环境温度等因素影响，故每天饮水量的变化很大。一般情况下，建议在温和气候条件下生活的轻体力劳动者每天最少饮用

1200ml 水。在高温环境下劳动或者运动，大量出汗使人体丢失水分和电解质。对身体活动水平比较高的人来说，每天的饮水量为 2000～16 000ml。在一般环境温度下，运动员、农民、军人、建筑工人、矿工、消防队员等身体活动水平较高的人群，日常工作中有大量的体力活动，都会因出汗造成水的大量缺失，因此要注意额外补充水分，同时需要考虑补充生理盐水。

合理选择饮料。选择饮料应该根据自己的身体状况而定。果蔬汁饮料可以补充水溶性维生素、矿物质和膳食纤维；运动大量出汗时可以选择富含电解质的运动饮料；对于需要控制能量摄入的人群，可以在同类饮料中选择能量低的饮料。此外要注意不要以饮料代替水的摄取。

由于大部分饮料中含有蔗糖，饮用后要注意口腔卫生，防止产生龋齿。口腔中有很多细菌，特别是变形链球菌，能够使糖和食物残渣发酵产生大量的酸性物质，参与形成菌斑基质，为细菌黏附牙齿表面提供条件并为细菌新陈代谢提供能量。碳酸饮料的 pH 很低，长期饮用会造成牙齿酸蚀症。为避免高糖和高酸度饮料对牙齿的损害，饮用饮料之后要喝水漱口。

### 9. 如饮酒应限量

在节假日、喜庆和交际的场合，饮酒是一种习俗。尤其是在我国经济高速发展的今天，社会交往日趋增多，迎来送往成为一种沟通情感的方式。面对快节奏的生活和紧张繁重的工作，饮酒也不失为一种消遣。但是，无节制地饮酒会使食欲下降，食物摄入量减少，以致发生多种营养素缺乏、急慢性酒精中毒、酒精性脂肪肝，严重时还会造成酒精性肝硬化。过量饮酒还会增加患高血压、中风等疾病的危险，并可导致事故及暴力事件发生概率的增加，对个人健康和社会安定都是有害的，应该严禁酗酒。另外，饮酒还会增加患某些癌症的危险。高度酒含能量高，白酒基本上是纯能量食物，不含其他营养素。若饮酒尽可能饮用低度酒，并控制在适当的限量内。还要积极倡导文明饮酒，不提倡过度劝酒，切忌一醉方休或借酒浇愁的不良饮酒习惯。建议成年男性一天饮用酒的乙醇量不超过 25g，相当于啤酒 750ml，或者葡萄酒 250ml，或者 38 度白酒 75g，高度白酒 50g；成年女性一天饮用酒的乙醇量不超过 15g，相当于啤酒 450ml，或者葡萄酒 150ml。

孕妇和儿童青少年应忌酒。孕妇饮酒可能对胎儿发育带来不良后果。实验表明，乙醇会影响胎儿大脑各个阶段的发育。儿童正处于生长发育阶段，各脏器功能发育还不完善，此时饮酒对身体健康损害甚为严重。儿童即使饮少量的酒，其注意力、记忆力也会有所下降，思维速度变得迟缓。特别是儿童对乙醇的解毒能力弱，饮酒过量轻则会头痛，重则会造成昏迷甚至死亡。此外，某些特定场合，有些人即使适量饮酒也会造成不良后果。例如，准备驾车、操纵机器，或者从事其他需要注意力集中、技巧或者协调能力的人工作期间更是不能饮酒。

### 10. 吃新鲜卫生的食物

新鲜食物是指存放时间短的食物，如收获不久的粮食、蔬菜和水果，新近宰杀的畜、禽肉或刚烹调的饭菜等。储存时间过长就会引起食物内在质量及感官品质的变化，即食物变质。一般说来，食物放置时间过长就会引起变质，可能产生对人体有毒有害的物质。另外，食物中还可能含有或混入各种有害因素，如致病微生物、寄生虫和有毒化学物等。吃新鲜卫生的食物是防止食源性疾病、实现食品安全的根本措施。正确采购食物是保证食物新鲜卫生的第一关。烟熏食品及有些加色食品可能含有苯并芘或亚硝酸盐等有害成分，不宜多吃。食物合理储藏可以保持新鲜，避免受到污染。高温加热能杀灭食物中大部分微生物，延长保存时间；冷藏温度常为 4～8℃，只适于短期储藏；而冻藏温度低达 −23～−12℃，可保持食物新鲜，适于长期储藏。烹调加工过程是保证食物卫生安全的一个重要环节。需要注意保持良好的个人卫生及食物加工环境和用具的洁净，避免食物烹调时的交叉污染。食物腌制要注意加足食盐，避免高温环境。有一些动物或植物性食物含有天然毒素，为了避免误食中毒，一方面需要学会鉴别这些食物，另一方面应了解对不同食物去除毒素的具体方法。

（三）中国居民平衡膳食宝塔

　　中国居民平衡膳食宝塔是根据中国居民膳食指南，结合中国居民的膳食结构特点设计的。它把平衡膳食的原则转化成各类食物的质量，并以直观的宝塔形式表现出来，便于群众理解和在日常生活中实行。平衡膳食宝塔提出了一个营养上比较理想的膳食模式（图 5-1）。

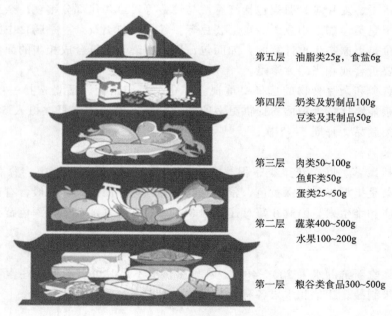

第五层　油脂类25g，食盐6g

第四层　奶类及奶制品100g
　　　　豆类及其制品50g

第三层　肉类50~100g
　　　　鱼虾类50g
　　　　蛋类25~50g

第二层　蔬菜400~500g
　　　　水果100~200g

第一层　粮谷类食品300~500g

图 5-1　中国居民膳食平衡宝塔

**1. 中国居民平衡膳食宝塔结构内容说明**

　　平衡膳食宝塔共分 5 层，包含每天应吃的主要食物种类。宝塔各层的位置和面积不同，这在一定程度上反映出各类食物在膳食中的地位和应占的比例。谷类食物位居底层，每人每天应吃 300～500g；蔬菜和水果占据第二层，每天分别应吃 400～500g 和

100～200g；鱼、禽、肉、蛋等动物性食物位于第三层，每天应吃鱼虾类 50g，畜、禽、肉 50～100g，蛋类 25～50g；奶类和豆类食物合占第四层，每天应当吃相当于鲜奶 100g 的奶类及奶制品和相当于干豆 50g 的大豆及制品；第五层塔顶是烹调油和食盐，每天不超过 25g，食盐不超过 6g。宝塔没有建议食糖的摄入量。因为我国居民现在平均吃食糖的量还不多，少吃些或适当多吃些可能对健康的影响不大。但多吃糖有增加龋齿的危险，尤其是儿童、青少年不应吃太多的糖和含糖食品。食盐和饮酒的问题在《中国居民膳食指南》中已有说明。

### 2. 膳食宝塔建议的食物量

膳食宝塔建议的各类食物摄入量都是指食物可食部分的生重。各类食物的质量不是指某一种具体食物的质量，而是指一类食物的总量，因此，在选择具体食物时，实际质量可以在食物互换表中查询。例如，建议每日 300g 蔬菜，可以选择 100g 油菜、50g 胡萝卜和 150g 圆白菜，也可以选择 150g 韭菜和 150g 黄瓜。

膳食宝塔中例示的各类食物的建议量的下限为 7550kJ（1800kcal）的建议量，上限为能量水平 10 900kJ（2600kcal）的建议量。

（1）谷类、薯类及杂豆

谷类包括小麦面粉、大米、玉米、高粱等及其制品，如米饭、馒头、烙饼、玉米面饼、面包、饼干、麦片等。薯类包括红薯、马铃薯等，可替代部分粮食。杂豆包括大豆以外的其他干豆类，如红小豆、绿豆、芸豆等。谷类、薯类及杂豆是膳食中能量的主要来源。建议量是以原料生重计算的，如面包、切面、馒头应折合成相当的面粉量，而米饭、大米粥要折合成相当的大米量。

谷类、薯类和杂豆食物的选择要重视多样化、粗细搭配，适量选择一些全谷类制品。谷类杂粮能够比精米精面粉提供更多的膳食纤维，因此建议每次摄入 50～100g 的粗粮或全谷类制品，每周 5～7 次。

（2）蔬菜

蔬菜包括嫩茎、叶、花菜类、根菜类、鲜豆类、茄果类、瓜菜类、葱蒜类及菌藻类。深色蔬菜是指深绿色、深黄色、紫色、红色等颜色深的蔬菜，一般含有比较丰富的植物化学物质和维生素，因此在每日建议的 300～500g 新鲜蔬菜中，深色蔬菜最好占一半以上。

（3）水果

建议每天吃新鲜的水果 200～400g。在鲜果供应不足时可以选择一些含糖量低的纯果汁或者干果制品。蔬菜和水果各有营养优势，不能完全相互替代。

（4）肉类

肉类包括猪肉、牛肉、羊肉、禽肉及动物内脏类，建议每天摄入 50～75g。目前我国居民的肉类摄入以猪肉为主，但是猪肉含脂肪较高，应尽量选择瘦禽肉或畜肉。动物内脏有一定的营养价值，但是胆固醇含量比较高，不宜过多食用。

（5）水产品类

水产品包括鱼类、甲壳类和软体动物性食物，其特点是脂肪含量低、蛋白质丰富并且易于消化，是优质蛋白质的良好来源。建议每天摄入量为 50～100g。

（6）蛋类

蛋类包括鸡蛋、鸭蛋、鹅蛋、鹌鹑蛋、鸽蛋及其加工品，其营养价值较高，建议每天摄入量为 25～50g。

（7）乳类和豆类

最常见的为牛奶及其乳制品，包括奶粉、酸奶、奶酪等，建议摄取量为：液态奶300g、酸奶360g、奶粉45g。乳糖不耐受的人群可以食用酸奶或低乳糖奶及其奶制品。豆类包括黄豆、黑豆、青豆及其制品，主要有豆腐、豆浆等。推荐每天摄入 30～50g 大豆，以提供优质植物蛋白。

（8）烹调油和食盐

烹调油包括各种烹调用的动物油和植物油。每天烹调油的建议摄入量为 25～30g，尽量少食用动物油。健康成年人每天食盐的建议摄入量不超过 6g。

**3. 平衡膳食宝塔的应用**

（1）确定自己的食物需要

宝塔建议的每人每日各类食物适宜摄入量范围适用于一般健康成人，应用时要根据个人年龄、性别、身高、体重、劳动强度、季节等情况适当调整。年轻人、劳动强度大的人需要能量高，应适当多吃些主食；年老、活动少的人需要能量少，可少吃些主食。

（2）同类互换、调配丰富多彩的膳食

人们吃多种多样的食物不仅是为了获得均衡的营养，也是为了使饮食更加丰富多彩，以满足人们的口味享受。宝塔包含的每一类食物中都有许多品种，虽然每种食物都与另一种不完全相同，但同一类中各种食物所含营养成分往往大体上近似，按照同类互换、多种多样的原则在膳食中可以互相替换。

（3）要合理分配三餐食量

我国多数地区居民习惯于一天吃三餐。三餐食物量的分配及间隔时间应与作息时间和劳动状况相匹配，一般以早、晚餐各占 30％，午餐占 40％为宜，特殊情况可适当调整。现在更应提倡每日"少食多餐"的饮食方式，可以减少肥胖及由此引发的多种疾病。

早餐应主要食用能提供能量的碳水化合物，有人早餐只食用牛奶、鸡蛋是不科学的，一是代谢消耗能量较多，而产生的能量低，另外将优质蛋白质作为能量消耗掉也非常可惜；午餐也不是要吃很多，吃得过多下午就会没精神工作；通常晚餐要吃得少，但如果晚上休息较晚，要适当补充一些食物，以免胃排空的时间过长，引起肠胃疾病。

（4）要因地制宜充分利用当地资源

我国幅员辽阔，各地的饮食习惯及物产不尽相同，只有因地制宜充分利用当地资源才能有效地应用平衡膳食宝塔。例如，牧区奶类资源丰富，可适当提高奶类摄取量；渔区可适当提高鱼及其他水产品摄取量；农村山区则可利用山羊奶及花生、瓜子、核桃等资源。在某些情况下，由于地域、经济或物产所限无法采用同类互换时，也可以暂用豆类代替乳类、肉类；或用蛋类代替鱼、肉；不得已时也可用花生、瓜子、榛子、核桃等干坚果代替肉、鱼、奶等动物性食物等。

（5）要养成习惯，长期坚持

膳食对健康的影响具有长期性，应用平衡膳食宝塔需要自幼养成习惯，并坚持不懈，才能充分体现其对健康的重大促进作用。

# 第三节　孕妇、乳母及婴儿的营养与膳食

妊娠期、哺乳期、婴儿期和青少年时期是每个人成长都要经历的过程，在提高身体素质、促进健康的问题上，要从胎儿时期的营养开始抓起。

## 一、孕妇的营养与饮食

怀孕期间母亲的营养状况与婴儿的体质密切相关，妇女一旦妊娠，其体内各器官系统和各种代谢发生了很大的变化。孕妇不仅要满足自身营养及胎儿生长所需的营养物质；还要为产后的哺乳储备各种必要的营养素。孕妇的营养与健康又是决定婴幼儿健康的关键因素。研究资料表明，孕妇缺乏营养可能干扰细胞的分裂影响胎儿生长发育，严重者会引起流产、早产、胎儿发育迟缓，影响出生后婴儿的体格发育和智力发育。营养过剩，孕妇产生饮食性糖尿病，可导致胎儿发育障碍或成为巨大儿，易造成难产，使新生儿易出现低血糖、低血钙并发症，如处理不得当，会危及新生儿生命。由于孕期不注意，往往会造成儿童一生的不幸，出生后千方百计地弥补，也常常无济于事。

（一）孕期生理特点及代谢的改变

与非孕妇女不同，孕期妇女生理状态及代谢有较大的改变，以适应妊娠期孕育胎儿的需要。随妊娠时间的增加，这些改变通常越来越明显，至产后又逐步恢复至孕前水平。

**1. 孕期内分泌的改变**

母体内分泌发生改变的目的之一，是对营养素代谢进行调节，增加营养素的吸收或利用，以支持胎儿的发育，保证妊娠的成功。

1）母体卵巢及胎盘催乳素分泌增加。胎盘催乳素可刺激胎盘和胎儿的生长及母体乳腺的发育和分泌；胎盘催乳素刺激母体脂肪分解，提高母体血液中游离脂肪酸和甘油的浓度，使更多的葡萄糖运送至胎儿，在维持营养物质由母体向胎体转运中发挥重要作用。

2）孕期甲状腺素及其他激素水平的改变。孕期血浆甲状腺素水平升高，体内合成代谢增加，基础代谢率升高，孕晚期基础代谢耗能约增加 0.63MJ/d。

**2. 孕期消化功能改变**

受黄体酮分泌增加的影响，胃肠道平滑肌细胞松弛，张力减弱，蠕动减慢，胃排空及食物肠道停留时间延长，孕妇易出现饱胀感及便秘；孕期消化液和消化酶（如胃酸和胃蛋白酶）分泌减少，易出现消化不良；由于贲门括约肌松弛，胃内容物可逆流入食管下部，引起反胃等早孕反应。另外，消化系统功能的上述改变，延长了食物在肠道停留时间，使一些营养素，如钙、铁、维生素 $B_{12}$ 及叶酸等的肠道吸收量增加，与孕妇、胎

儿对营养素的需要增加相适应。

**3. 孕期血液容积及血液成分的改变**

血液容积随孕期进展逐渐增加，至怀孕 28～32 周时达峰值，最大增加量为 50％，1.3～1.5L；红细胞和血红蛋白的量也增加，至分娩时达最大值，增加量约 20％。

**4. 孕期肾功能改变**

有效肾血浆流量及肾小球滤过率增加，但肾小管再吸收能力未有相应增加，尿中葡萄糖、氨基酸和水溶性维生素如维生素 $B_2$、叶酸、烟酸、吡哆醛的代谢终产物排出量增加。叶酸的排出量比非孕时高出一倍，为 10～15μg /d。

**5. 孕期体重增加**

胎儿、胎盘、羊水、增加的血浆容量及增大的乳腺和子宫称为必要性体重增加，发达国家妇女孕期必要性体重增加约 7.5kg，发展中国家约 6kg。

## （二）胎儿的生长发育

胎儿的生长发育在形态学上有三个阶段，即植入期、器官发生期和生长期。

如果在器官发生期内缺乏某些营养素，新生儿会发生先天异常现象。例如，维生素 $B_2$ 的缺乏与胎儿骨骼发育不良有关；维生素 $B_6$ 缺乏与胎儿神经元关系密切；维生素 $B_{12}$ 缺乏与胎儿脑积水有关；烟酸和叶酸缺乏会造成胎儿腭裂。从动物实验中可看出，如果妊娠早期营养不良，就很可能发生自然流产，如果器官发生期营养不足，就会造成各种先天异常。

生长期期间分化的组织继续生长，营养要求很高，若营养不良会造成早产或小产。

不同的机体组织，达到最后生长阶段的年龄不同。例如，脑的最后生长阶段是 1 岁，肝的最后生长阶段是 12 岁以后。不论什么年龄，在细胞分裂的关键时期，由于营养不良造成的细胞数目不足是无法通过以后增加营养的办法而弥补的。

## （三）妊娠期的营养需求

怀孕前三个月对营养素的需要量增加不大。三个月以后，由于胎儿的迅速生长和母体内的一系列变化，对营养素的需要量也迅速增加，尤其是最后三个月，需要量增加得更多。

**1. 热能**

怀孕初期（1～3 个月）基础代谢与一般成人相似。到妊娠中期（4～6 个月）和后期（7～9 个月），基础代谢比一般成人增加 10％～20％，胎儿体重平均每日增加 10g，孕妇对各种营养素的需要量也随之增加，每日需要的热能较平常增加 837kJ（200kcal）左右。

在胎儿生长的同时，母体的有关组织也在增长，如果母体的净增体重少于 9～11kg，胎儿会像寄生虫一样消耗母体的营养储备。但孕妇体重增长过度、营养过剩对母亲和胎儿也不利，一则易出现巨大儿，增加生产的危险性；二则孕妇体内可能有大量水潴留和易发生糖尿病、慢性高血压及妊娠高血压综合征。

### 2. 蛋白质

在整个妊娠期内，孕妇体内储留蛋白质约 910g。妊娠期的后 5 个月，孕妇需要增加蛋白质的摄入量，每天平均储备 5g 蛋白质来补偿分娩与产后失血及乳腺分泌。除一些抗体外，胎儿与胎盘的蛋白质均由母体提供的氨基酸组成，且胎儿早期体内无氨基酸合成酶，因此各种氨基酸都是必需氨基酸，等肝发育成熟后，胎儿方能进行氨基酸的合成。

膳食蛋白质不足的妇女所生的婴儿不但体形小、体重轻，而且出生后易生病，成活率低，对脑的影响尤为严重，这时脑组织受到伤害是后天无法补救的。

我国推荐的每月膳食中的营养素供给量建议（RDA），孕妇在妊娠中期，蛋白质每月摄入量比非孕期增加 15g；在妊娠后期，蛋白质摄入量比非孕期增加 25g。其中优质蛋白质要占 1/3 以上。最好是多食用一些肉、蛋、奶、海产品等优质蛋白质。

### 3. 脂类

妊娠过程中，孕妇平均增加 2～4kg 的脂肪。怀孕后期还要供给胎儿的脂肪储备，胎儿储备的脂肪可为其体重的 5%～15%。脂类（尤其是类脂）是大脑及神经组织的重要成分，在构成其固体物质中占 50%～60%。在脑组织发育过程中，必需脂肪酸可帮助脑细胞的分裂增殖。同时，脂肪还可促进脂溶性维生素的吸收。但孕妇血脂水平较平时高，脂肪摄入量不能过多，一般在妊娠的中、后期，脂肪提供的热量以 25%～30% 为宜，其中必须保证一定量的植物油脂，即必需脂肪酸的供给。

### 4. 碳水化合物

胎儿的能量来源主要依靠母体的葡萄糖。当碳水化合物供给不足时，会造成孕妇低血糖、高酮症，或妊娠反应加重。因此，孕妇即使在妊娠反应严重时，也必须保证每日至少摄入 150～200g 碳水化合物。怀孕中、后期的孕妇，摄入碳水化合物提供的能量应为总能量需求的 55%～60%。

另外还要多食用一些水果和蔬菜，蔬菜、水果富含膳食纤维，可促进胃肠蠕动，防止孕妇便秘。

### 5. 矿物质

整个妊娠期，孕妇需储存钙 50g，若孕妇膳食中钙供给不足，母体血钙降低，可发生手足抽搐。婴儿出生时其体内含钙量约为 30g，母体严重缺钙时，胎儿会从孕妇的骨、齿中夺取大量的钙和磷来满足胎儿自身发育的需要，结果导致孕妇骨质软化，胎儿也可能产生牙齿畸形、先天性佝偻病和缺钙抽搐。胎儿骨骼钙化程度取决于母体膳食中钙、磷及维生素 D 的含量。我国孕妇钙供给量，怀孕中期为每天 1000mg，怀孕后期每天 1500mg。

孕妇每日需摄入一定量的铁来补充自身的消耗，并需储存一定量的铁，以补充分娩时由于失血造成铁的损失。同时，胎儿在生长发育过程中，造血、肌肉组织和肝都需要一定量铁，以供婴儿出生后约 6 个月的消耗。我国营养学会建议，孕妇每日铁的供给量为 28mg。

妊娠期的甲状腺功能旺盛，碘的需要量增加。孕妇妊娠期缺碘易发生甲状腺肿大，并影响胎儿蛋白质生物合成、先天性甲状腺机能不全、克汀病（呆小、聋哑、瘫、傻）。

美国规定孕妇每天碘摄取量为 155μg，我国标准为 175μg。

胎盘及胎儿每日平均需要 0.75～1mg 锌，足月胎儿体内的锌可达 60mg。成年妇女体内有 1.3g 锌，妊娠时增至 1.7g。我国制定的锌供给量标准，非孕妇女每天为 15g，怀孕时每天增加 5g。

**6. 维生素**

水溶性维生素在体内不能储存，必须由膳食及时供应。孕妇肝受类固醇激素的影响对维生素的利用率低，而胎儿的需要量高，因此孕妇对维生素的需要量增加。

妊娠期维生素 A 的需要量应适当增加，是满足胎儿发育和胎儿肝储存的需要，也是为母体泌乳而储备。

我国非孕妇维生素 D 的供给量标准每日为 5μg，孕期增加 5μg。

维生素 $B_1$ 的能促进胎儿的生长，维持孕妇良好的食欲和正常的肠蠕动，并促进乳汁分泌。能缓解妊娠期的恶心现象。一般孕妇血中维生素 $B_1$ 低于非孕妇女，而脐带血的维生素 $B_1$ 高于母血 7 倍。我国膳食标准规定孕妇每日维生素 $B_1$ 的供给量为 1.8mg。

在妊娠期间，孕妇需要较多的维生素 $B_6$ 供给，维生素 $B_6$ 代谢的中间产物可激活 60 多种酶系统，同时，还担负着胎儿神经组织发育的需要。在妊娠 5 个月后，孕妇对维生素 $B_6$ 的需要量明显增加。胎儿血中的含量是母体的 5 倍，如果其含量低于正常含量的 1/3 时，会引起妊娠毒血症。美国规定，孕妇比非孕妇（每日供给量为 2mg）的每日供给量增加 0.6mg。

维生素 C 可促进组织胶原的形成，维持骨骼、牙齿的正常发育，促进创伤愈合等。故孕妇的维生素 C 需要量每日是 80mg。

孕妇应每日多摄入 2mg 的维生素 E，中国标准为每日 12mg。

妊娠期摄入叶酸有三种功效：一是促进胎儿的正常生长，二是防止妊娠巨红细胞性贫血，三是能预防胎儿、婴儿的神经管缺损。动物实验表明，服用叶酸对抗剂等药物会引起婴儿先天畸形，如唇裂、腭裂或脑积水等。孕妇每日叶酸的需求量为非孕妇的两倍，约为 800μg。

## （四）孕妇饮食指南

**1. 孕早期妇女膳食指南**

（1）膳食清淡、适口

清淡、适口的膳食有利于降低孕早期的妊娠反应，使孕妇尽可能多地摄取食物，满足其对营养的需要。

（2）少食多餐

孕早期反应较重的孕妇，不必像常人那样强调饮食的规律性，应根据孕妇的食欲和反应的轻重及时进行调整，采取少食多餐的办法，保证进食量。

（3）保证摄入足量富含碳水化合物的食物

孕早期应尽量多摄入富含碳水化合物的谷类或水果，保证每天至少摄入 150g 碳水化合物（约合谷类 200g）。

（4）多摄入富含叶酸的食物

孕早期叶酸缺乏可增加胎儿发生神经管畸形及早产的危险。妇女应从计划妊娠开始尽可能早地多摄取富含叶酸的食物。受孕后每日应继续补充叶酸 400μg，至整个孕期。

（5）戒烟、禁酒

孕妇吸烟或经常被动吸烟可能导致胎儿缺氧和营养不良、发育迟缓。孕妇饮酒，乙醇可以通过胎盘进入胎儿血液，造成胎儿宫内发育不良、中枢神经系统发育异常、智力低下等，称为酒精中毒综合征。

**2. 孕中、后期妇女膳食指南**

（1）适当增加鱼、禽、蛋、瘦肉、海产品的摄入量

鱼、禽、蛋、瘦肉是优质蛋白质的良好来源，其中鱼类还可提供 ω-3 多不饱和脂肪酸，蛋类尤其蛋黄是卵磷脂、维生素 A 和维生素 $B_2$ 的良好来源。

（2）适当增加奶类的摄入

奶或奶制品富含蛋白质，对孕期蛋白质的补充具有重要意义，同时也是钙的良好来源。

（3）常吃含铁丰富的食物

从孕中期开始孕妇血容量和血红蛋白的增加，同时胎儿需要铁储备，宜从孕中期开始增加铁的摄入量，必要时可在医生指导下补充小剂量的铁剂。

（4）适量身体活动，维持体重的适宜增长

孕妇应适时监测自身的体重，并根据体重增长的速率适当调节食物摄入量。也应根据自身的体能每天进行不少于 30min 的低强度身体活动，最好是 1~2h 的户外活动，如散步、做体操等。

（5）禁烟戒酒，少吃刺激性食物

烟草、乙醇对胚胎发育的各个阶段都有明显的毒性作用，如容易引起早产、流产、胎儿畸形等。有吸烟、饮酒习惯的妇女，孕期必须禁烟戒酒，并要远离吸烟环境。

（五）孕妇营养与母婴健康的关系

孕期营养不良对妊娠结局和母体产生多种影响。

**1. 母体**

1）营养性贫血：包括缺铁性贫血和巨幼红细胞贫血（缺乏叶酸或维生素 $B_{12}$）。

2）骨质软化症：由于缺乏维生素 D 和钙。

3）营养不良性水肿：由于蛋白质摄入严重不足。

**2. 胎儿**

1）先天畸形：叶酸缺乏导致神经管畸形；维生素 A 过多或缺乏可导致无眼或小头。

2）低出生体重：新生儿出生体重＜2500g。近年来，新生儿低出生体重受到特别关注。研究证实低出生体重新生儿与成年后高血压、糖耐量异常发生率增高有关，是除吸烟、饮酒和其他危险因素外的独立危险因素。

新生儿低出生体重的相关因素包括：孕前母体体重和身高不够、母体孕期蛋白质能

量营养不良、孕期增重不够、孕期血浆总蛋白和白蛋白水平低下、孕期贫血、孕妇吸烟或酗酒等。

3) 脑发育受损：胎儿脑细胞数从妊娠 25 周到出生后一年左右快速增殖。之后脑细胞数量不再增加但是细胞体积增大。因此，这一时期的营养直接关系到胎儿大脑的发育，而且影响到以后的智力发育水平。

4) 其他：早产儿（妊娠期少于 37 周出生的婴儿）、小于胎龄儿（新生儿体重低于平均体重）、围产期新生儿死亡率增高。

## 二、乳母的营养与饮食

在哺乳期，乳母要逐步补偿由于妊娠、分娩所消耗的营养素，还要分泌乳汁、哺育婴儿及维持自身的营养需求，因此所需的营养超过了妊娠期。正常发育的婴儿，出生 4 个月内体重要比刚出生时增加一倍，可见乳母所需营养量之大。乳母的膳食营养直接影响乳汁的质量和数量，营养不良，会引起母体营养缺乏，乳汁营养价值降低，分泌量减少，泌乳期缩短。

（一）乳母的营养需要

**1. 能量**

乳母的基础代谢比正常妇女约高 20%，所需的能量还与分泌的乳量成正比。每 100ml 乳汁，需母体热能约 380kJ。如哺乳期乳汁分泌量按每天 850ml 计算，母体为分泌乳汁每日应增加的热能为 3230kJ。世界卫生组织建议乳母每天应摄入能量 11 300kJ。

**2. 蛋白质**

每 100ml 母乳中含蛋白质 1~1.5g，要分泌 850ml 就约需 10g 优质蛋白质，故我国规定的增加量为 25g，世界卫生组织规定的增加量为 17g。主要食物来源是牛乳、鱼、肉、鸡、蛋、海产品。

**3. 脂类**

乳母膳食脂肪酸的组成可决定乳汁脂肪酸的组成。例如，乳母摄入不饱和脂肪酸较多，则乳汁中不饱和脂肪酸的含量也增多。母乳中的必需脂肪酸 γ-亚麻酸占总能量的 6%~9%，必需脂肪酸有增加乳汁分泌的作用，并且帮助幼儿的神经组织发育及脂溶性维生素的吸收。因此，乳母膳食中，必须要有适量脂类，一般乳母摄入的脂肪所提供的能量占总能量的 27%~29%。

**4. 无机盐**

乳汁中钙的含量比较稳定，不受乳母膳食中钙量摄入多少的影响。这是因为，母体可动用骨骼中的钙来维持乳汁中钙的稳定含量。如果乳母膳食中的钙供应不足，可使母体缺钙，出现骨质软化症。在乳汁分泌高峰时，母体钙的代谢很容易呈负平衡，故必须每日供给充足的钙和维生素 D，才能维持母体钙的平衡。我国乳母钙的供给量标准为每天 1.5g，最好的来源是牛奶。

因铁和铜不能通过乳腺进入乳汁，所以乳汁中铁、铜的含量很低，每 100ml 乳汁中仅含 0.15mg 左右。但由于胎儿在肝中已有铁的储存，能供给婴儿在出生后 6 个月内的消耗。因此，在婴儿5～6个月以后，就应直接给婴儿补充一定量的含铁膳食。同时，为了乳母健康，防治贫血，利于产后康复，膳食中仍应多供给含铁丰富的食物。我国规定乳母每日应提供28mg左右的铁。

**5. 维生素**

乳母必须从膳食中获得足够的维生素，这样能促进乳汁的分泌。

我国规定维生素C的供给量每日增加至100mg，维生素 $B_1$ 为2.1mg，维生素 $B_2$ 为2.0mg，维生素A每日供给量为1200μg，维生素D为10μg。

总之，乳母应多吃谷类，供给充足的能量；保证鱼、肉、蛋、奶、豆类和蔬菜的摄入；参加体力活动，避免盲目节食。此外，乳母应多吃些动物性食物和大豆制品以供给优质蛋白质，同时应多吃些水产品。牡蛎富含锌，海带、紫菜富含碘。乳母多吃些海产品对婴儿的生长发育有益。

## （二）母乳喂养的意义

母乳具有免疫物质，有利于婴儿的正常生长发育。母乳喂养也有利于母子双方的亲近和身心健康，提倡、保护和支持母乳喂养是全社会的责任。

母乳提供的营养成分能够满足婴儿初期的生长发育需求。虽然母乳中的蛋白质含量较低，但其乳糖含量高，弥补蛋白质能量的不足，且母乳中的脂肪释放的游离脂肪酸是婴儿重要的能量来源。

母乳中乳糖的含量较高（含42%），用乳糖喂养婴儿比用其他碳水化合物优点多。首先它有利于婴儿对钙和镁的吸收；其次，它有利于氨基酸的吸收和氮的平衡；再者，乳糖是形成髓磷脂必不可少的结构物质；最后，乳糖还有利于维生素 $B_2$ 和维生素 $B_6$ 的合成，并促进钙的吸收。

母乳中还含有大量的免疫球蛋白、溶菌酶、乳铁蛋白、白细胞、免疫细胞等，还富含双歧杆菌增殖因子，因此赋予婴儿极高的免疫力，有利于保护婴儿抵抗各种疾病，成活率高。

母乳喂养的婴儿能非常有效地吸收钙，很少因钙磷比不适而患低钙血症、新生期手足抽搐症。然而，幼小婴儿喝未经稀释的牛奶，或过早食用高蛋白食品而摄入过多的磷，或因维生素D缺乏造成钙吸收下降时，就会发生上述症状。也有证据表明，人工喂养婴儿患心脏病的可能几乎是母乳喂养婴儿的两倍。

母乳喂养，不仅有益于婴儿生长发育与健康，还可促进母亲体形恢复，有助于健美。因为在哺乳中，婴儿对母亲乳头吸吮，可反射性引起脑垂体分泌催乳素。催乳素除了能促进乳汁分泌外，还可促进乳腺的生长发育，使乳房变得更为丰满。同时，哺乳还能促进催产素的分泌，催产素可引起子宫肌收缩，使妊娠引起的臃肿的腹壁得以迅速恢复。催产素还可增强悬挂乳房韧带的功能，从而避免乳房下垂。此外，妇女分娩之后，因营养充足，常会引起发胖。而哺乳可促进母体新陈代谢及血液循环，减少皮下脂肪的堆积，使身材健美。

在母乳喂养4～6个月至一岁断奶之间，是一个长达6～8个月的断奶过渡期。此时应在坚持母乳喂养的条件下，有步骤地补充为婴儿所接受的辅助食品，以满足发育需求，保证婴儿的营养，顺利地进入幼儿阶段。过早或过迟补充辅助食品都会影响婴儿发育，但任何辅助食物均应在优先充分母乳喂养的前提下供给。

补充断奶过渡食物，应该由少量开始到适量，还应由一种到多种试用，密切注意婴儿食后的反应，并注意食物与食具的清洁卫生。在通常的情况下，婴儿有可能对一些食物产生过敏反应或不耐受反应，如皮疹、腹泻等。因此每开始供给孩子一种食物，都应从很少量开始，观察 3d 以上，然后才能增加分量，或试用另一种食物。辅助食物往往从谷类，尤以大米、面粉的糊或汤开始，逐步添加菜泥、果泥、奶及奶制品、蛋黄、肝末及极碎的肉泥等。这些食物应该加入适量的食用油，但不必加入食盐。

## （三）乳母膳食指南

**1. 增加鱼、禽、蛋、瘦肉及海产品摄入**

动物性食品如鱼、禽、蛋、瘦肉等可提供丰富的优质蛋白质，乳母每天应增加总量 100~150g 的鱼、禽、蛋、瘦肉，其提供的蛋白质应占总蛋白质的 1/3 以上。

**2. 适当增饮奶类，多喝汤水**

奶类含钙量高，易于吸收利用，是钙的最好食物来源。乳母每日若能饮用牛奶 500ml，则可从中得到约 600mg 优质钙。必要时可在保健医生的指导下适当补充钙制剂。

**3. 产褥期食物多样，不过量**

产褥期的膳食同样应是多样化的平衡膳食，以满足营养需要为原则，无须特别禁忌。要注意保持产褥期食物多样充足而不过量。

**4. 忌烟酒，避免喝浓茶和咖啡**

乳母吸烟（包括间接吸烟）、饮酒对婴儿健康有害，哺乳期应继续忌烟酒、避免饮用浓茶和咖啡。

**5. 科学活动和锻炼，保持健康体重**

哺乳期妇女除注意合理膳食外，还应适当运动及做产后健身操，这样可促使产妇机体复原，保持健康体重。哺乳期妇女进行一定强度的、规律性的身体活动和锻炼不会影响母乳喂养的效果。

# 三、婴幼儿营养与膳食

从出生到一个月为新生儿，从满月到一年为婴儿，一岁到三岁为幼儿期，是一生中体格和智力发育的关键时期，在此期间，合理的营养不仅满足各组织器官的生长发育和功能成熟的需要，为体质和智力打下基础，而且对于某些疾病（如肥胖、心血管疾病等）的出现起到预防作用。

## （一）婴幼儿期的生理特点

**1. 生长发育的特点**

婴幼儿期是人类一生中生长发育最快的时期。在这一时期脑细胞数量和体积增大；神经细胞突触增长，分支数目增多；骨骼肌肉增大加长；体内各器官增重增大，功能逐渐完善；心理智能发展迅速。

**2. 消化系统的特点**

婴幼儿口腔黏膜柔软，舌短而宽，有助于吸吮奶头。新生儿唾液腺分化不全，出生后 3～4 个月，唾液腺才逐渐发育完全，唾液量分泌增加，淀粉酶含量增多，消化淀粉的能力增强。婴幼儿胃呈水平位，贲门括约肌发育不完善，而幽门肌肉发育良好，喂奶后略受震动或吞咽较多空气后，容易溢奶。婴幼儿胃液成分与成人基本相同，有胃酸、胃蛋白酶、胃凝乳酶和脂肪酶，有利于乳汁凝固消化。婴幼儿肠管总长度约为身长的 6 倍（成人约 4.5 倍），但肠壁腺体发育差，消化酶功能弱，消化道蠕动调节不稳定，易受气候变化、食物性质改变及肠道感染的影响而出现腹泻、呕吐等肠胃肠功能紊乱现象。

婴幼儿在营养需求和胃肠消化吸收能力方面存在一定矛盾，在安排饮食喂养时有一定难度，必须根据婴幼儿生理特点精心安排，以有利于食物的消化吸收，满足其营养需求，预防疾病。

## （二）幼儿期生理特点

幼儿仍然没有健全的消化系统，表现在幼儿胃的容量相对较小，因此对食物的耐受性较差。而幼儿的活动能力增强，热能需要量增加，为缓解这一矛盾，餐次安排以 4～5 次为宜，以满足儿童所需的热能及其他营养物质的需要。幼儿期的消化液分泌较少，幼儿的咀嚼功能不强，故消化功能较差。为儿童制作膳食，应做到细软易消化，以适应其胃肠道的消化功能。不恰当的膳食结构会给幼儿的胃肠道增加负担，出现种种不适。例如，偏食甜食的儿童，易出现反酸、呃逆、口臭、食欲缺乏等现象。

由于儿童的机体抵抗力较低，当受到毒素侵袭时，则出现胃肠道功能的紊乱，使消化酶分泌减少，而胃肠蠕动增加，因而出现腹泻。要注意饮食保健，才能使儿童获得充足的营养支持，以促进身体的发育。

## （三）婴幼儿的营养需要

婴幼儿生长发育较快，对能量和营养的需求也相应提高。婴幼儿期营养就是供给婴幼儿以修补组织，增生新组织，产生能量和维持生理活动所需要的合理食物。

实际上，婴幼儿出生后半年里，部分营养素是依靠胎内积存量供应的，如钙和铁。母乳的成分也随时间、条件的不同而改变，母乳中还有许多成分至今仍不明了。因此营养素的供应标准，可作为一种参考，但不可以此为依据，更重要的还是要观察婴幼儿实际的生长发育情况来决定增减营养素。

**1. 热能**

婴幼儿基础代谢近似为成人的两倍，在这一年龄段，生长发育每时每刻都在进行，所需热能还包括一定的生长发育因素。食物的特殊动力作用大，摄入食物后至少要经过 6～8h 后，产生的能量才能增加，且啼哭时的能量消耗约为熟睡时的两倍。

**2. 蛋白质**

蛋白质的需要量因年龄而异，年龄越小需要量越高，婴幼儿每日每千克体重需要蛋

白质的量，人乳喂养者 2～2.5g，牛乳喂养者 3.5～4.0g，在婴幼儿的蛋白质中要注意
牛磺酸及组氨酸的含量，因牛磺酸在人乳里存在而在牛乳中较少，牛磺酸对于儿童的智
力发育十分重要，在鱼肉中含有较多的牛磺酸。一般蛋白质占所需总能量的 6.5%～
8%是最合理的。

**3. 碳水化合物**

婴幼儿葡萄糖耐受性大，不易出现葡萄糖尿症。婴幼儿每日每千克体重糖需要量为
12g，幼儿约需 10g，以后递减，膳食中糖提供的热量约占总热量的 50%为宜。婴幼儿
在 4 个月后应适当补充断奶食品。

**4. 脂肪**

婴幼儿每日每千克体重需 4g 脂肪。人乳喂养的脂肪吸收率很高，达 95%，牛乳脂
肪的吸收率低。脂肪占总热量的合理比例为 45%（0～6 个月）和 30%～40%（7～12
个月）。

**5. 水**

婴幼儿体内的含水量接近 80%，随年龄的增加而逐渐减少。婴幼儿每单位体重的
表面积是成人的两倍，通过皮肤散失的水分和能量也几乎是成人的两倍。加上婴幼儿的
基础代谢率高，积累的废物也多，排出废物需要更多的水。婴幼儿每日每千克体重需水
量为 120～150ml。三个月以内的婴儿，肾浓缩尿的能力有限，如果摄入的盐量超过需
要量时，必须由尿排出，牛乳含盐量较母乳高，以牛乳喂养的婴幼儿，必须另喂些水，
以帮助盐的排泄，否则会导致盐在体内潴留的危险。

**6. 无机盐和微量元素**

最容易造成缺乏的微量元素是钙和铁。小儿长期缺钙会造成发育迟缓、牙齿不整
齐，患低钙性抽搐及软骨病。为此必须从食物中补充钙，如乳类、豆类等。其次，必须
增加乳糖、蛋白质、维生素 D 等，以利于钙的吸收。钙是构成骨骼和牙齿的重要成分，
生长越快所需的钙量越大。例如，初生婴儿每日体内需储存钙 450mg，以后逐渐减少，
到一周岁时每日体内需储存钙 123mg。

铁在婴幼儿营养需求中占重要的地位，新生儿体内储备铁仅约 300mg。乳类含铁
量很少，需进行强化。出生后 4～6 个月的婴儿，体内储存的铁几乎已用尽，必须从食
物中补充铁、并适当补充维生素 C，以利于铁的吸收及血红蛋白的合成。

**7. 维生素**

与婴儿生长发育关系密切的维生素有维生素 A、维生素 D、维生素 $B_1$、维生素 $B_2$、
维生素 PP 及维生素 C。

（四）婴幼儿的膳食指南

**1. 0～6 个月龄婴儿喂养指南**

1）纯母乳喂养。

2）产后尽早开奶，初乳营养最好。

3）尽早抱婴儿到户外活动或适当补充维生素 D。

4）给新生儿和 1～6 个月龄婴儿及时补充适量维生素 K。

5）不能用纯母乳喂养时，宜首选婴儿配方食品喂养。

6）定期监测生长发育状况。

**2. 6～12 个月龄婴儿喂养指南**

1）奶类优先，继续母乳喂养。

2）及时合理添加辅食。

3）尝试多种多样的食物，膳食少糖、无盐、不加调味品。

4）逐渐让婴儿自己进食，培养良好的进食行为。

5）定期监测生长发育状态。

6）注意饮食卫生。

**3. 1～3 岁幼儿喂养指南**

1）继续给予母乳喂养或其乳制品，逐步过渡到食物多样。

2）选择营养丰富、易消化的食物。

3）采用适宜的烹调方式，单独加工制作膳食。

4）在良好的环境下规律进餐，重视良好饮食习惯的培养。

5）鼓励幼儿多做户外游戏与活动，合理安排零食，避免过瘦与肥胖。

6）每天足量饮水，少喝含糖高的饮料。

7）定期监测生长发育状态。

8）确保饮食卫生，严格餐具消毒。

# 第四节　儿童、青少年的营养膳食

通常称 3～6 岁为学龄前儿童，7～12 为学龄儿童，13～15 岁为少年，16～19 岁为青年。

## 一、儿童营养膳食

### （一）儿童生理特点

儿童包括学龄前儿童和学龄儿童阶段，虽然生长发育的速率不如婴幼儿，但仍在旺盛的过程之中。因此，营养的要求相对比成人高，而消化能力也比幼儿健全，但还未完全成熟。这一阶段的儿童有很高的活动能力，骨骼的发育也快，尤其臀部与腿部为著。因此，热量的需要相对大，但人类的肝糖原储备有限。因此，相对比成人容易产生饥饿感。他（她）们的餐次应比成人增加，同时又应节制杂乱的零食。

### （二）儿童的营养需要

在中国营养学会提出的每日膳食供应量中，儿童分成 3 岁以上及 5 岁以上两个水平，因为学龄前 3～4 岁的儿童其机体仍在不断地改变。这一阶段的孩子性别差异不很明显，但个体差异可以较大，供应量则是按群体来提出的。

**1. 热能**

需要 6080～6720kJ/d，也即按每公斤体重需要 378kJ 左右，这比成人约大一倍。

**2. 蛋白质**

学龄前儿童供给量为 45~50g/d，7~10 岁儿童则为 60~70g/d。因此每公斤体重供给 2.5g 左右，也比成人大一倍。蛋白质在总热量的比例也应高于成人，宜在 12%~14%。

**3. 矿物质**

钙、磷、铁、锌、碘及其他微量元素对学龄前儿童都很重要。钙的供应量每天需要 800mg，高于成人的供应量。铁为每天 10mg。应抑制食盐的摄入量，避免吃太咸的食物。

**4. 维生素**

维生素 A，5 岁以上儿童的供应量与成人相当，每日 1000μg，相对较幼儿大得多。维生素 D 的供应量为 10μg，也与成人一样，B 族维生素及维生素 C 等，也接近于成人标准。儿童的胃容量比成人小，但相对的营养要求比成人高。因此需要增加餐次，并使早餐在整日总量比例中不少于 1/4。同时注意食物的精度和质量及有良好的进食环境。

**（三）儿童合理膳食原则**

**1. 食物多样，谷类为主**

给予多种食物，才能满足其对各营养素的需求。谷类食物可提供碳水化合物、蛋白质、膳食纤维和 B 族维生素。儿童应以谷类食物为主体，并适当注意粗细粮搭配。

**2. 常吃适量的鱼、肉、禽、蛋类，多吃蔬菜和水果类**

鱼、肉、禽、蛋类等动物性食物是优质蛋白质、脂溶性维生素和矿物质的良好来源，蔬菜和水果是维生素、膳食纤维等的良好来源，同时，应注意加工方法，使食品易消化。可适当选择虾类海产品及动物肝。

**3. 每天喝奶，常吃大豆及其制品**

奶或奶制品富含蛋白质、钙，对儿童钙的补充很重要。豆类是高蛋白、低脂肪的作物，含有丰富的矿物质和维生素。尤其是蛋白质组成中较高的赖氨酸含量可以与谷物蛋白质互补。

**4. 膳食清淡少盐，合理安排零食，避免过瘦与肥胖**

对于儿童膳食，应尽可能安排原汁原味食品，以避免干扰和影响儿童的感知和味觉。儿童膳食应清淡、少盐、少油。安排零食以不影响儿童的正餐食欲为原则，尤其是甜品。甜品宜放在餐后，而不在餐前。食量与体力活动要适当，以保持正常体重，避免过瘦与肥胖。

**5. 注意饮食卫生**

吃清洁卫生不变质的食物，同时注意卫生问题，不吃污染变质不卫生的食物。在吃东西前将手洗干净，注意卫生，以免引起肠道传染病。

**6. 适当的户外活动**

因为适当的活动有利于代谢，太阳的照射可以帮助儿童体内合成维生素 D。

**7. 养成良好饮食习惯**

培养儿童不挑食、不偏食的良好饮食习惯。

## 二、青少年营养膳食

### （一）青少年的发育特点

青少年期是由儿童发育到成年的过渡时期，年龄大致在 12～18 岁，是人生中的第二次生长发育高峰期，也是生长发育最后阶段。这个时期的最大特点是生理上的突飞猛进的生长和急剧的变化。具体表现如下。

**1. 身高的变化**

青春发育期激素活动的加强，促进了青少年骨骼的生长，从而导致了身高的快速增长。例如，青少年身体长高每年少则 6～8cm，多则高达 10～13cm。青少年时期是骨骼发育的决定阶段。这个时期的发育，直接决定了人的身高、胸围等体格参数。骨骼的发育与多种营养素密切相关，如钙、维生素 D、维生素 A、锌等。任何一种营养素缺乏，都会影响青少年骨骼的发育。

**2. 体重的变化**

青春期体形的另外一个显著变化是体重明显增加。体重增加每年 5～10kg。青少年正常的体重是一个人营养状况良好的表现，体重过重或轻低是不健康的表现。体重过轻会影响正常发育，引起学习能力低下等问题；体重过重或肥胖，会增加许多慢性疾病的危险性。

**3. 体内器官机能的变化**

（1）心脏的发育

青春期心脏迅速生长，质量可达出生时的 10～12 倍。17～18 岁时心脏质量接近成人水平。

（2）肺和呼吸系统的发育

19 岁左右达到成人水平，但男、女生的肺活量存在着明显的差异。

（3）脑和神经系统的发育

脑的发育反映在其形态、结构和功能三个方面，青春期大脑发育的重点主要表现在机能方面。据美国 Bmce 研究测定，假定 17 岁智力为 100，4 岁时智力已达 50，8 岁时就有 80。青少年智力的发育很大程度上取决于营养，如果营养合理，能够促进大脑发育，提高青少年的智力。对智力而言最重要的营养素就是锌、铁、维生素 A。

**4. 性的成熟**

在青少年的发育中最富特点的现象是性的发育。性生理的发育程度既可以作为青春期起始的生理征兆，也可作为青春期终止的时间标志。

由以上青少年的生理变化特点可以看出，青少年对食物所提供的营养素的要求，既不同于以前的儿童期，又有别于后来的成人期。从食物中获得的各种营养素不仅要能够补充各种生命活动和日常的学习劳动过程中的消耗和损失，还要能够保证这一时期迅速生长和发育的特殊需要。我国根据居民的饮食特点为青春期的青少年拟定了相应的标准。各地区也分别制定了相应的标准。

（二）青少年营养需要

**1. 能量**

青少年的能量需要为：女孩 8.36～9.62MJ/d；男孩 8.8～12.0MJ/d。

**2. 蛋白质**

供热比 13%～15%，10 岁以上男孩 70～85g/d；女孩 65～80g/d。动物和大豆蛋白占 1/2。

**3. 糖类**

供热比 50%～60%，每天应该有 300～450g 的糖类供应。

**4. 矿物质**

钙的需要量为 1000mg/d，男孩和女孩一样；铁的需要量为女性 18～25mg/d，男性 16～20mg/d；碘的需要量为 120～150mg/d；锌的需要量为 15～19mg/d。

（三）青少年合理膳食原则

**1. 三餐定时定量，保证吃好早餐，避免盲目节食**

2002 年中国居民营养与健康状况调查结果显示，一日三餐不规律、不吃早餐的现象在青少年中较为突出，影响他们的营养摄入和健康。三餐定时定量，保证吃好早餐对于青少年的生长发育、学习都非常重要。还应注意不要盲目节食。

**2. 吃富含铁和维生素 C 的食物**

青少年由于生长迅速，铁需要量增加，女性更易发生贫血。2002 年中国居民营养与健康状况调查显示，城市儿童青少年贫血患病率为 12.7%，农村为 14.4%。即使轻度的缺铁性贫血，也会对儿童青少年的生长发育和健康产生不良影响，造成儿童青少年体力、身体抵抗力及学习能力的下降。维生素 C 可以显著增加膳食中铁的消化吸收率。因此，青少年应注意饮食多样化，常吃含铁丰富的食物及维生素 C 含量丰富的新鲜的蔬菜和水果等食物。

**3. 每天进行充足的户外运动**

青少年每天进行充足的户外运动，能够增强体质和耐力；提高机体各部位的柔韧性和协调性；保持健康体重，预防和控制肥胖；对某些慢性病也有一定的预防作用。户外运动还能接受一定的紫外线照射，有利于体内维生素 D 的合成，保证骨骼的健康发育。

**4. 不吸烟、不饮酒**

我国烟草和酒类消费者中，儿童青少年已成为一个不可忽视的群体。1996 年，卫生部组织的抽样调查发现，初、高中男生吸烟的比例分别达到 34% 和 45%。2002 年中国居民营养与健康状况调查发现，我国 15～17 岁男、女性青少年饮酒率分别为 39.6% 和 4.5%。青少年正处于迅速生长发育阶段，身体各系统、器官还未成熟，对外界不利因素和刺激的抵抗能力都比较差，因而，吸烟和饮酒对青少年的不利影响远远超过成年人。另外，青少年的吸烟和饮酒行为还直接关系到其成人后的行为。因此，儿童青少年应养成不吸烟、不饮酒的好习惯。

另外，不可过分迷信和依赖"健脑品"、"益智品"等对智力和考试成绩的作用，因为人的智力受许多因素的影响，营养只是诸多因素之一，而各类天然食物中已经包含了人体所需的各种营养素，只要不挑食、不偏食就能满足身体和紧张学习的需要。

# 第五节　大学生营养与膳食

大学生作为社会人群中的一个特殊群体，正处在人生过程中一个重要年龄阶段。他们的营养状况，关系到中华民族未来的整体素质。大学生因生理、心理及学习任务繁重等特点，对营养的需求也是特殊的，因为营养是青春期学生生长发育和身心健康的重要物质基础。合理营养可促进他们良好地生长发育，体质强壮健美，精神饱满，情绪乐观稳定；还可促使他们身心健康和预防某些严重疾病的发生。而不合理营养可致营养不良或营养过剩，损害他们的身心健康。但当代大学生普遍缺乏营养学知识，饮食消费行为基本处于盲目状态，随意性较大，能按科学方式对待饮食的人为数不多。于是，合理的饮食和充足的营养是维持大学生健康的必要条件，营养教育将为大学生建立合理的膳食制度奠定基础。

## 一、目前大学生存在的营养问题

### 1. 饮食营养知识不足

大学生现有的营养知识是来自中学生物、电视、杂志及家庭的教育，大学里没有适当的渠道获得科学系统的营养知识。绝大多数同学不了解每天应该摄入哪些食品来满足对能量、蛋白质、脂肪和维生素及矿物质等营养素的需要，这些营养素主要存在于哪些食品，对食物的选择大多凭嗜好和传统的观念，绝大多数不知道如何利用有限的经济条件，吃的合理，吃的健康。

### 2. 饮食习惯不科学

（1）不重视早餐

大部分大学生不吃早餐或早餐营养质量不高，只有小部分学生重视早餐。他们不吃早餐的原因大多是起床晚来不及，个别女生是为了保持身材不吃早餐。事实上，早餐是一天中最重要的一餐。早晨起床之后，及时补充营养是一天中脑力、体力恢复的重要保证。如果不吃早餐将直接导致上课注意力不能集中，头晕，乏力，心慌，思维滞后，直接影响听课效率。久而久之，还可导致低血糖，诱发肥胖、胆结石等疾病。

（2）饮食没有规律

饮食无规律的学生在调查中显示并不在少数，有资料显示日常饮食无规律的学生比例已占 41.9 ％。他们大多的观点是，有时间多吃点，没时间少吃点或干脆不吃。这种饥一餐饱一餐的饮食模式最易导致体内脂肪储备能力上升。而长期无规律的饮食，不仅会引起营养不良，影响睡眠质量，甚至会影响人体神经体液调节和内分泌调节，对学生的身体健康产生很大的负面影响。

（3）有酗酒等不良饮食习惯

事实上，适量饮酒对身体是有好处的，乙醇可以刺激血液中兴奋剂如内啡呔的分泌，促进血液循环和身体机能代谢，而过量饮酒就对身体百害无益。但是一些学生喝酒往往不太注意控制酒量，这对他们的身体损伤是十分大的。过量饮酒会损害胃肠黏膜，会使体内营养素流失，特别是水溶性维生素和叶酸、维生素 $B_1$、维生素 $B_6$、维生素 C 及镁、硒和锌等。还容易引起胃炎、胃及十二指肠溃疡、胃出血、心肌缺血、冠心病。严重的甚至会导致酒精中毒。

（4）饮水较少，多用果汁及饮料代替水

果汁、饮料中大都含有色素、甜味剂、防腐剂等化学合成物质，过量饮用对身体有一定危害。而白开水能提高身体中乳酸脱菌酶的活性，有利于较快降低累积于肌肉中的乳酸，消除疲劳，焕发精神。同时多喝白开水也会加快体内新陈代谢的速度，使体内的毒素能较快地随尿液排出体外。

（5）偏爱零食

现在零食已经不是女生的专利了，很多男生也喜欢吃零食而不注重主餐。实际上经常吃零食不仅会打乱消化系统的正常工作规律。由于平时吃的一些零食大多是一些高热量低营养的东西，久而久之还会引起肥胖等。睡前吃零食也不利于身体的消化。

（6）食用过多油炸食品

在日常生活中，油炸食品因其香味诱人，成为很多大学生常常抉择的食品，但油炸食品却不断受到健康组织和营养专家的质疑，主要是由于：①油炸食品在制作过程中往往加入含铝的膨化剂，长期大批食用，铝在脑细胞中沉积对大脑有不利影响；②富含碳水化合物的食品经高温煎炸后会分解出丙烯酰胺，它可以诱发良性或恶性肿瘤；③食品的烹制用油，往往重复应用，导致脂类过氧化物积聚，这些物质可促使脑细胞早衰。同时，人体摄入的油过多，轻易发胖，从而导致高血压、糖尿病、血汗管等疾病。

（7）边走边吃

有些大学生因为赶时间，边走路边吃东西。这种现象很不卫生，吃的东西很容易受到细菌、病毒感染，也不利于食物的消化和吸收。大脑既要指挥消化系统，又要指挥活动体系，精力疏散，因此往往咀嚼不细，消化不好。而且还会有发生呛食、咬舌，使食物误入气管的危险。

**3. 饮食结构不合理**

（1）摄入油脂过多

摄入油脂过多导致了部分大学生过度肥胖的问题，影响了学习生活，带来了极大的不便与困扰。

（2）食用肉类过多

肉类是大多数人都喜食的一种食品，很多人都喜欢去肯德基、麦当劳等肉食为主的餐厅，同时也有很多人会摄入很多的肉食。但是，作为蛋白质的肉食摄入应该是有限度的。作为食品金字塔的重要组成部分，蛋白质位于金字塔的上层位置，因此一个人摄入的蛋白质量不应过多。

（3）粗粮摄入不足

改革开放以后，人民的生活水平有了长足的进步，粗粮远离了日常生活，细粮开始占据餐桌。可是，细粮没有粗粮中含的一些人体必需的微量元素，造成了某些营养性疾病的产生。

（4）果蔬摄入不足

果蔬中拥有多种人体所需的微量元素、维生素，还有丰富的纤维素资源，对于人体有着非常大的好处，有排毒养颜的作用。而当代大学生中绝大多数却不喜欢吃蔬菜水果，从而导致摄入营养的不均衡。

## 二、提高大学生饮食质量的措施

### 1. 要加强对大学生营养卫生知识的教育

建议学校多开设有关饮食营养方面的公共选修课，使他们懂得营养卫生，指导并帮助大学生建立自我保健意识，养成良好的饮食习惯。同时，食堂应当配备有较高水平的营养师和厨师，加强管理，不断提高饮食营养水平、保证大学生的饮食健康。通过这些举措，目的是使学生重视饮食习惯对身心健康的重要性。显而易见，加强营养教育，普及营养知识，使大学生形成科学健康的饮食习惯，可以减少各种营养性疾病的发生，同时也能使学生的身体素质得到增强。

### 2. 要养成良好的饮食卫生习惯

（1）进食要定时定量

一日三餐是人类在漫长的岁月中构成的生理节律。定时进餐能够保持血液中养分物质的稳固，保障人体的正常活动。个别来讲，每餐之间距离 4~5h 是依据食品在人体胃中停留的时间决定的。此外，进餐时还需注意食量，食量以满足食欲而又不觉得饱胀为度，切不可养成暴饮暴食或饥一顿饱一顿的不良习惯。

（2）要有良好的饮食习惯科学进食方法

世界卫生组织建议，应保证食物多样化，多吃蔬菜、水果和谷类食物。选择低脂肪（特别是饱和脂肪酸低）的和低胆固醇的饮食。少吃盐、糖，多喝水，每天至少喝 8 杯清水。尽量避免饮酒、吸烟。这样的饮食习惯有助于减少患上慢性病的机会。

习惯卫生与否，与食物摄入后的消化、吸收有着亲密的关联。要在清洁卫生、整洁、宁静、高兴的场合进餐，吃饭要专心、细嚼慢咽，不挑食、不偏食。

（3）三餐热量摄入均衡化

适当安排好三餐热量摄入的比例。有这样一句谚语"早餐要吃好，午餐要吃饱，晚餐要吃少"。目前大学生的热量供应基本达标，但三餐之间热量的分配也并非尽善尽美，早餐要吃得好，也要吃得饱，现在不少学生早餐吃得少，且质量差，而不少大学上午的课程安排很满，如果吃不饱、吃不好，很难坚持到中餐，同时也影响上课的效果。除此以外，晚上也要吃得饱，否则也会影响到晚自习。三餐热量的摄入以早餐 30%，中、晚餐各占 35% 的比例为好。人不可缺少的微量元素还包括铁、氟、锌、铜、钳、钴、铬、锰、镍、硅、碘、硒、锡、钒 14 种。医学把它们称为人体必需的"微量元素"。为了增强体质应该常吃粗粮，不可偏食，避免以药代食，不吃"污秽饮食"。

### 3. 完善自身的饮食结构

食物搭配多样化。在饮食中尽可能选择多样化的菜肴和主食，以确保各种营养的充分供给。众所周知的六大营养素是：蛋白质、脂肪、碳水化合物、无机盐、维生素和水。每种食物所含营养素的种类及数量不同。如果偏食，则往往会引起营养素供给的不充分，会造成营养缺乏。目前大学餐厅的菜肴中营养素比较全面，都已包含在不同的菜肴中，但是大学生的消费水平有限，不可能在一餐中饮食全面，这样就很难保证营养素的充分供给，况且有一部分学生对喜欢的食品就胃口大开，对不喜欢的就嗤之以鼻，这样就更加难以保证比较全面的摄取营养素。因此，学生就餐时，应不断变换品种，保证饮食多样化。例如，两三个同学可以买几份不同的菜肴，共同就餐。大学生除要摄入谷类、动物食品外，还应注意多食海产品、蔬菜、生果等。要多食含钙、磷等矿物质丰硕的食物，如虾皮、海带、乳制品、豆制品等。每天应食 400～500g 新鲜蔬菜，以保证维生素和矿物质、纤维素的摄入。女大学生还应注意补充铁，注意选食含铁丰盛且吸收率高的猪肝、瘦肉、木耳、红枣等食物。

大学生正处在身心发育的最佳时期，合理的饮食与营养对于维护大学生的健康成长极为重要。因此，全面系统地学习营养的基础知识，形成健康的生活方式，对于提高大学生的整体素质具有重要的作用。同时学校也要帮助大学生主动地将营养知识和营养观念转变为自觉的行为，从而最终达到增进大学生身体健康的目的。

# 第六节　老年人营养与膳食

## 一、衰老的特征

衰老是生物在生命过程中，机体的形态、结构、功能逐渐衰退的总现象，是人体不可避免的自然发展规律。人到中年便开始出现衰老退化现象，并随着年龄的增长，发生越来越明显的改变。一些老年性常见病，如高血压、动脉硬化、骨质舒松和各种代谢障碍的发病率也显著增加。衰老是一种有发展规律的生物学过程，是以机体代谢减弱和机能失调为主要标志的渐变过程。但在一定条件下，衰老进展速度也是可以放慢的，只有掌握了衰老的规律，采取适当的抗衰老措施，才能推延衰老。

衰老在形态上的表现为皮肤松弛、头发变白脱落、出现老年斑、骨质变松、牙齿脱落等；在功能上的表现为视力、听力、记忆力、思维力、心肺功能逐渐降低，并出现一些更年期症状，如女性经期紊乱、发胖，男性发生忧郁、性亢进、失眠等。人到 50 岁以后，肌纤维逐渐萎缩，肌肉变硬，肌力衰退，易疲劳和发生腰腿酸痛，腰围变大，动作逐渐变得笨拙迟缓，对环境的适应力也低。

一个人身上可能出现一种或一种以上的衰老特征，各人有轻有重，也有先后。健康的人比体弱的人衰老的时间要晚，出现的特征也相对较弱，因此同龄人中健康的人比体弱的人显得年轻一点。

## 二、衰老的学说

全球最长寿的前 10 名国家依次为日本、澳大利亚、加拿大、法国、西班牙、新加坡、希腊、以色列、意大利和瑞典，这些国家的人口平均寿命都超过了 78 岁。台湾人的平均寿命为 76.33 岁，排名第 14 位。中国人的平均寿命为 69.98 岁。全球人均寿命最短的国家是非洲地区的塞拉利昂，平均寿命仅为 36.62 岁，比全球最长寿的日本人整整少 40 岁。能活到 120 岁的人是极其有限的。

**1. 关于衰老的学说**

衰老的机制比较复杂，迄今为止，人类衰老之谜仍是老年学研究所面临的问题。各种各样的衰老学说多达 300 余种，大致分为两大类：第一类是我国的中医延年学说，从阴阳平衡、脏腑虚衰、精气神等方面研究人体衰老的程度；第二类是近代衰老学说，从遗传、环境、细胞受损或代谢失调等角度来进行研究阐述。近代衰老学说归纳介绍如下。

（1）遗传论

遗传论又称遗传程序学说，该学说认为，生物的衰老与遗传因素密切相关，衰老是在遗传上"程序化"的过程。也就是说，衰老是机体固有的、随时间演进的和不以人的意志为转移的退化进程。在生命过程中，这种有关衰老时刻的程序安排，可以比喻为"生物钟"。

对于遗传程序学说在生物寿命上的验证包括：不同的生物种类具有不同的寿命（或称寿限）；父母高寿的人，子女的自然死亡率都较低；双胞胎孪生子女寿命大致相同；总是雌性寿命长于雄性。

（2）环境论

环境论所包含的学说数量最多。其中研究较深入，比较受到公认的学说有自由基学说、交联学说、脂褐素（质）累积学说（废生物学说、残渣学说）。

（3）综合论

近代衰老学说中具有综合性质的为数尚不多，目前在实验依据方面尚缺乏有力支持。较有代表性的有两个：一个是细胞信息受损学说，认为细胞受损不仅是衰老的原因，也导致神经、内分泌、免疫信息的损害及使体内环境平衡失调；另一个是南京大学郑集教授提出的代谢失调学说，从代谢是生命的特征和细胞是生命存在的基础出发，认为在遗传安排的基础上，机体代谢机能（如内分泌、免疫等）失调将影响机体的衰老过程。

**2. 对衰老学说的评价**

前述三大类学说既有其合理性，又有其片面性。衰老的遗传论和环境论，是相互联系和相互补充的，它们分别代表着衰老的内因和外因。环境因素（如药物或营养物质）对于遗传生物钟的"走点速度"是有影响的，有时影响是相当大的。最明显的例子是大幅度延长动物最高寿命的各种实验手段，都是环境因子的影响所致。

各种环境论学说也是有所侧重的。例如，自由基学说侧重于论证自由基对生物大分子的攻击和破坏；交联学说主要阐述交联剂分子对生物大分子的交联损伤；残渣学说则是所有这些攻击、损伤和变性的总结，即产生老年色素（脂褐质或脂褐素）。所有这些综合起来，才可能是比较完整的衰老过程机制的阐述。

# 三、老年人的营养需要及膳食指南

人类的寿命还远未达到享尽天年，而老年人的营养与膳食不尽合理是主要原因。因此合理的营养与膳食是延缓衰老过程和保证健康长寿的重要因素，应予以足够的重视。

合理营养是养生、抗衰和祛病延年的必要因素。各种人群所需要的营养素随性别、年龄、职业而异。老年人所需的营养必须适合老年人的生理特点，才能收到应有的效果。

**1. 老年人的营养需要**

（1）热能

人到中年，随着年龄的增长，机体的能量消耗逐渐减少，膳食热能的供给量也应相应地逐渐减少。老年人的基础代谢比成年人要低 10%～15%，因此，要避免摄入过多的热能，减少肥胖。肥胖的人比瘦的人容易发生代谢性疾病及心血管疾病。例如，胖人糖尿病的发病率比体重正常者多 9.87 倍，比瘦人高 6.05 倍，动脉硬化性心脏病的患病中胖人是瘦人的 2.03 倍。

老年人的热能需要，是以 18～40 岁的成年人热能供给量为基础折算的。41～50 岁的中年人热能供给量比成年人供给量减少 5%，51～60 岁减少 10%，61～70 岁减少 20%，71 岁以上的老年人减少 30%。65 岁以上老年人每日摄入热能推荐量为 6688～8360kJ（1600～2000kcal）。

（2）蛋白质

蛋白质对老年人是极为重要的。当膳食蛋白质不足时，老年人易出现负氮平衡，使血红蛋白合成减少，引起老年性贫血。摄入量过多，就加重老年人肝、肾的负荷，因此老年人应食用优质全价蛋白质。另外，高蛋白膳食会增加钙等矿物质的流失，肉中还含有大量的脂肪和胆固醇，因此还有人建议，40 岁以上的人不宜食用肉类蛋白质。植物性食品中含有豆固醇和谷固醇等，可以竞争性地抑制胆固醇的吸收，因此豆类和谷物是老年人较好的蛋白质来源。

（3）脂类

老年人随着年龄的增长，不仅脂类的消化吸收与合成降低，血浆脂质也升高，这与脂肪分解排泄迟缓有关。血脂的升高又有可能引起老年性疾病的发病率增加。

老年人应严格限制摄入含胆固醇高、含饱和脂肪酸高的食物，如动物性脂肪、内脏，脑、蛋黄等，以防止增高血浆脂质、血浆胆固醇和甘油三酯。

脂肪的供给量应当以满足老年人生理需要为标准，且必须保证适量的植物油的供给。我国老年人膳食中脂肪含量以不超过总膳食热量的 25% 为适量。每日每千克体重摄入脂肪量应控制在 1g 以下，植物油和动物脂的质量比为 2∶1。

（4）碳水化合物

在蛋白质、脂肪膳食结构合理的条件下，严格控制主食的摄入量，特别要减少那些仅能产生热能而无其他营养价值，或含粗纤维过少的食物，如食糖、酒类、动物脂肪等。

在老年人的膳食中，膳食纤维具有相当重要的作用，适量的膳食纤维可以刺激消化液的分泌及肠蠕动，促进排便。同时，膳食纤维可以帮助食物胆固醇的排出。

对于老年人来说，碳水化合物仍是热能的主要食物来源，占总热能的 60% 左右。由于老年人总的热能需要量下降，碳水化合物总的摄入量应降低。

（5）维生素

人到老年，随着机体中组织器官功能的衰退，对各种营养素的摄取与储留量随之减少，但机体对于维生素的需要量并没有下降。因此维生素的摄入对维持老年人的健康，促进新陈代谢，调节老年生理机能，增强抗病能力，延缓衰老十分重要。

（6）无机盐

老年人胃肠功能减退，对钙的吸收率差，而机体内对钙的利用率和储存能力也差，但代谢排出量反而有所增加，因此老年人易发生钙代谢负平衡，常导致骨质疏松症、腰腿疼痛、骨骼脱钙、内分泌障碍、甲状腺肿等。建议供给量为每天 800mg。

老年人的食物如果过咸，会发生体内钠离子过剩，增加循环流量和钠潴留，心脏负担加重，而引起血管收缩，血压升高，造成脑血管障碍。世界卫生组织建议每天进食食盐的量最好控制在 6g 以下。

**2. 老年人膳食指南**

（1）食物要粗细搭配、松软、易于消化吸收

粗粮含丰富 B 族维生素、膳食纤维、钾、钙、植物化学物质等。老年人消化器官生理功能有不同程度的减退，咀嚼功能和胃肠蠕动减弱，消化液分泌减少。因此老年人选择食物要粗细搭配，食物的烹制应松软易于消化吸收。

（2）合理安排饮食，提高生活质量

家庭和社会应从各方面保证其饮食质量、进餐环境和进食情绪，使其得到丰富的食物，保证其需要的各种营养素摄入充足，以促进老年人身心健康，减少疾病，延缓衰老，提高生活质量。

（3）重视预防营养不良和贫血

60 岁以上的老年人由于生理、心理和社会经济情况的改变，可能使老年人摄取的食物量减少而导致营养不良。另外随着年龄增长而体力活动减少，并因牙齿、口腔问题和情绪不佳，可能导致食欲减退，能量摄入降低，必需营养素摄入减少，而造成营养不良。60 岁以上老年人低体重、贫血患病率也远高于中年人群。

（4）多做户外活动，维持健康体重

老年人适当多做户外活动，在增加身体活动量、维持健康体重的同时，还可接受充足紫外线照射，有利于体内维生素 D 的合成，预防或推迟骨质疏松症的发生。

# 四、天然抗衰老食品

最新科学研究显示，人的营养状况的好坏，直接与体内活性氧产生与清除的平衡有密切关系。美国的一些科学家发现，新鲜蔬菜中含有抗氧化剂维生素 C、维生素 E、胡萝卜素、SOD、微量元素（如有机锗、硒）等，能治疗和预防某些疾病，还可有效地预防中老年的早衰。除上述具有还原性的食物外，还要多食用一些碱性食物、富含膳食纤维的食物。

有些食物中含植物激素，具有抗衰老的作用，含植物性雌激素的物质最好的是大豆，其他含植物激素的还有玉米、小麦、胚芽、樱桃、香蕉、苹果、李子、地瓜、番茄、青椒、豆粉、腰果、葵花籽、人参、大蒜等。

# 第六章　膳食营养健康与疾病

膳食结构合理，营养平衡，不仅能够满足机体对热能和各种营养素的需要，增强机体的抗病能力，提高工作与劳动效率，而且还能预防和治疗某些疾病；当膳食结构不合理，摄入的热能营养素不平衡，即营养失调时，因某个或某些营养素摄入不足，不能满足机体的需要，久而久之，体内的营养储备严重消耗，则出现相应的病理性改变，继而发生临床上可见的营养缺乏病。反之，过量摄入热能和某些营养素，则可导致肥胖、心血管疾病、糖尿病、肿瘤等慢性疾病的发生。

近些年是我国社会经济快速发展时期，也是我国人民膳食结构与疾病模式发生重要转折的阶段。最主要的膳食结构变化是高脂动物性食品的摄入显著增加，而谷类和膳食纤维的总摄入量减少。这些改变的结果则表现为慢性病的发病危险增加。在 2005 年全国政协科教文卫体委员会"公共卫生体系建设"专题研讨会时介绍：我国的传染病已从新中国成立前人群死因顺位中的第一位降至第十位，这标志着我国医疗卫生部门的防治工作已取得可喜的成果。随着疾病谱的改变，心脑血管疾病和肿瘤等慢性病的威胁已上升为影响我国人民健康的头号大敌。目前，慢性病死亡已占我国人群总死亡的 2/3 以上。而大量科学研究表明，膳食营养与慢性病的发生有密切关系。

在一些疾病的形成与发生中，营养因素确实起到重要的作用，如果能在平时的饮食中加以注意，相关疾病就可以避免发生，至少可延迟发病的时间。即使疾病发生以后，在药物治疗的同时，相关营养的配合与调节对机体的康复也起着不可低估的作用。

在注意营养平衡的同时，养成健康的生活方式，如戒烟、限酒、适量运动、保持心理平衡等，就可显著降低一些疾病的发病率。事实上人们常说的中老年"突然"发生的一些疾病，如冠心病、中风、肿瘤，实际并不突然。许多疾病往往是根植于少青年，发展于青中年，发生在中老年。因此从小养成健康的生活方式将对身体产生长远的影响。

随着社会的发展和人们生活水平的提高，人们的物质条件得到了极大的改善，膳食结构出现了巨大的变化，同时一些所谓的"富贵病"在我国乃至世界上与日俱增。根据一些相关的研究报道，这些所谓的"富贵病"，如糖尿病、高血压、肥胖等，都和饮食有着不可分割的联系。如果能够合理安排饮食，这些"富贵病"是可以预防的。对已经患病的患者，也可以通过食疗，慢慢摆脱疾病的困扰。本章主要从膳食的角度对营养和各种疾病之间的关系，包括疾病的根源、疾病的食疗及疾病的饮食预防等方面来阐述。

## 第一节　健康与疾病

按照生物的原理，哺乳动物的寿命是其生长期的 5～7 倍，人的生长期是用最后一颗牙齿长出来的时间（20～25 岁）来计算，因此人的寿命最短 100 岁，最长 175 岁，公认人的寿命正常应该是 120 岁。可现在应该平均活到 120 岁，却只活到 70 岁，整整少了 50 岁。

日本男性的平均寿命约为 81 岁、女性的平均寿命约为 86 岁，是世界上最长寿的国家，但是日本人移民到美国后，这种长寿的优势就不再明显，而是变得和一般的美国人一样。因此，遗传因素对人寿命的影响比环境因素的影响要小得多。

1980 年美国人相信脂肪摄入量过高是美国人饮食中起致癌作用的最大问题。1982 年 6 月，美国科学院饮食、营养与癌症委员会（DNC）作出了如下结论："大多数癌症是有可能预防的"。还说，大多数癌症"看来更可能是由生活习惯和饮食所决定的，而不是由于遗传上的差异"，并且预测：由于饮食的改进，至少有可能使美国的癌症发病率下降 35%。

关于寿命的长短和疾病的发生与否，遗传等内在因素的作用并不是主要的，80% 是由环境因素造成的。

## 一、健康

"吃不愁，穿不愁，就是血脂稠；职务不高，水平不高，就是血压高；表现不突出，成绩不突出，就是椎间盘突出。"在我国，约有 15% 的人是健康的，15% 的人非健康，70% 的人呈亚健康状态。

世界卫生组织认为：健康不仅是没有疾病和病痛，而且要保持身体方面、精神方面和社会方面上的完美状态，而不只是身体无病。这个定义揭示了健康对人身体、精神和社会三方面的要求。身体健康是指人在生物学方面的健康，即机体完整或功能完善，同时，还要有对健康障碍的预防和治疗的基本知识，能够对健康障碍及时采取合理的预防、治疗和康复措施。精神健康是指人的内心世界丰富充实，处事态度和谐安宁，与周围环境保持协调均衡，包括两层含义：一是自我人格完整，心理平衡，有较好的自控能力，有自知之明，能正确评价自己，并能及时发现并克服自己的缺点；二是有正确的人生目标，不断追求和进取，对未来充满信心。社会适应性良好是指一个人的外显行为和内在行为都能适应复杂的社会环境变化，能为他人所理解，为社会所接受，行为符合社会身份，与他人保持正常的人际关系。

关于人体的健康生理特征，可以通过一系列的生理指标，如血压、呼吸、血液、肌力及视觉、听觉等的测定来衡量。具体为：眼有神；牙齿坚；前门松、后门紧；形不丰；腰腿灵；声息和；脉形小。

著名的美国心理学家马斯洛提出的人的心理是否健康的 10 条标准：①有充分的安全感；②能充分了解自己，并能恰当地评价自己的能力；③生活理想和目标切合实际；④不脱离周围现实环境；⑤能保持自身人格的完整与和谐；⑥善于从经验中学习；⑦能保持适当和良好的人际关系；⑧能适度地表达和控制自己的情绪；⑨在集体允许的前提下，有限度地发挥自己的个性；⑩能在社会规范的范围内，适度地满足个人的基本需求。

洪昭光的《健康忠告》的主要思想是"健康四要素"和"四个最好"。"健康四要素"是指快乐的心情、合理的膳食、适量的运动、充足的睡眠；"四个最好"是指最好的心情是宁静、最好的医生是自己、最好的药物是时间、最好的运动是步行。

心情是保持健康的首要条件，心情不好时"食不知味、寝不安席"。心理平衡是快乐心情的前提，要做到心理平衡就要保持清心寡欲和淡泊宁静，所以说"最好的心情是宁静"。同时要"糊涂一点、大度一点"，助人为乐、知足常乐、自得其乐。

人衰老后身体的平衡能力下降，锻炼身体平衡能力最佳的运动不是使用健身房里的器械，而是太极拳和步行。步行是人人都会的，所以说"最好的运动是步行"。但是过量的运动会加重心肺的负担，不适合老年人，控制运动后心跳次数与年龄的和在170左右是适量的。

充足的睡眠可以保证劳累一天的身体得到休整，每个人的睡眠习惯可能会不同，但进入深度睡眠一般还需要1h左右，且午夜0～3点是深度睡眠的时间，只有在这个时间里才会得到充分的休息，因此要合理地调整自己的作息时间。

最好的医生是自己，应从两个方面去考虑。一方面，人的身体构造是非常完美，如肾衰及尿毒症患者在透析时，所用的设备有冰箱大小，却还不能代替自身的肾功能；再如有什么样的泵能像心脏那样连续不停地跳动70年以上？因此充分发挥身体自身的功能，调动机体的免疫功能可有效地防治疾病；另一方面，就是自己要照顾自己，注意平衡膳食、不贪吃贪睡、适当的运动等都要自己来控制和完成，任何人都不能替代。

最好的药物是时间，其意义是重在防病而不是治病，通过合理饮食调节机体的免疫力是最有效的方法。

沈集先生的养生法就是养心、养性，"养心"是指"童心、龟欲"，"养性"是指"蚁食、猴行"。也就是说人在养性方面要保持孩童般快乐的心情，像乌龟一样不要有太多的奢求；在修身方面则要像蚂蚁一样少食多餐、还要像猴子那样多运动。只有这样才能达到身心同时健康，即真正的健康。

健康的生活方式：不吸烟、节制饮酒、每天吃早餐、两餐之间不吃零食或点心、维持正常体重、每晚睡7～8h、至少从事中等体力量的体育运动。

## 二、疾病

相对于健康，疾病是人的心理或躯体受到损伤，出现各种异常反应和表现的情况。产生的原因是多方面的，如精神刺激，物理、化学或生物等因素的侵袭等。可以分为器质性病变和功能性病变，也可分为传染性疾病和非传染性疾病。

## 三、亚健康

在现今的社会生活中，在知识经济时代激烈竞争的巨大压力下，人们在精神上、生理上都处于长期紧张状态，每天精力的大量透支正蚕食着现代人的身体健康。表现为精力不足、疲乏、白发早生、失眠、腰背酸痛等。虽然此时大部分人处在"未病"阶段，但这些已提示他们已经或即将进入亚健康状态。

亚健康介于健康与疾病之间，是一种生理功能低下的状态。又因为其主诉症状多样而且不固定，如无力、易疲劳、情绪不稳定、失眠等，也被称为"不定陈述综合征"。亚健康状态是指人的机体虽然检查无明显疾病，但呈现出疲劳，活力、反应能力、适应力减退，创造能力较弱，自我感觉有种种不适症状的一种生理状态，也称为"机体第三种状态"、"灰色状态"。亚健康人的表现分为"紧张型"与"放任型"两种。我国约有60％（约7亿）人处于亚健康状态。造成亚健康的原因是多种多样的，但过度疲劳仍是首要原因。

"紧张型"的人只要稍有身体不适，就赶紧往医院跑，开很多药存放家中，甚至连可动可不动的手术也"一刀了之"。"放任型"的人则与此相反，他们常常为了学习、工作而"透支"生命，尽管十分疲劳，但仍然咬牙支撑着。这种人精神虽然可嘉，但却不尽科学，如果病倒，治疗需要加倍的时间和经费，如神经衰弱、衰老、胃肠神经官能症、更年期综合征、重病及慢性病的恢复期、疲劳综合征等，均属于亚健康之列。

**1. 亚健康状态在临床上常见的表现**

过度脑力劳动、体力劳动，精神长期紧张所致的综合征，如精力不足、疲劳困乏、注意力分散、胸闷气短、心悸、失眠、健忘、颈肩腰背酸痛、遇事紧张等；由于内分泌失调、更年期综合征、人体衰老所引起烦躁、自汗、潮热、抑郁、惊恐、头晕目眩、月经不调、性功能减退等病恢复期及长期慢性病引起的各种不适感觉等。①心病不安，惊悸少眠：主要表现为心慌气短，胸闷憋气，心烦意乱，惶惶无措，夜寐不安，多梦纷纭。②汗出津津，经常感冒：经常自汗、盗汗、出虚汗，自己稍不注意，就感冒，怕冷。③舌赤苔垢，口苦便燥：舌尖发红，舌苔厚腻，口苦、咽干、大便干燥、小便短赤等。④面色有滞，目围灰暗：面色无华，憔悴；双目周围，特别是眼下灰暗发青。⑤四肢发胀，目下卧蚕：有些中老年妇女，晨起或劳累后足踝及小腿肿胀，下眼皮肿胀、下垂。⑥指甲成像，变化异常：如指甲出现卷如葱管、相似蒜头、剥如竹笋、枯似鱼鳞、曲类鹰爪、塌同瘪螺、月痕不齐、峰突凹残、甲面白点等，均为甲象异常，病位或在脏腑或累及经络、营卫阻滞。⑦潮前胸胀，乳生结节：妇女在月经到来前两三天，四肢发胀、胸部胀满、胸胁串痛乳房常有硬结。⑧口吐黏物，呃逆胀满：常有胸腹胀满、大便黏滞不畅、肛门湿热之感，食生冷干硬食物常感胃部不适，口中黏滞不爽，吐之为快。重时，晨起非吐不可，进行性加重。⑨体温异常，倦怠无力：下午体温常常为37～38℃，手心热、口干、全身倦怠无力。⑩视力模糊，头胀头疼：平时视力正常，突感视力下降（非眼镜度数不适），且伴有目胀、头疼。

**2. 引起人的亚健康状态的原因**

1）饮食不合理。当机体摄入热量过多或营养贫乏时，都可导致机体失调，如过量吸烟、酗酒。

2）逆时而作、休息不足，特别是睡眠不足。起居无规律、作息不正常。对于青少年，由于影视、网络、游戏、跳舞、打牌、麻将等娱乐，以及备考、开夜车等，常打乱生活规律。成人有时候也会因为娱乐（如打牌、麻将）、看护患者而影响休息。

3）紧张程度过高，压力太大。特别是白领人士，身体运动不足，头脑透支。

4）噪音、郁闷、车辆增多对人体的心血管系统和神经系统产生很多不良影响。

5）高楼、高层建筑林立，房间封闭，一年四季使用空调，影响组织细胞正常的生理功能。

6）练体无章。生命在于运动，生命也在于静养，如练体无章、练体不当，必然会损坏人体的健康。

7）乱用药品。用药不当不仅会对机体产生一定的不良反应，而且还会破坏机体的免疫系统。例如，稍有感冒，就大量服用抗生素，不仅会破坏人体肠道的正常菌群，还会使机体产生耐药性；稍感疲劳，就大量服用温阳补品，本想补充营养，但实际是在抱薪救火。

8）内劳外伤。外伤劳损、房事过度、琐繁穷思、生活无序最易引起各种疾病。人的精气如油，神如火，火太旺，则油易干；神太用，则精气易衰。只有一张一弛，动静结合，劳逸结合，才能避免内劳外伤引发各种疾患。

9）六淫七情。六淫：风、寒、暑、湿、燥、火；七情：喜、怒、忧、思、悲、恐、惊。过喜伤心，暴怒伤肝，忧思伤脾，过悲伤肺，惊恐伤肾。

**3. 亚健康预防**

防止"亚健康"，幸福人生＝健康食品＋良好生活方式。关键在于自我调适，消除那些诱发因素，亚健康状态通过自我的身心调节是完全可以恢复的。中药或膳食调节也是必要的。科学的生活方式可以减少疾病的发生，也可以说健康的钥匙在自己手里。

（1）均衡营养

脂肪类食物不可多食也不可不食；维生素要多吃，因为当人承受巨大的工作压力时，体内消耗的维生素 C 将显著增加。例如，有些人仍以传统饮食习惯为主，即机体摄入低蛋白、高热量食物，许多人不重视早餐，甚至不吃早餐，机体经常处于饥饿状态，致使大脑供氧不足，影响肾上腺素、生长激素、甲状腺素等内分泌激素的正常分泌，严重者可产生情绪抑郁、心慌乏力、视物模糊、低血糖、昏厥等症状。

（2）保障睡眠

睡眠应占人类生活的 1/3，它能增强人的免疫力。

（3）心情宽松

人在社会生存，难免有很多烦恼，要想应付各种挑战，重要的是通过心理调节维持心理平衡。

（4）晒太阳提神

在上午光照半小时对经常萎靡、有忧郁倾向的人很有效。

（5）了解生理周期

每个人的生理周期都不一样，找出自己精力变化曲线，然后合理安排每日活动。劳逸结合，张弛有度。不能一直处于高强度、快节奏无规律的生活中。可以静坐放松，郊外散步，午后打盹。

选用食疗是调整亚健康状态的最佳方法。介绍几种有关亚健康状态的饮食调理方法：①肺气虚状态，有气短、多汗、易感冒等表现者，可食用百合、蜂蜜、白木耳、红枣、桔、杏仁等食物；②脾阳虚状态，有便秘、腹胀、肠鸣、嗳气等表现者食用山药、莲子、百合、山楂、苡仁米、饴糖；③肾阳虚状态，有腰疼膝软、畏寒肢冷、头晕耳鸣、发须早白、性衰退等表现者食用羊肉、芝麻、胡桃、豆类及豆制品、坚果类食物；④肥胖疲劳状态者，应少吃淀粉类和糖类的食物，宜长期食用萝卜、卷心菜、白菜、青椒、番茄、香菇等蔬菜和水果；⑤心烦意乱状态，有失眠、头晕、心烦表现者宜食用养心安神的食品，如煎服龙眼肉、酸枣仁、柏子仁等；⑥神经衰弱状态，有视力下降、记忆力减退、行动笨拙等表现者宜食用莲子、龙眼肉、百合、大枣、糯米等煮粥食,若是血虚及紧张引起的神经衰弱,可吃桑葚,也可配合熟地、白芍煎服。

# 第二节　膳食营养与肥胖

轻度的肥胖没有明显的自觉症状,而肥胖症患者不但体态臃肿、动作迟缓、工作效率降低,还可出现疲乏、气短的现象。潜伏着抗感染力下降、手术死亡串高的危险,且容易发生动脉粥样硬化、冠心病、高血压等心血管疾病,以及脂肪肝、糖尿病等。此外,肥胖与某些肿瘤有一定关系。例如,超过正常体重的中年妇女患子宫内膜癌与乳腺癌的概率高于其他人。

## 一、肥胖的标准

目前国际上多用身高体质指数(body mass index,BMI)作为衡量体重及健康状况的标准,是一种计算身高体重的指数,大多数个体的 BMI 与身体脂肪的百分含量有明显的相关性,能较好地反映机体的肥胖程度。

## 二、肥胖的种类

按肥胖及其起因来分,通常分为单纯性肥胖和继发性肥胖。单纯性肥胖的内分泌系统正常,机体代谢基本正常;继发性肥胖是由于内分泌或代谢异常引起的。其中单纯性肥胖约占 95% 以上。

按肥胖的体形来分,分为腹部肥胖和臀部肥胖。腹部肥胖又称"苹果形",俗称"将军肚",多见于男性;臀部肥胖又称"梨形"的身材,多见于女人。腹部的脂肪在代谢中更活跃,易被肝吸收,参与血液的循环,与冠心病、中风、糖尿病有关。

按脂肪组织形态来分,可分为早年肥胖和晚年肥胖两种。早年肥胖的特征是脂肪细胞的数量异常增多,多见于儿童与青少年;晚年肥胖的特征是脂肪细胞数量正常,但细胞肥大,多发生于成年期。早年肥胖一旦出现很难纠正,因为要减少脂肪细胞的大小还比较容易,但要减少脂肪细胞的数量往往很难。

## 三、肥胖的原因

### 1. 长期能量摄入过多

产热营养物质过剩转化成脂肪,脂肪以细胞组织的形式存在于人体内,当脂肪组织过多即形成单纯性肥胖。

### 2. 与遗传有关

胖孩子与父母的体重存在着联系,据调查,父亲或母亲仅一方肥胖,其子女肥胖约占 40% 左右;父母双方肥胖,其子女肥胖约占 60% 左右,遗传因素造成的肥胖常自幼发胖,且伴有高脂血症或高脂蛋白血症。人群的种族、性别不同和年龄差别对致肥胖因子的易感性不同,研究表明遗传因素对肥胖形成的作用占 20%～40%。

**3. 运动过少**

运动是消耗能量的主要方式。运动减少，能量消耗降低，未消耗的能量以脂肪储存于全身脂肪库中。其实部分人摄入的能量并不太多，但因活动太少，能量无消耗的机会，同样可以造成能量过剩，脂肪增多，形成肥胖症。

**4. 代谢因素**

肥胖者合成代谢亢进，与正常人相比有着显著差别。特别是脂肪合成增加而分解减少，在休息和活动时能量消耗均较一般人为少。此外，体温升高，基础代谢也随之增高，而肥胖者对环境温度变化的应激反应低下。因此，肥胖者用于产热的能量消耗减少，把多余的能量以脂肪形式储藏起来，形成和维持肥胖。

**5. 内分泌因素**

肥胖者胰岛素分泌偏多，促进脂肪合成抑制脂肪分解，另外肥胖者又存在胰岛素抵抗，脂肪细胞膜上胰岛素受体较不敏感，脂肪细胞上单位面积的胰岛素受体密度减少，也促进脂肪合成。进食过多可通过对小肠的刺激产生过多的肠抑胃肽，肠抑胃肽刺激胰岛 B 细胞释放胰岛素，同样促进脂肪合成。随年龄增高甲状腺功能、性腺功能也趋于低下时，脂肪代谢发生紊乱，体内脂肪分解减慢而合成增多，使脂肪堆积营养素的种类对肥胖有影响，精制糖的摄入可加强脂肪的合成而致肥胖。

肥胖并不是因为单一的营养过剩所致，而是由于日常饮食缺乏能使体内肪组织转变成能量的营养素，主要是参与能量代谢的 B 族维生素。如果缺乏上述营养素，体内的脂肪难以转化成能量消耗掉，就会在体内积累而形成身体肥胖。

## 四、减肥的措施

肥胖症防治的重要措施。一是坚持体育锻炼，增加热能消耗，强健体质；二是饮食防治，在保证机体蛋白质及各种营养素基本需要的基础上，使热能摄入与消耗之间产生负平衡，使体重逐渐下降，最终达到标准体重。

**1. 控制总热量的摄入**

控制饮食、减少膳食中总热量的摄入，可促进机体储存的脂肪燃烧，达到减肥的目的。

**2. 保证蛋白质的摄入量**

肥胖者节食减肥期间，消耗脂肪的同时，机体的功能性组织和储备的蛋白质也会被消耗。蛋白质补充不足，机体抵抗力会下降，容易引起虚弱及其他疾病。因此，饮食减肥期间必须增加蛋白质尤其是优质蛋白质的摄入量。饮食中的优质蛋白质主要来源于动物性食物，要选用含蛋白质高、脂肪低的动物性食品，如瘦肉、兔肉蛋类及豆制品。蛋白质供给量以每天每千克体重 1g 为宜。

**3. 脂肪摄入量要适当**

每天应摄食脂肪 40～50g，主要是限制动物性脂肪的摄入，尤其是饱和脂肪酸要限量：肉类中猪肉是高脂肪肉，牛、羊肉是中脂肪肉类，兔、鱼、虾等属于低脂肪肉类。在膳食中脂肪的热能比以低于 30％为宜，烹调用油以含不饱和脂肪酸较多的植物油为好，应减少含饱和脂肪酸较多的动物性脂肪的摄入。

**4. 供给充足的蔬菜和水果**

蔬菜和水果含热量低，是肥胖者较为理想的食物，尤其是新鲜蔬菜和水果中含有丰富纤维素，对肥胖者减肥非常有益。适量摄入纤维素，既减少热能又可增加饱腹感，预防便秘的发生。在蔬菜和水果淡季，可多吃些粗粮、豆类及海洋蔬菜，如海带、海藻等。还可多吃一些能吸收大量水分且不产生热量或产生热量少又能增加饱腹感的食物，如琼脂、果胶、魔芋等。此外，黄瓜、绿豆芽、白萝卜、罗汉果、冬瓜、黑木耳、发菜、山药等也具有较好的减肥作用。

**5. 饮食应定时定量**

肥胖者往往有食欲亢进现象。要防止饮食过量，不能饿了就吃，暴饮暴食。一日三餐定时定量，自我控制是防止肥胖的有效办法。晚餐吃少，对于减肥、防止体态过胖特别重要，晚餐过饱或吃夜宵，食物转化的能量不能完全被消耗，就会在皮下储存脂肪，而导致发胖。

**6. 减肥要适度**

有些人由于错误的审美观，总认为瘦比胖好，而盲目节食减肥，以致造成体内代谢平衡失调及胃肠功能紊乱，甚至导致厌食症，对健康极有害。因此，为了保持和获得健康健美的身材，养成良好的饮食习惯，保证身体所需的各种营养成分的供给充足和合理搭配是非常重要的。除此之外，还应保持乐观的情绪和愉快的心境。

# 第三节　膳食营养与心血管疾病

心血管疾病是一组以心脏和血管异常为主的循环系统疾病，包括心脏疾病、心血管疾病及脑血管疾病，以冠状动脉粥样硬化性心脏病（冠心病）、高血压、脑卒中等为多见。心血管疾病是严重危害人类健康的疾病，它是造成死亡的主要原因之一。此病种类繁多，病因复杂，其中有些疾病，如动脉粥样硬化、高血压病等与营养因素关系密切，合理的膳食已成为防治这些疾病的重要措施之一。

## 一、动脉粥样硬化

动脉粥样硬化是指在中等及大动脉血管内膜和中层形成的脂肪斑块，这些脂肪斑块主要由胆固醇和胆固醇酯组成。动脉粥样硬化是导致心血管病死亡的重要因素之一。动脉粥样硬化是西方发达国家居民的主要死亡原因。随着我国人民生活水平提高和饮食习惯改变，该病也成为我国居民的主要死亡原因。

### （一）动脉粥样硬化与膳食营养素的关系

**1. 膳食脂类与动脉粥样硬化**

（1）胆固醇

流行病学资料研究发现，血胆固醇水平与冠心病发病率呈正相关。动物实验研究发现，高胆固醇膳食可诱发动物动脉粥样硬化。动脉粥样硬化斑块主要成分为胆固醇和甘油三酯。

（2）脂肪

饮食脂肪的质与量对血脂水平有影响，流行病学调查结果表明饮食脂肪摄入总量与动脉粥样硬化发病率呈明显正相关。饮食脂肪总量是影响血中胆固醇浓度的主要因素，摄入脂肪占总热能40％以上的地区，居民动脉粥样硬化发病率明显升高。脂肪酸所起的作用取决于其饱和程度，饱和脂肪酸对血胆固醇的影响取决于碳链的长度；软脂酸和豆蔻酸可使血胆固醇明显升高，短于12个碳的中链脂肪酸对血胆固醇影响较小，但硬脂酸和中链脂肪酸能使血甘油三酯升高。

（3）磷脂

磷脂在肝内合成，以结合蛋白的形式在血液中运输，卵磷脂是血浆主要成分。卵磷脂使胆固醇酯化形成胆固醇酯，酯化作用增强时，胆固醇不易在血管壁沉积，或使血管壁的胆固醇转入血浆而排出体外。黄豆卵磷脂有效地降低血胆固醇浓度，并能防止动脉粥样硬化。

**2. 碳水化合物与动脉粥样硬化**

碳水化合物可引起高脂血症，高脂血症可分为脂肪性高脂血症和碳水化合物性高脂血症。肝能利用游离脂肪酸和碳水化合物合成极低密度脂蛋白，因此碳水化合物摄入过多，同样使血甘油三酯增高。碳水化合物过多可致肥胖，而肥胖是高脂血症的易发因素。

**3. 蛋白质与动脉粥样硬化**

供给动物蛋白质越多，动脉粥样硬化形成所需要的时间越短，且病变越严重。动物蛋白质升高血胆固醇的作用比植物蛋白质明显得多。植物蛋白质，尤其是大豆蛋白质有降低血胆固醇和预防动脉粥样硬化作用；用大豆蛋白质替代动物蛋白质，可使血胆固醇下降19％左右。

**4. 热能与动脉粥样硬化**

饮食摄入热能过多，可引起单纯性肥胖，肥胖者血胆固醇合成增高。限制热能体重下降，血清胆固醇和甘油三酯也显著下降。热能分配对血清胆固醇有影响，如果把全天热能过多地集中于某一餐，可使高脂血症发病率增高。但增加热能供给同时加大活动量，对机体无任何影响，不会导致血脂和胆固醇升高。

**5. 维生素与动脉粥样硬化**

（1）维生素C

维生素C可降低血胆固醇，因胆固醇代谢过程中需要维生素C参与，如果缺乏维生素C则胆固醇在血中堆积，进而引起动脉粥样硬化。维生素C可增加血管韧性，使血管弹性增强，脆性减少，可预防出血。生物黄酮类有类似维生素C的功能，能保护维生素C和防止其降解的功能。

（2）维生素E

维生素E对心脏及血管的作用机制较复杂，最重要的生理功能是抗氧化作用。防止多不饱和脂肪酸氧化，有助于维持细胞膜的完整性，提高氧利用率，使机体对缺氧耐受力增高，增强心肌对应激的适应能力。维生素E还能抗凝血，增强免疫力，改善末梢循环，防止动脉粥样硬化。

（3）维生素 $B_1$

维生素 $B_1$ 缺乏使心肌代谢障碍，严重可导致心衰，出现脚气病性心脏病临床症状。维生素 $B_1$ 供给要充足，热能供给越多，碳水化合物和蛋白质比例越高，则维生素 $B_1$ 需要量也越大。

（4）维生素 PP

维生素 PP 能抑制脂肪组织中的脂解作用并降低血浆中的游离脂肪酸浓度，可阻碍肝利用辅酶 A 合成胆固醇和减少极低密度脂蛋白的合成，也可促进胆固醇随胆汁的排出，加速乳糜微粒（CM）的降解代谢等途径而调节异常血脂，有抗动脉粥样硬化功效。大剂量维生素 PP 有不良反应，因此国内应用较少。

（5）维生素 $B_6$

维生素 $B_6$ 与亚油酸同时应用能降低血脂；因其能促进亚油酸转变成花生四烯酸，花生四烯酸可使胆固醇氧化为胆酸。

（6）叶酸

叶酸是高半胱氨酸（homocysteine，Hcy）代谢过程中的重要辅助因子，叶酸缺乏可引起血液中 Hcy 浓度增加，Hcy 水平升高又是动脉粥样硬化的重要危险因素。

**6. 矿物质与动脉粥样硬化**

矿物质对高脂血症及动脉粥样硬化的发生有一定的影响，其中与钙、镁、钠、锌、铜、铬、锰等元素的关系较为密切。

（1）铬

铬是葡萄糖耐量因子组成成分之一，是葡萄糖和脂质代谢的必需微量元素。动物实验证明，缺铬动物的血清总胆固醇增高，参与高密度脂蛋白胆固醇（HDL-C）合成的脂蛋白酶（LPL）及卵磷脂胆固醇酰基转移酶（LCAT）的活性降低，并使血清 HDL-C 下降。

（2）锰

锰是参与葡萄糖和脂肪代谢的多种酶的激活剂。研究发现。锰能抑制实验家兔的动脉粥样硬化病变的形成。缺锰与缺铬相似，会引起葡萄糖耐量降低及脂质代谢异常。

（3）其他

钙缺乏时，血胆固醇和甘油三酯升高。镁具有降低血胆固醇含量的作用。锌过多或铜过低血清胆固醇含量增加，锌铜比值高时，血清胆固醇也增高，流行病学调查发现冠心病发病率高的国家锌铜比也高。

**7. 膳食纤维与动脉粥样硬化**

膳食纤维可缩短食物通过小肠的时间，减少胆固醇的吸收；在肠道与胆酸形成络合物，减少胆酸重吸收。高纤维饮食可使血浆胆固醇降低，因高纤维可使胆固醇绝大部分转变成胆酸，少量进入血循环；而低纤维饮食时仅少量胆固醇变成胆酸，绝大部分进入血液，使血清胆固醇增高。膳食纤维有调节血脂的作用，可溶性膳食纤维比不溶性膳食纤维的作用更强。

（二）控制动脉粥样硬化膳食原则

1）防止热能摄入过多，保持正常体重，防止肥胖。

2）限制总脂肪摄入量（占总热能的 20%～25%）及动物性脂肪的摄入量。多选用含不饱和脂肪酸的大豆和鱼类食品。

3）限制食物中胆固醇的摄入量。每人每日摄入胆固醇量小于 300mg，忌食含胆固醇高的动物脑和内脏、鱼子、蟹黄等食物。

4）重视维生素和无机盐的补充，特别注意增加维生素 C 及镁、钾、钙、硒的摄入。多食豆类、香菇、青菜、核桃、杏仁及海带、紫菜等。

5）多食高膳食纤维的食物，如各种新鲜蔬菜和水果；多摄食有降胆固醇作用的食物，如洋葱、木耳、草头、豆制品等。

6）限制食盐摄入，菜肴宜清淡。

7）严格控制烟酒。饮酒能促使胆固醇的合成，引起血浆胆固醇及甘油三酯浓度的升高；烟内含烟碱和尼古丁，能促使血管痉挛，降低大脑皮层的功能，也可促使肾上腺素分泌增加，导致动脉硬化症的发生。

8）适当进行体育锻炼，提高人体的抗氧化能力和免疫功能。

## 二、冠心病

冠心病是冠状动脉粥样硬化性心脏病，指心脏冠状动脉粥样硬化使心血管阻塞，导致心肌缺血缺氧而引起的心脏病，简称冠心病。可分类为心绞痛和心肌梗死。冠心病是由于冠状动脉阻塞而使心肌得不到充足的血液供应，造成心肌部分区域受到损伤。冠心病通常由动脉粥样硬化或血栓形成引起。

**1. 冠心病常见症状**

胸骨后或心前区常有压迫、发闷或紧缩感，濒死感，发作时间 3～5min，发作常由体力劳动或情绪激动所激发，其次是食饱和寒冷。在欧美一些国家统计，冠心病占人口总死亡的 1/3～1/2，占心脏病死亡数的 50%～75%，近年来，我国冠心病也有逐年增多趋势，是严重危害人民健康的疾病。

**2. 食物营养成分与冠心病**

（1）脂肪

膳食饱和脂肪会增加血浆胆固醇水平和心脏病引发的风险；减少脂肪总量的摄入将会减少饱和脂肪和胆固醇的摄入；食品中的反式脂肪酸同样会增加或更高地增加冠心病的风险。膳食磷脂可降低血液中胆固醇浓度，有利于防治动脉粥样硬化。

（2）能量、碳水化合物

减少饮食能量，控制体重。研究表明，体重增加 10%，胆固醇平均增加 18.5，冠心病危险增加 38%。

常食高碳水化合物食物会增患冠心病的风险，高碳水化合物饮食可促进身体产生过量胰岛素，导致血糖和甘油三酯水平升高、高密度脂蛋白水平降低，增加罹患冠心病的风险。

膳食纤维可促进胆固醇的排泄，降低血中胆固醇。调查表明，膳食纤维的摄入量与冠心病的发病率呈负相关关系。

**3. 冠心病患者的膳食**

坚持"四低二高一优"的饮食原则,即低盐、低脂、低糖、低胆固醇、高纤维素、高维生素和优质蛋白质。

1) 限制总热量,保持理想体重。少食甜食品、纯糖;不宜食油腻食物。加强运动以增加热能消耗,保持适宜的体重。

2) 限制高脂、高胆固醇的食物,如肥肉、动物脂肪、动物内脏(猪肝、肾、脑、鱼子等)。

3) 豆类及大豆制品是宜选食物;选择高蛋白低脂肪食物(瘦猪肉、牛肉等)和含维生素 E 多的食物(如酸奶、鸡蛋清、鱼等)。

4) 宜选含纤维素较多的碳水化合物,多吃粗粮如粳米、小米、玉米等。

5) 多食新鲜蔬菜和水果。蔬菜、水果含丰富的膳食纤维和维生素 C,可降低胆固醇,如白菜、油菜、番茄、大枣、橘子、柠檬等。

一些食物有降脂作用,如鲜蘑菇、黄花鱼、韭菜、芹菜、茄子、黑木耳、核桃仁及一些菌藻类;葱、蒜中含挥发油具有降低胆固醇的作用,可预防冠心病,也应适当摄取。有研究证明,茶叶特别是绿茶具有降低胆固醇的作用。香菇和木耳都有降低胆固醇的作用。

心血管疾病患者的日常饮食最好多食用一些鱼类,少食动物脂肪。此外,还应维持标准体重;多食新鲜蔬菜和水果及富含膳食纤维的食物,少食多餐;忌烟酒、浓茶、过咸及辛辣食品。

# 第四节　膳食营养与高血压

高血压是指临床上收缩压或舒张压增高。WHO 建议的血压判定标准是:健康成人收缩压≤140mmHg[①],舒张压≤90mmHg。成人高血压为收缩压≥160mmHg,或舒张压≥95mmHg。

高血压是动脉血管内的压力异常升高,动脉血管如流水的管道,心脏如水泵,管道内压力异常升高,泵就要用更大的力量将水泵到管道内,久之,泵就会因劳累而损害,出现功能衰竭。高血压若得不到及时有效的控制,心、脑、肾器官就会受到致命打击,产生严重的并发症。常见症状:头痛、头晕、心慌、失眠、胸闷心烦等。

高血压是一种慢性疾病,也是一种常见病,50 岁以上人群有 15% 为高血压。

高血压为一种临床综合征,有原发性和继发性两种。原发高血压:病因不明,一般所说的高血压是指原发性高血压。继发高血压:其他疾病引起的高血压危险增高 9%。

## 一、食物营养成分与高血压

**1. 能量**

摄入过多能量导致肥胖,肥胖促使高血压发生。肥胖人体内脂肪组织增加,使血液

---

① 　1mmHg＝1. 333 22×10²Pa

循环量增加，使小动脉的外因阻力增加，心脏须加强做功，增加心搏出量，以保证外周组织的血液供应。由此而致小动脉硬化，增加了循环血量，促使高血压发生。有实验发现简单碳水化合物，如葡萄糖、蔗糖和果糖，可升高血压。

**2. 蛋白质**

有研究报道某些氨基酸与血压有关。例如，直接给予色氨酸和酪氨酸可使血压降低。

**3. 脂类**

增加多不饱和脂肪酸的摄入，少饱和脂肪酸的摄入都有利于降血压。多不饱和脂肪酸降压作用的机制可能与改变前列腺素的代谢、改变血管内皮细胞的功能和抑制血管平滑肌细胞的增殖有关。

**4. 矿物质**

（1）钠

食盐摄入过多，导致体内钠储留，而钠主要存在于细胞外使胞外渗透压增多造成心输出量高，水分向胞外移动，细胞外液包括血液总量增多：血容量增大，血压增高。

（2）钾

钾对血压的影响主要是钾可增加尿中钠的排出，使血容量降低，血压下降。在低钠摄入时，高钾对血压的影响并不大。

（3）钙

高钙膳食有利于降低血压，可能和钙摄入高时的利尿作用有关，此时钠的排出增多；此外，高钙时血中降钙素的分泌增加，降钙素可扩张血管，有利于血压的降低。

**5. 膳食纤维**

膳食纤维具有降低血清甘油三酯和胆固醇的作用，有一定的降压作用，还可延缓因高血压所引起的心血管并发症。

## 二、高血压患者的膳食

**1. 控制体重**

对于超重或肥胖者，限制能量的摄入，减体重。在限制能量的基础上，应做到营养平衡，合理安排蛋白质、脂肪、碳水化合物的比例，蛋白质占总能量的 15%～20%，脂肪 20%～25%，碳水化合物 45%～60%。矿物质和维生素达到 DRI 标准。要多锻炼，有适量体力活动。

**2. 摄入脂肪酸比例适合的油脂**

脂类供能占总能量 25% 以下。脂肪酸中饱和脂肪酸、单不饱和脂肪酸和多不饱和脂肪酸的良好比例为 1∶1∶1。限制饱和脂肪酸不超过脂类供能的 1/3。如果并发高脂血症、动脉粥样硬化、冠心病，采用前述膳食，应少食动物油、胆固醇。如果并发糖尿病，采用糖尿病患者膳食，控制总热量和碳水化合物。

**3. 增加含优质蛋白质的食物**

鱼类蛋白可使高血压发病率降低，大豆有预防脑卒中发生的作用。

**4. 食物清淡少盐**

摄入富含钾的食物，如新鲜绿色叶菜、豆类和根茎类、香蕉、杏和梅等。摄入富含钙、镁的食物，富含钙的食品有牛乳、豆类等。富含镁的食物有各种干豆、鲜豆、蘑菇、菠菜、桂圆和豆芽等。食盐的摄入量应为 1.5～3.0g/d。

**5. 少烟酒、保持心情平静，忌激动**

乙醇是高血压和脑卒中的独立危险因素，建议饮酒应限制酒量在 25g/d 以下，必要时完全戒酒。

**6. 其他**

食用芹菜、洋葱、大蒜、胡萝卜、荸荠、菠菜等蔬菜。还可选用山楂、西瓜、桑椹、香蕉、柿、苹果、桃、梨等水果，以及菊花、海带、木耳、蘑菇、玉米等的摄入都有利于降血压。

一般认为钠与钾的比例为 1：1 时，可防止由于钠量过多引起的血压升高现象；也有发现高血压可由缺钙引起；镁能降压，缺镁时降压药的效果降低。

# 第五节　膳食营养与糖尿病

糖尿病是指胰岛素分泌不足引起的以糖代谢紊乱、血糖升高并出现尿糖的慢性疾病。引起糖尿病的原因是体内胰岛素的绝对或相对效应差不足，使进食后进入血液中的葡萄糖不能进入细胞中进一步代谢，导致血糖升高，并有部分糖经肾从尿中排出。糖尿病是一种十分常见的疾病，世界上多数国家的发病率为 1%～2%，发达国家的发病率相对较高。据估计，我国 60 岁以上的脑力工作者糖尿病的发病率高达 11.2%。

糖尿病的特点是高血糖、高血压，临床表现为"三多一少"（多食、多饮、多尿及体重减少），同时还有皮肤瘙痒、四肢酸痛、性欲减退、阳痿、月经不调等现象。糖尿病若得不到及时治疗，极易并发心血管疾病，如冠心病、脑血管病、肾病、视网膜病变等，而这些并发症成为威胁糖尿病患者生命的主要原因。

实践证明，通过饮食来达到调节，稳定和控制糖尿病患者的血糖水平是完全可以做到的，这样还可以减少甚至不用降糖药物。

## 一、糖尿病的类型

糖尿病是由于体内胰岛素绝对或相对不足所致的一种内分泌代谢性疾病，分胰岛素依赖型（Ⅰ型）和非胰岛素依赖型（Ⅱ型）。

Ⅰ型——胰岛素依赖型；多发生于青少年，胰岛素分泌缺乏，必须依赖胰岛素治疗。

Ⅱ型——非胰岛素依赖型（即胰岛素抵抗）；多见于 30 岁以后中老年人，其胰岛素的分泌量并不低甚至还偏高，病因主要是机体对胰岛素不敏感，即胰岛素抵抗。

## 二、营养与糖尿病

### 1. 碳水化合物、脂肪、蛋白质与糖尿病

高糖膳食会过度刺激胰脏分泌胰岛素，还会使血中甘油三酯增高，并伴随着碳水化合物利用率的降低，可能还伴随着心血管疾病的形成。当膳食纤维含量低时，碳水化合物的消化与吸收速度会加快。另外，过量的蛋白质可能刺激胰高血糖素和生长激素的过度分泌，这两种激素都能抵消胰岛素的作用，因此，糖尿病患者应适度食用蛋白质类食品。

### 2. 肥胖、饥饿、生理节律失调等与糖尿病

每天 2～3 顿大食量的进餐比 5～6 顿小食量进餐能刺激更多的脂肪合成，而肥胖常能引起非胰岛素依赖型糖尿病。当节食或饥饿时，身体为了适应缺乏食物的状况以保护大脑和神经免受缺葡萄糖的影响，这样胰岛素的分泌减少，增加了机体对胰岛素的敏感性。对Ⅱ型糖尿病患者来说，节食是有效的控制血糖的方法。

当长时间空腹时，对某些人可能会导致下顿饭时胰岛素的释放延迟或过量；膳食过度可促使胰岛素过度释放、脂肪增多，或出现高血糖症状；睡眠不正常和情绪的紊乱也可能会加重糖尿病的症状或加速糖尿病的发生。

### 3. 维生素、矿物质与糖尿病

维生素 $B_6$、铬能促进Ⅱ型糖尿病患者对葡萄糖的利用；缺锌和缺锰能破坏碳水化合物的利用；缺钾会导致胰岛素释放不足，钾的减少可能是胰岛素释放受损的原因；钙和镁也是胰岛素分泌中所必需的元素。

## 三、糖尿病患者的饮食

饮食营养既是糖尿病的重要诱因，又是控制和治疗糖尿病的重要方法，因此糖尿病患者的饮食应合理控制。

### 1. 合理的供给能量，维持标准体重

合理的供给能量是治疗糖尿病的关键，对肥胖症、高脂血症和冠心病尤其如此。要根据患者的性别、年龄、体重、体力活动强度及临床症状等因素，确定能量供给量。

### 2. 根据病情调整碳水化合物的比例

补充胰岛素可以有利于碳水化合物的吸收代谢，但应在严格控制能量的条件下。简单的碳水化合物如蔗糖、果糖、葡萄糖等极易被肠道吸收进入血液，造成血糖剧增，因此旅行或日常生活中应注意限制含糖食物的摄入。

### 3. 适当增加蛋白质摄入量

糖尿病患者由于体内糖原代谢旺盛，蛋白质消耗增加，因此应适当增加蛋白质的摄入量，一般应占总能量的 15% 左右。

### 4. 控制脂肪

采用低脂膳食，以减少并发症，脂肪的摄入量应控制在不超过 25%。主要是增加植物油，减少动物脂肪、胆固醇的摄入量。

**5. 增加膳食纤维**

膳食纤维可减轻糖尿病患者因限制主食所引起的饥饿感，可使空腹糖浓度降低，尿糖减少，有利于减轻体重和降低血胆固醇。因此，应鼓励患者多吃粗粮、蔬菜、瓜果等膳食纤维含量高的食物。

**6. 少食多餐**

旅行中应注意个人膳食规律，少食多餐以防止血糖浓度过分波动。

糖尿病患者在饮食中主要是保护胰岛功能。改善血糖、尿糖和血脂值，防止并发症的发生。宜采用少食多餐的原则，减少进食量，进行定量配餐，同时禁用含糖量过高甜食、烹调宜用素油、限制高脂、高胆固醇食物，食用一定数量的优质蛋白质和碳水化合物，多食用富含膳食纤维、维生素、微量元素的食物，同时进行适量的体育锻炼，维持标准的体重水平。

增加膳食纤维的摄入可改善末梢组织对胰岛素的感受性，降低对胰岛素的需求，从而达到调节糖尿病患者血糖水平的作用，另外，增加纤维摄入量还能有效地降低血清胆固醇，对糖尿病患者也是有利的。

在薏米、紫草、甘蔗茎、紫菜、昆布、南瓜等食药两用植物或植物的果实中的某些活性多糖有明显的降血糖作用；还要补充足够的维生素 C、维生素 $B_6$ 和维生素 $B_{12}$ 等维生素和硒、铬、铜、钙、锌等微量元素。

# 第六节　膳食营养与肿瘤

环境因素可能是肿瘤发病的重要因素，而饮食习惯、营养和膳食组成也是一个重要因素。

癌症的种类很多，适宜的营养尽管还不能预防所有的癌症，但至少可以预防乳腺癌、结肠癌、肺癌、口腔癌、喉癌、食道癌、胃癌、前列腺癌、卵巢癌、子宫颈癌、直肠癌等。

## 一、营养与肿瘤

肿瘤是机体在内、外致瘤因素作用下，细胞失去控制的异常增殖而形成的异生物，发生恶变，危及人类健康与生命的一类疾病。肿瘤是环境中的生物、化学、物理、营养等外在因素与个体内在因素相互作用的结果。肿瘤的发生尽管与遗传因素有关，但主要由环境因素引起。同时与膳食营养也有很大关系。

**1. 脂肪与肿瘤**

食物中的脂肪主要与胃肠道肿瘤和内分泌器官肿瘤，特别是乳腺癌、前列腺癌和结肠癌有关。在饮食中脂肪含量低的地区乳腺癌、前列腺癌和结肠癌是罕见的，而且白血病、卵巢癌和子宫癌也是如此。高胆固醇饮食的人群，肺癌、膀胱癌及胰腺癌的发病危险增加。脂类促癌的可能机制：脂肪代谢时产生的脂质过氧化物和氧自由基可以攻击蛋白质和 DNA 分子，促进癌症的发生；脂类中的胆固醇代谢产物次级胆汁酸是较强的促癌剂等。

**2. 能量与肿瘤**

动物实验表明，限制能量摄入可以抑制肿瘤形成、延长肿瘤潜伏期、降低肿瘤发病率。体重超重的人比体重正常或较轻的人更容易患癌症，肿瘤死亡率也较高。体重大则癌症死亡率高。

**3. 蛋白质与肿瘤**

摄入过高和过低的蛋白质都能促进癌症的发生。当蛋白质摄入过高，特别是动物性蛋白质过高可诱发癌症。例如，家畜肉类，含大量红肉（牛、羊、猪肉）的膳食可能增加结肠癌、直肠癌的危险性。膳食中蛋白质含量较低时，能增加机体对致癌物的敏感性，易发生食管癌和胃癌；也有研究认为低蛋白质膳食减少动物乳腺癌和白血病的发生。尽可能选择鱼、禽肉类。

食物中蛋白质含量较低，可促进人与动物肿瘤的发生。适当提高蛋白质摄入量或补充某些氨基酸可抑制动物肿瘤的发生。食管癌高发区，一般土地较贫瘠，居民营养欠佳，蛋白质与能量摄入量也多不足。营养不平衡，蛋白质和能量缺乏已被认为是食管癌的发病因素之一。

**4. 糖类与肿瘤**

据报道，糖的摄入与妇女乳腺癌的死亡率直接相关，尤其摄入过多的精制糖，是乳腺癌发生率增加的因素之一。

食物纤维是不可利用的多糖，它与结肠癌有关，因为食物纤维可缩短食物残渣在肠道停留的时间，因而也缩短了潜在致癌物在肠道停留的时间，减少肿瘤的发生。

**5. 维生素**

维生素 A 能明显抑制亚硝胺及多环芳烃诱发的小鼠前胃癌、肺癌等癌症。其抑癌机制可能与维生素 A 的抗氧化、促进细胞分化、增强免疫力有关。维生素 C、维生素 E 都有清除自由基、抗氧化作用，维生素 C 能阻止致癌物亚硝胺的合成。维生素 E 对小鼠移植肿瘤有抑制作用。

叶酸能使宫颈和支气管上皮细胞的癌前病变好转。叶酸的摄入量与结肠和直肠的瘤性息肉发生呈负相关。

**6. 矿物质**

钙能与脱氧胆酸结合，减少次级胆酸对胃肠的损伤，因此钙与结肠癌和直肠癌呈负相关。硒能抑制致癌物，人类的硒摄入量及血液中硒浓度与各种癌症的死亡率呈负相关。

高盐饮食的人群，胃癌发病率明显增高。

**7. 植物化学物**

植物化学物如芥子油苷、多酚、单萜类、硫化物等通过抑制 I 相酶和诱导 II 相酶来抑制致癌物的活化，单萜类可减少内源性细胞生长促进物质的形成，大豆中的大豆异黄素和植物雌激素可抑制肿瘤细胞和肿瘤血管生长。类胡萝卜素、多酚、植物雌激素、蛋白酶抑制剂和硫化物等通过抗氧化作用抑制肿瘤的发生、发展。

欧洲一些国家坚持推荐食用蔬菜、水果和富含纤维的谷类食品，明显降低了胃癌发生率。

### 8. 食物中的致癌因素

食物在产、储、运、销、烹调和加工过程中会受到外来化学物质——致癌物污染。如 N-亚硝基化合物、黄曲霉毒素、多环芳烃类、杂环胺类化合物，食品中残留的某些农药、重金属、激素、抗生素、氯丙醇、烯酸胺，食品添加剂过量，会增加癌症的危险性。食用烧焦、烟熏、盐渍、腌制食物，吸烟和烟熏可能受到致癌物苯并芘、亚硝胺的污染，如长期食用这些食物，使患癌的危险增加。

食品容器包装材料中残留的某些小分子物质等也具有一定的致癌作用。

不良饮食习惯，三餐不按时吃、暴饮暴食、进餐过快者、进餐时经常生气者、喜吃烫食和重盐者，都使患癌的危险性增加。

## 二、生活习惯与肿瘤

日本从 1965 年开始，对 12 万多名 40 岁以上的居民作了饮食嗜好的调查，按饮食嗜好的不同类型共分为 16 组，如酗酒组、吸烟组、吃肉食组、吃蔬菜组等。到 1985 年，对各组死亡率分析发现，在调查对象中已有 30 000 多人死亡，其中约有 8000 人死于癌症。酗酒组、吸烟组、吃肉食组中死于癌症的人数比吃蔬菜组高出一倍以上，基本吃素的蔬菜组癌发病率最低，得出的结论：蔬菜确实可以抗癌、防癌。

要预防肺癌，强调禁止吸烟是绝对必要的。但对那些实在无法戒烟的人可以在某种程度上设法抵消一些吸烟的危害，建议就是多吃一些富含维生素 A 的食品。

不少人喜食高脂肪的食品，对这样的人提倡多吃一些高纤维食品，虽不能除去高脂饮食带来的一切危害，但有证据表明，纤维素在一定程度上能对抗脂肪的致病效应。

饮用太多的乙醇，直接与肝癌、胃痛、结肠癌、直肠癌等疾病相关，如与吸烟相结合，会大大增加发生癌症的概率，口腔癌、喉癌、食道癌常是这两种不良习惯同时并举的结果。

乙醇导致癌症的可能原因有以下三点：①乙醇饮料中可能含有致癌物、辅助致癌物或促进剂，酒饮料中可能含有甲醇、甲醛，有助于癌症的发生，酒中还有可能存在亚硝胺、杂醇油及苯并芘等多环芳烃；②乙醇是致癌物的溶剂，还可以诱导致癌物活化；③酗酒会导致营养不良，并抑制机体的免疫能力。

日常生活中应当多吃些糙米、粗面和杂粮，以增加膳食纤维、矿物质和维生素的摄入量。

水果和蔬菜中还含有一些多酚类化合物，能诱导某些酶的合成，分解致癌物质，从而增强抗癌能力。目前已经肯定具有抗癌活性的主要有卷心菜（结球甘蓝）和花椰菜（菜花）等甘蓝族蔬菜。

柑橘中的两种黄酮类物质（相橘黄酮和川陈皮素）可以使苯并芘羟化酶的活性提高 2～5 倍，增强了分解苯并芘这种致癌物的能力，芹菜和菠菜具有轻微的但有一定意义的抑制力，大豆、菜豆、谷物与植物油也有一定的抑制力。

"少吃一点肉，多吃一点豆"，控制肉类等动物性食品和油脂的摄入；鼓励适当运动，避免肥胖；只能适量饮酒，控制食盐的摄入，避免吃烧焦或烤糊的食品，不吸烟。

# 第七章　食品卫生安全及管理

## 第一节　食品卫生与安全性

食品是维护人体生命的物质基础，它供给人体所需的各种营养素，满足人体的能量需求，保障人体的健康。但有些食品中含有或者被污染一些有毒有害的因素，引起人体疾病，危害人体的健康与生命。随着社会进步和人民生活水平的提高，人们日益关注食品的安全和卫生问题。食品卫生与安全已成为主要的公共卫生问题。

### 一、食品卫生的概念

食品是维持人体生命活动不可缺少的基础物质，它供给人体各种营养物质，满足人体的需要，保障人们的健康。但有时也会通过食物带来一些有害物质，使人体健康受到危害。随着社会的发展和人民生活水平的逐步提高，人们日益意识到品质良好、合乎卫生要求的食品对人体健康的重要性。"病从口入"是我国人民对此作出的生动总结，食品卫生直接关系到食品的品质，关系到消费者安全，关系到子孙后代的健康繁衍。

所谓食品卫生，根据世界卫生组织（WHO）所下的定义；从食品的生产、制造到最后消费，为确保食品的安全、卫生、完好而采取的所有必要措施。

### 二、食品安全性

安全性是任何食品的第一要素，从广义上讲，食品的安全性是指食品在消费时没有受到任何有害的化学物质或微生物、放射性物质污染。在食品或食品原料中含有范围广泛的种种非营养成分，这些成分中的有些物质对人体是有害的或者具有潜在的危险性；在食品的储藏、加工过程中往往会受到有害的化学物质或微生物等的污染，食品中所发生的许多反应也会导致食品变质或损害食品的安全性；在食品的掺假、掺杂、伪造过程中加入合法的或非法的化学添加物更易构成对食品安全的威胁。

食品危害的潜在来源可分为以下三类。

（1）内源性危害

食品中天然存在的有毒有害成分，如河鲀毒素、苦杏仁甙等；存在于食品中的生理作用成分，如蛋白酶抑制剂；食物中的营养不平衡。

（2）外源性危害

食品中的微生物污染，如经口传染的病菌（病毒）、细菌毒素、霉菌毒素；有意加入的食品添加剂，如亚硝酸盐；意外进入食品的化学物质，如残留农药、烟熏食品中的多环芳烃；偶然污染物，如重金属、多氯联苯。

（3）诱发性危害

在食品加工、储藏过程中诱发食品内或生物体内生成有害物质，如油脂氧化、亚硝酸盐与胺或酰胺反应生成 $N$-亚硝基化合物。

### 三、食品污染概述

#### 1. 食品污染的定义

所谓食品污染是指食品从原料的种植、生长到收获、捕捞、屠宰、加工、储存、运输、销售到食用前整个过程的各个环节，都有可能对人体产生有害的物质进入食品而使食品的营养价值和卫生质量降低或对人体产生不同程度的危害的现象。任何有毒有害物质进入正常食品的过程，称为食品污染。

由于食品加工的日益工业化，多工序化使各种外来物质（其中也可能有化学致癌物质）更有可能污染食品。同时动植物生存的环境如空气、水、土壤中的某些物质通过食物链可以在人类的食物中成万倍甚至数百万倍浓缩起来，致使食品中有害物质的含量比水和空气中高得多，因此控制食品污染保护食用者的健康具有重要意义。食品在供给应有的营养素的同时，也必须对食用者的健康无害。

食品的安全与卫生关系到食用者的健康和生命。而影响食品卫生乃至食用安全的因素较多，除了食物本身可能存在的影响食品卫生的因素外，各类食物从原料生产、加工、运输、储存及销售等环节都有可能受到不同程度有毒有害物质的污染，如农药的滥用、环境污染、非食品添加剂的使用或食品添加剂超量使用、食品的腐败变质及不科学的加工方法等，会导致对人体的毒害和致癌性，使人的健康和生命遭到威胁。因此必须运用科学技术、道德规范、法律规范等手段来保证食品的安全卫生。

#### 2. 食品污染的分类

食品在生产、加工、储存、运输和销售的过程中有很多受污染的机会，会受到多方面的污染。污染后有可能引起具有急性短期效应的食源性疾病或具有慢性长期效应的长期性危害。一般情况下，常见的主要食品卫生问题均由这些污染物所引起。食品污染的种类按其性质可分为以下三类。

（1）生物性污染

食品的生物性污染是指由有害微生物及其毒素、病毒、寄生虫及其虫卵、昆虫及其排泄物等对食品的污染造成的食品安全问题。微生物污染包括细菌及其毒素、真菌及其毒素和病毒性污染。

（2）化学性污染

包括各种有害金属、非金属及有机化合物、无机化合物对食品的污染而造成的安全问题。目前危害最严重的是化学农药、兽药、有害金属多环芳烃类，如苯并比、$N$-亚硝基化合物等污染物。

（3）物理性污染

主要是指食品生产加工过程中混入食品中的杂质超过规定的标准，或者放射性物质污染食品，食品中放射性物质的来源主要有两种：一是来自宇宙和地壳中的放射性物质；二是来自核实验和原子能利用所产生的放射性物质。也可能来源于开采、冶炼、国防、生产及生活排放等。

# 第二节　食品的生物性污染

生物性污染包括微生物、寄生虫、虫卵和昆虫所造成的污染。

## 一、食品的微生物污染

### （一）细菌污染

食品中的细菌包括能引起食物中毒、人畜共患传染病及其他以食品为传播媒介的致病菌，还包括仅能引起食品腐败变质并可作为食品受到污染标志的非致病菌。

这些微生物富含分解各种有机物质的酶类，在各种酶的作用下，分解食品中蛋白质、脂肪及碳水化合物产生一系列复杂的变化，可使食物的感官性能改变，营养价值降低，甚至引起食物严重腐败变质、霉烂，完全失去食用价值。细菌污染是食品加工、销售过程中重要污染来源之一，主要来自食品从业人员不洁的手、工具、容器、设备及不合理的工艺等。反映食品卫生质量的微生物污染指标，有以下两方面。

**1. 菌落总数**

食品中的细菌数量一般是以单位（g、ml、cm²）食品中的菌落个数，但不考虑种类，实际上只代表在一定条件下（培养温度、时间、营养条件、需氧情况、pH 等）的各种菌的数目。其卫生学意义为：一是食品清洁状态的标志，利用它起到监督食品的清洁状态；二是预测食品的耐保藏期（表 7-1）。

**表 7-1　食品中菌落总数与食品保质期关系**

| 食品 | 菌落总数/（个/cm²） | 保存时间/ d |
| --- | --- | --- |
| 牛肉1 | $10^3$ | 18 |
| 牛肉2 | $10^5$ | 7 |

**2. 大肠菌群**

大肠菌群是食品被粪便污染的指标，也反映出对人体健康危害的程度。大肠菌群包括肠杆菌科的埃希菌属、柠檬酸杆菌属、肠杆菌属和克雷伯菌属。

食品卫生学意义：大肠菌群一般都是直接或间接来自人与温血动物粪便。食品中如检出大肠菌群：一是表示食品曾受到人与温血动物粪便的污染；二是作为肠道致病菌污染食品的指示菌。因为大肠菌群与肠道致病菌来源相同，且在一般条件下大肠菌群在外界生存时间与主要肠道致病菌是一致的。

致病菌为严重危害人体健康的一种指标菌，国家卫生标准中明确规定各种食品不得检出致病菌。目前食品经常检验的致病菌有沙门菌属、变形杆菌属、融溶血性弧菌、致病性大肠杆菌、金黄色葡萄球菌、蜡样芽孢杆菌、链球菌及志贺菌等。

### （二）霉菌与霉菌毒素的污染

霉菌是真菌的一部分。真菌是指有细胞壁，不含叶绿素，无根、茎、叶，以寄生或腐生方式生存，能进行有性或无性繁殖的一类生物，霉菌是菌丝体比较发达而又没有子实体的真菌。霉菌是真菌，在自然界中广泛存在，有益的霉菌对人类有利，如制曲、酿酒、制作酱和豆腐乳都离不开霉菌，生产青霉素及链霉素也离不开霉菌。但产毒的霉菌会给人类带来危害，如有些霉菌可以使粮食霉烂变质，或产生代谢产物，对人畜产生急、慢性中毒损害。目前已知产毒霉菌有曲霉菌属、青霉属、镰刀菌属和其他霉菌属中的一些产毒菌株。这些霉菌在食品上产生的有毒代谢产物，称为霉菌毒素。目前已知的霉菌毒素约 200 种。这些霉菌毒素除通过食品引起人类急性、慢性中毒外，还可诱发肿瘤、畸胎及体内遗传物质的突变等。霉菌毒素对人体健康威胁很大，目前所知对人类健康危害性较大的霉菌毒素有黄曲霉毒素、镰刀菌毒素等。

**1. 霉菌的发育和产毒条件**

霉菌产毒需要一定的条件，影响霉菌产毒的条件主要是食品基质中的水分，环境中的温度和湿度及空气的流通情况。

（1）水分和湿度

霉菌的繁殖需要一定的水分活性，泛指能供微生物利用的那部分水分，即水分活性（water activity）简称 Aw，其定义为：在同一条件（温度、湿度、压力等）下，食品水分蒸气压（$P$）与纯水蒸气压（$P_0$）之比，即 Aw＝$P/P_0$。食物水分活性值反映食品中游离水分的多少。Aw 值越小，越不利于微生物增殖（Aw 降至 0.7 以下一般霉菌均不能生长）。

曲霉、青霉和镰刀菌均为中生性霉菌，适于繁殖的环境相对湿度为 80%～90%。如果相对湿度降至 70%，此时霉菌不能产毒素。

（2）温度

大部分霉菌在 28～30℃ 都能生长。10℃ 以下和 30℃ 以上时生长明显减弱，在 0℃ 几乎不生长。但个别可能耐受低温。一般霉菌产毒的温度，略低于最适宜温度。

（3）基质

霉菌的营养来源主要是糖和少量氮、矿物质，因此极易在含糖的饼干、面包、粮食等类食品上生长。

此外，大部分霉菌繁殖和产毒需要有氧条件，通风条件好对霉菌产生毒素的影响也是不可忽视的。因此，如将以上几方面因素控制好，则可以大幅度降低产毒机会，减少污染，防止产毒。

**2. 主要产毒霉菌**

霉菌产毒只限于产毒霉菌，而产毒霉菌中也只有一部分毒株产毒。目前已知具有产毒功能的霉菌主要有：曲霉菌属、青霉菌属、镰刀菌属、黑色葡萄状穗霉等。

产毒霉菌所产生的霉菌毒素没有严格的专一性，即一种霉菌或毒株可产生几种不同的毒素，而一种毒素也可由几种霉菌产生。例如，黄曲霉毒素可由黄曲霉、寄生曲霉产生；而岛青霉可产生黄天精、红天精、岛青霉毒素及环氯素等。

**3. 霉菌污染食品的评定和食品卫生学意义**

（1）霉菌污染食品的评定

主要从以下两方面进行评定。

1）霉菌污染度，即单位质量或容积的食品污染霉菌的量，一般以 cfu/g 计。我国已制定了一些食品中霉菌菌落总数的国家标准。

2）食品中霉菌菌相的构成。

（2）卫生学意义

1）霉菌污染食品可降低食品的食用价值，甚至不能食用。每年全世界平均至少有2％的粮食因为霉变而不能食用。

2）霉菌如在食品或饲料中产毒可引起人畜霉菌毒素中毒。

**4. 霉菌毒素**

目前已知的霉菌毒素有 200 多种。与食品卫生关系密切比较重要的有黄曲霉毒素、赭曲霉毒素、杂色曲霉毒素、烟曲霉震颤素、单端孢霉烯化合物、玉米赤霉烯酮、镰刀菌毒素、伏马菌素及展青霉素、桔青霉素、黄绿青霉素等。

（1）黄曲霉毒素

黄曲霉毒素（afatoxin，AF 或 AFT）是一类结构类似的化合物。目前已经分离鉴定出 20 多种，主要为 AFB 和 AFG 两大类。从结构上彼此十分相似，含 C、H、O 三种元素，都是二氢呋喃氧杂萘邻酮的衍生物，即结构中含有一个双呋喃环，一个氧杂萘邻酮（又称香豆素）。其结构与毒性和致癌性有关，二呋喃环末端有双键者毒性较强，并有致癌性。在食品检测中以 AFB$_1$ 为污染指标。

AF 在紫外光的照射下能发出特殊的荧光，因此一般根据荧光颜色、$R$ 值、结构来进行鉴定和命名。耐热性好，一般的烹调加工很难将其破坏，在 280℃ 时，才发生裂解，毒性被破坏。AF 在中性和酸性环境中稳定，在 pH 9～10 的氢氧化钠强碱性环境中能迅速分解，形成香豆素钠盐。AF 能溶于氯仿和甲烷，而不溶于水、正己烷、石油醚及乙醚中。

AF 是由黄曲霉和寄生曲霉产生的。寄生曲霉的所有菌株几乎都能产生黄曲霉毒素，并不是所有黄曲霉的菌株都能产生黄曲霉毒素。黄曲霉产毒的必要条件为湿度80％～90％，温度 25～30℃，氧气 1％。天然基质培养基（玉米、大米和花生粉）比人工合成培养基产毒量高。

一般来说，国内长江以南地区黄曲霉毒素污染要比北方地区严重，主要污染的粮食作物为花生、花生油和玉米，大米、小麦、面粉污染较轻，豆类很少受到污染。而在世界范围内，一般高温高湿地区（热带和亚热带地区）食品污染较重，而且花生和玉米污染也较严重。

黄曲霉毒素为一种剧毒物，其毒性为氰化钾的 10 倍。对鱼、鸡、鸭、大鼠、豚鼠、兔、猫、狗、猪、牛、猴及人均有强烈毒性。鸭雏的急性中毒肝病变具有一定的特征，可作为生物鉴定方法。一次大量口服后，可出现肝实质细胞坏死，胆管上皮增生，肝脂肪浸润，脂质消失延迟，肝出血。

长期小剂量摄入 AF 可造成慢性损害，从实际意义出发，它比急性中毒更为严重。其主要表现是动物生长障碍，肝出现亚急性或慢性损伤。其他症状如食物利用率下降、体重减轻、生长发育迟缓、雌性不育或产仔少。

AF 对动物有强烈的致癌性，并可引起人急性中毒，但与人类肝癌的关系难以得到直接证据。从肝癌流行病学研究发现，凡食物中黄曲霉毒素污染严重和人类实际摄入量比较高的地区，原发性肝癌发病率高。

AF 如不连续摄入，一般不在体内蓄积。一次摄入后，约需一周经呼吸、尿、粪等途经将大部分排出。

预防 AF 危害人类健康的主要措施是加强对食品的防霉，其次是去毒，并严格执行最高允许量标准。

（2）杂色曲霉毒素

杂色曲霉毒素（sterigmatocystin，ST）是一类结构近似的化合物，目前已有十多种已确定结构。结构中基本都有两个呋喃环，与 AF 结构近似。生物体可经多部位吸收 ST，并可诱发不同部位癌变。其二呋喃环末端双键的环氧化与致癌性有关。

在生物体内转运可能有两条途径，一是与血清蛋白结合后随血液循环到达实质器官，二是被巨噬细胞转运到靶器官。ST 引起的致死病变主要为肝。

（3）镰刀菌毒素

镰刀菌毒素种类较多，从食品卫生角度（与食品可能有关）主要有单端孢霉烯族化合物、玉米赤霉烯酮、丁烯酸内酯、伏马菌素等毒素。

**5. 预防霉菌污染措施**

1）加强粮油食品的保管，严格控制霉菌生长条件。例如，粮食收获后要迅速脱粒，晒干或风干，使水分降到 14% 以下；粮食要保持干燥，定期通风或翻仓，使霉菌无法生长繁殖。

2）油脂要精炼，特别是花生油、玉米油中黄曲霉毒素检出率较高，通过加碱精炼，可除去大部分毒素。要禁止利用花生、玉米的下脚料加工食用油。

3）重视食品卫生，防止糕点霉烂、变质。制作糕点的花生仁要仔细挑选，发现破损的霉粒，颜色灰淡、皱缩的颗粒要剔除，霉变玉米不能吃。

## 二、寄生虫及虫卵对食品的污染

常见虫卵有蛔虫卵、绦虫卵、中华枝攀吸虫卵及旋毛虫卵等，通过患者、病畜的粪便污染水体或土壤后，再污染食品或直接污染食品。

## 三、昆虫的污染

昆虫污染主要有粮食中的甲虫、螨类和蛾类，以及动物性食品和某些发酵食品中的蝇蛆等。

## 四、食品的腐败变质

食品腐败变质是以食品本身的组成和性质为基础，在环境因素的影响下，主要由微生物的作用所引起，是在微生物、环境因素、食品本身三者互为条件、相互影响、综合作用下，食品降低或失去食用价值的一切变化，如鱼、肉、蛋的腐臭，粮食的霉变，蔬菜水果的溃烂，油脂的酸败等。在食品卫生工作中，这些是经常遇到的实际问题。

## （一）食品腐败变质的原因

食品腐败变质的原因是多方面的。在环境因素的作用下，主要由微生物的作用所引起，是食品本身、环境因素和微生物三方面综合作用的结果。

**1. 食品本身的组成和性质**

大多数食品是动植物组织或其组织制品，含有丰富的营养成分和水分。在适宜的条件下，由于本身所含酶的作用，食品不断进行生物化学变化，使食品发生各种变化，如肉类的尸僵和自流，粮食和蔬菜的呼吸等。食品组织中的酶类主要引起食品组成成分的分解，加速腐败变质。食品的状态和不稳定物质，如胶态体系的破坏，不饱和脂肪酸、色素、芳香物质等的变化都可引起食品色、香、味和外形的改变，如鲜奶凝固、面包老化、水果变色、油脂变质等。

**2. 微生物**

在食品腐败变质的许多因素中，最普遍、最活跃的是微生物。外界污染的微生物常和上述原因结合在一起，在食品腐败变质中起主要作用。引起食品腐败变质的微生物，以非致病菌为主，霉菌次之，酵母又次之。

**3. 环境因素**

影响食品的环境因素，如一定的温度、湿度、阳光（紫外线）和空气（氧）等也对促进食品发生各种变化起着主要作用。

食物变质以后，食物的感官性状发生变化（如肉类腐败），营养价值降低，甚至含有对人体有害的物质。人体吃下这类食物，会导致食物中毒或引起其他病症。

## （二）食品腐败变质的控制措施

食品保藏是针对食品腐败变质的控制措施。常用食品保藏方法的原理是改变食品的温度、水分、氢离子浓度、渗透压及采用其他抑菌杀菌措施，抑制或减弱食品中微生物的生长繁殖能力，从而达到防止食品腐败变质的目的。现将常用食品保藏方法介绍如下。

**1. 低温保藏**

一般原料都可采用低温保藏，因为低温（4℃以下）可以制止微生物的生长繁殖，同时能延缓或完全停止原料内部组织的变化过程，因此一般原料可以用这种方法，如冷却、冷藏等。冷藏的温度要随不同原料而定，如鱼类可以掌握在0℃以下，而蔬菜就不宜过低，如表7-2所示。

表7-2　几种食品的适宜低温保藏条件

| 食物 | 温度/℃ | 湿度/% | 保藏期限 |
| --- | --- | --- | --- |
| 鲜肉 | 1～1 | 60～80 | 10～20d |
| 冻肉 | −10～−18 | 95～100 | 数月 |
| 鲜鱼 | 0～1 | 95～98 | 1～2d |

| 食物 | 温度/℃ | 湿度/% | 保藏期限 |
|---|---|---|---|
| 冻鱼 | $-9\sim-18$ | $95\sim98$ | 数月 |
| 鲜奶 | $1\sim2$ | $70\sim75$ | $1\sim2d$ |
| 鲜蛋 | $-2$ | $85\sim88$ | 数月 |
| 马铃薯 | $4.4\sim10$ | $85\sim90$ | — |
| 卷心菜 | 0 | $90\sim95$ | — |
| 洋葱 | 0 | $70\sim75$ | — |

注："—"表示保藏期限不固定

低温保藏常用冷库和冰箱保存。其卫生要求是冷库和冰箱内要保持清洁,冷冻层上冰霜要定期清除。食品做到先进先出,快速冷冻。生熟食品分开保存,防止交叉感染。

**2. 高温保藏**

食品经高温处理,可杀灭其中绝大部分微生物,破坏食物中的霉类,并结合密闭、真空、冷却等手段,可明显地控制食物腐败变质,延长保存时间。

控制食品的腐败变质所用的主要方法有高温灭菌和巴氏消毒。高温灭菌的目的在于杀死一切微生物,获得无菌食品(实际上接近无菌)。在实际工作中常用 $100\sim120℃$ 温度对罐头食物进行灭菌。罐头以高温灭菌为主,并配合密闭等措施来控制食品腐败变质。高温灭菌对动物食品中维生素的破坏较大,据统计,维生素 $B_1$ 损失率达 60%,维生素 $B_2$ 为 60%,烟酸为 50%。

巴氏消毒是高温防腐的另一种方法,指一些不耐热食品如牛奶、酱油、果汁、啤酒及其饮料在 60℃下加热 30min 或在 $80\sim90℃$ 下加热 30s 或 1min,前者称为低温长时间巴氏消毒法,后者称为高温瞬间消毒法。巴氏消毒法的特点是可以杀灭食物中绝大多数繁殖型微生物(以牛奶为例,可杀灭 99% 以上繁殖型微生物),同时又可以最大限度地减少对食物质量的影响;但巴氏消毒法与高温灭菌不同,它只能杀死繁殖型微生物,并不能完全灭菌,仍有少数芽孢残留,故应特别注意消毒后的包装与保管。

**3. 脱水干燥保藏**

脱水干燥保藏是指用日晒、吹干、烧干、晾干等办法,使原料中所含的水分,部分或全部脱出,保持一定的干燥状态。微生物在这种干燥的食物上,由于缺乏水分而繁殖困难,从而达到保藏食物的目的。鱼松、肉松、鱼干、虾片、墨鱼干、干海带、脱水土豆等干燥食品,就是干燥脱水保存,但高热、紫外线的作用常使维生素遭到破坏。

**4. 盐渍、酸发酵保藏**

盐渍是利用食盐作为腌制材料,提高食品渗透压,使微生物脱水而致死,达到防止食品腐败、保存的目的。盐渍食品有咸肉、咸蛋、咸鱼和咸菜。制作盐渍食品要在低温下进行,防止盐未充分渗入前微生物的繁殖。盐渍食品的盐度应在 25% 左右,结合干燥来延长食品的保存时间。

酸发酵是利用食醋来酸渍,或是利用原料本身所含糖分发酵产生酸进行酸渍。酸发酵是一种提高氢离子浓度的保藏方法,除少数耐酸菌外,大部分腐败菌可以被抑制或杀灭，因而原料经酸渍后可保存较长时间。日常生活中的糖醋大蒜、酸渍黄瓜、酸白菜、酸豆角、泡菜、酸牛奶等，它们不但保存时间长，而且还富有独特的风味。

**5. 化学防腐保藏**

化学防腐保藏是指主要利用一些化学药品，如苯甲酸、亚硫酸、乙酸等来抑制细菌生长，此外也可用硼酸保存冰蛋。例如，为了防止酱油变质，人们在生产过程中加进了1/1000 的苯甲酸钠（安息香酸钠）。

# 第三节　食品的化学性污染

食品的化学性污染来源复杂，种类繁多。主要有：来自生产、生活和环境中的污染物，如农药、有害金属、工业"三废"污染、多环芳烃化合物、N-亚硝基化合物、二噁英等；从生产加工、运输、储存和销售工具、容器、包装材料及涂料等溶入食品中的原料材质、单体及助剂等物质；在食品加工储存中产生的物质，如酒类中有害的醇类、醛类等滥用食品添加剂等。

## 一、农药污染

农药是指在食品或饲料的生产、储存、运输、流通和加工过程中用于对有害生物进行杀灭、抑制和驱除的人工合成或天然物质。使用农药可以减少农作物的损失，提高产量，提高农业生产的经济效益，增加粮食供应；但是，由于农药的大量和广泛使用，不仅可通过食物和水的摄入、空气吸入和皮肤接触等途径对人体造成多方面的危害。

农药是防止植物病虫害，去除杂草，调节农作物生长，实现农业机械化和提高农畜产品的产量和质量的主要措施。全世界的化学农药品种约 1400 万种。按化学成分可分为：有机氯类、有机磷类、有机氮类、有机汞、有机硫、有机砷、氨基甲酸酯等。除此之外还有磷化锌、溴甲烷及氯化苦等粮食熏蒸剂。但目前各国实际生产和使用的品种约有 500 种，其年产量有 350～400 万吨。若按用途可分为杀虫剂、杀菌剂、除草剂、粮食熏蒸剂、植物生长调节剂等。

广泛大量使用农药造成对食品的污染。农药对食品的污染途径，可以通过喷洒直接污染食品，也可以通过对空气、水、土壤的污染而间接污染食品，并使许多动植物体内有农药残留。由于农药使用后在农作物、土壤、水体、食品中残存的农药母体、衍生物、代谢物、溶解物等，统称为农药残留。农药在环境和食品中的残留物的毒性，称为农药残毒。农药通过大气和饮水进入人体的仅占 10%，有 90% 是通过食物进入人体的。这可引起人体发生急性、慢性中毒，包括致突变、致畸、致癌和对繁殖下一代的影响。

**1. 食品中农药残留的来源**

（1）施用农药对农作物的直接污染

包括表面黏附污染和内吸性污染。其污染程度主要取决于：①农药性质；②剂型及施用方法；③施药浓度和时间及次数；④气象条件。

（2）农作物从污染的环境中吸收农药

由于施用农药和工业"三废"的污染，大量农药进入空气、水和土壤，成为环境污染物。农作物便可长期从污染的环境中吸收农药，尤其是从土壤和灌溉水中吸收农药。

（3）通过食物链污染食品

如饲料污染农药而导致肉、奶、蛋的污染；含农药的工业废水污染江河湖海进而污染水产品等。

（4）其他来源的污染

包括：①粮食使用熏蒸剂等对粮食造成的污染；②禽畜饲养场所及禽畜身上施用农药对动物性食品的污染；③粮食储存、加工、运输销售过程中的污染；如混装、混放、容器及车船污染等；④事故性污染，如将拌过农药的种子误当粮食吃，误将农药加入或掺入食品中，施用时用错品种或剂量而致农药高残留等。

**2. 控制食品中农药残留量的措施**

包括：①加强对农药生产和经营的管理；②安全合理使用农药；③制定和严格执行食品中农药残留限量标准；④制定适合我国的农药政策。

# 二、工业"三废"污染

随着工业、交通运输业的发展，工业废气、废渣不经处理或处理不彻底，任意排入水体、农田、大气中，造成"三废"中的有害物质汞、镉、砷、铅、铬及有机毒物在大气、土壤与水体中聚集，直接进入食品或使蔬菜、水果、谷物等受污染。

采用工业污水灌溉，使土壤中金属含量增多，作物可通过根部将其吸收并浓缩于植物体内。特别是工业"三废"中的某些有害的化学物质排入江、湖、河、海后，水生物通过食物链与生物浓集作用，使水中含有微量有害物质经过逐级浓缩，对食品造成严重污染，其中重金属能在水产动植物中富集，有的可浓缩上百倍。

工业废气造成大气污染，大气中有害烟雾灰尘，通过呼吸道、皮肤而危害机体，有害烟尘降落于水、土壤后，则可通过食物链而影响人类健康。

工业废渣往往带有高浓度的有害物质，如不经妥善处理清除有害物质，就会造成环境的严重污染，通过不同渠道而污染食品，危害人体健康。

目前，对人体危害较大的工业污染物有汞、镉、铅、砷、铬等。

## （一）食品中的汞污染与水俣病

汞在地球上的储量很大、分布极广，往往以硫化汞的形式存在。摄入微量的元素汞（即无机汞）对正常人体一般不至于引起严重危害，进入人体内的汞可以从尿、粪便、汗液中排出体外而不在体内蓄积，但若摄入量超过一定限度就有中毒危险。

食品中无机汞的吸收率低（10%），故毒性较小，而有机汞的消化道吸收率很高（甲基汞可达90%以上），毒性较大。甲基汞吸收后可分布于全身组织和器官中，但以肝、肾等器官含量最多。甲基汞的亲脂性和与巯基的亲和力很强，可以通过血脑屏障进入脑组织，在脑内蓄积，导致脑和神经系统损伤；通过胎盘屏障进入胎儿体内，引起胎儿先天性畸形。

进入人体的汞主要来源于受污染的食物，其中又以鱼虾贝类食品的甲基汞污染对人体的危害最大。含汞的工业污水排入自然水体后，其中所含的无机汞可在水体中尤其是污泥中的某些微生物的作用下转变为毒性更大的有机汞（主要是甲基汞），并可经食物链的生物富集作用在水生动物体内达到很高含量。故由于水体的污染而导致其中生活的鱼贝类含有大量的甲基汞，是影响水产品安全性的主要因素之一。此外，汞也可通过含汞农药的使用和废水灌溉农田等途径污染农作物和饲料，造成谷类、蔬菜、水果和动物性食品的污染。

　　长期摄入被甲基汞污染的食品可导致甲基汞中毒。20 世纪五六十年代，日本熊本县发生的公害病——水俣病，就是由于当地村民长期大量食用了生长在被含汞工业废水严重污染了的水俣湾中的鱼类，导致急性、亚急性和慢性甲基汞中毒。我国一些地区也曾发生过因江水被含汞工业废水污染，沿岸渔民长期食用被甲基汞污染的鱼类引起慢性甲基汞中毒的事件。

　　环境中汞的污染来源与渠道较多，主要有仪表、化工、制药、造纸、涂料等工业。甲基汞中毒主要表现的是神经系统损害的症状。例如，肢体末端和口唇麻木、有刺痛感，出现运动失调、语言障碍、视野缩小、听力障碍、感觉障碍及精神症状，严重者可导致瘫痪、肢体变形、吞咽困难甚至死亡。

　　为使食品中汞含量符合卫生标准必须做到以下几点：①禁止使用含汞农药；②对含汞的工业"三废"进行无害化处理；③加强食品中汞的监测，特别是水产品的监测。

　　我国食品卫生标准规定食品中汞容许限量为：鱼和其他水产品 0.3mg/kg（其中甲基汞 0.2mg/kg），蛋、肉 0.05mg/kg，粮食 0.02mg/kg，蔬菜、水果、薯类、牛奶 0.01mg/kg。硒能与汞形成硒蛋白络合物，可拮抗汞的毒作用，使其毒性降低，并易于排除。

## （二）食品中的镉污染与骨痛病

　　镉是一种有毒金属，在自然界与锌共存，有锌就有镉。镉在工业上用途广泛，电镀、蓄电池、油漆、颜料、陶瓷工业等都应用镉。因此，工业"三废"尤其是含镉污水对环境和食物的污染较为严重。镉污染食品的途径是多方面的，农田中施用含镉的城市垃圾作肥料，或用含镉污水灌溉农田，经吸收而转移到农作物中，空气中含镉灰尘也会污染农作物。用被污染的农作物加工成食品或饲料，镉可直接或间接进入人体。镀镉或镀锌的器皿和镀釉的陶瓷器，易被酸性食品溶出镉而污染食品。含工业废水排入水体，由于水生生物的浓缩，鱼贝类含镉浓度比水体含镉量高 450 倍左右。海产食品、动物性食品（尤其是肾）含镉量高于植物性食品，而植物性食品中以谷类和洋葱、豆类、萝卜等蔬菜含镉较多。

　　人体镉主要通过食物进入，并蓄积在肾、肝、心、肺等处。由于镉排泄缓慢，对肾可产生慢性损害，如影响重吸收功能，使钙和其他成分从尿中大量排出，导致骨钙减少、骨质疏松软化，引起"骨痛病"。1955 年，在日本神通川流域镉污染区的公害病"痛痛病（骨痛病）"就是由于镉污染通过食物链而引起的人体慢性镉中毒。镉及其化合物对动物和人体还有一定的致畸、致癌和致突变作用。

　　为防止镉对食品的污染，要严格执行含镉工业"三废"的排放标准，禁止使用被其污染的工业废水灌溉农田。在食品加工烹调中应采取碾磨、水洗等方法除去粮食表皮的镉。

我国食品卫生标准规定食品中镉的容许限量为：大米 0.2mg/kg，面粉和薯类 0.1mg/kg，杂粮和蔬菜 0.05mg/kg，鱼、肉 0.1mg/kg，蛋 0.05mg/kg，水果 003mg/kg。此外，锌、硒可拮抗镉的毒作用，因锌与镉竞争含锌金属酶类；硒能与镉金属形成硒蛋白络合物，使其毒性降低，并易于排除。所以，补充锌、硒可以预防镉中毒。

## (三) 食品的铅污染

铅及其化合物广泛存在于自然界，环境中某些微生物可将无机铅转变为毒性更大的有机铅。铅对食品的污染，随着工农业生产的发展，使用铅及其化合物的机会日益增多，铅可以通过冶炼、印刷、塑料、橡胶等工业"三废"污染大气、水、土壤而污染农作物。也可通过含铅劣质陶瓷、生产管道、设备而使食品遭受污染。

食品中铅污染易对人体尤其是儿童健康造成危害。人体摄入的铅由于受膳食中钙、植酸和蛋白质等影响，进入消化道的铅 5%～10% 被吸收，吸收入血液的铅大部分与红细胞结合并以磷酸铅盐形式沉积于骨骼（90% 以上）及肝、肾和脑组织。铅在体内可长期蓄积，其生物半衰期长达 1460d。铅对人体许多器官组织都有不同程度的损害作用，尤其是对造血系统、神经系统、胃肠和肾的损害尤为明显。常见的慢性铅中毒症状表现为食欲缺乏、面色苍白和贫血、口中有金属味、失眠烦躁、头昏、头痛、乏力、肌肉关节疼痛、腹痛、腹泻或便秘等，严重者可致铅中毒脑病。儿童对铅较成人更敏感，过量的铅摄入可导致智力低下、癫痫、脑瘫和视神经萎缩等永久性后遗症。

我国食品卫生标准规定，食品中铅的容许限量为（≤mg/kg）：松花蛋 3.0，茶叶 2.0，冷饮食品、蒸馏酒、调味品、罐头、豆制品、火腿、糖等 1.0，肉、鱼虾、发酵酒、麦乳精、焙烤食品、奶粉、炼乳等 0.5，粮食、薯类 0.4，蔬菜、水果 0.2，蛋类 0.2，鲜奶 0.05。

预防和减少食品的铅污染，应减少工业"三废"对食品的铅污染；避免食品包装上的字、画或商标与食品特别是油脂类和酸性食品直接接触；尽量不使用陶器或碗内绘有彩色花纹的器皿盛装食品特别是酸性饮料；禁吃或少吃含铅较高的食品，如松花蛋等；膳食中补充蛋白质、钙、铁、锌、硒和维生素 C 可以减低体内铅的负荷和毒性。由于铁可与铅竞争肠黏膜载体蛋白和其他相关的吸收及转运载体，减少铅的吸收，因此铁可拮抗铅的毒作用。硒也能与铅形成硒蛋白络合物，降低其毒性，并易于排除。

## (四) 食品中砷的污染

砷在自然界中分布很广，但天然食品中砷含量微乎其微。砷污染食品主要来自：①含砷农药的广泛使用，如砷酸铅、砷酸钙、亚砷酸钠、三氧化二砷等，喷洒、拌种都会严重污染食品，工业"三废"排放，可使周围农作物含砷量显著增高；②食品原料中含砷量过高，如葡萄糖、碱、盐酸、食用色素等都含有一定量的砷，如用含砷量高的工业盐酸制化学酱油，使酱油含有大量的砷，日本曾发生因食用酱油而引起的砷中毒，英国曾因酒发酵过程中使用含砷高的葡萄糖引起 7000 人中毒，死亡 1000 人；③水源受砷污染通过水生生物食物链的浓缩，可将砷浓缩 3300 倍，元素砷不溶于水，无毒性，但易氧化，如三氧化二砷（砒霜），砷进入人体后，主在毛发、指甲中浓集，骨骼、皮肤其次，其他组织则平均分布。

砷在体内排泄缓慢，进食含砷量高的食品可因蓄积而导致慢性中毒。砷能够引起急性和慢性中毒，对食品污染而言，主要是砷的慢性毒性。慢性砷中毒可导致食欲下降及伴随体重下降、胃肠障碍、末梢神经炎、结膜炎、角膜硬化和皮肤变黑等症状。皮肤色素沉着是长期慢性砷中毒的特征，而且与皮肤癌有关，砷已经被国际癌症研究中心评价为人的已知致癌物。

我国食品卫生标准规定食品中砷容许限量为（≤mg/kg）：粮食 0.7，蔬菜、水果、肉类、淡水鱼、蛋类、酒类 0.5，鲜奶 0.2。

为防止食品中砷含量增高引起中毒，应做到以下几点：①严格控制工业"三废"对食品的污染，不用含砷废水灌溉农田；②限制含砷农药使用剂量、范围和使用时间，如蔬菜、水果收获前严禁用含砷农药，并在食用前应洗净；③砷化物应加强保管，专库储存，专点供应，包装上应有明显标记；④食品原料中的含砷量超过国家卫生标准的，不得作为食品原料。

（五）食品中铬的污染

铬与汞、铅、镉、砷不同，它是人体必需微量元素之一，只有环境中遭到严重的铬污染时才会造成对人体的损害。含铬的废水和废渣是食品主要污染来源，尤以皮革厂、电镀厂的"三废"中铬含量高。

一般认为，金属铬和二价铬无毒，三价铬毒性很小，危害最大的是六价铬的化合物，它具有强烈的刺激作用和腐蚀性。慢性铬中毒症能导致鼻黏膜损害、皮炎、头痛、消瘦、贫血、消化道发炎或溃疡。铬化合物的致癌作用也引起广泛的重视，铬的致癌性不仅取决于化合价，更主要取决于浓度。难溶于水的铬酸盐和氧化铬被认为是最主要的致癌物质。

（六）预防金属毒物污染食品及其对人体危害的一般措施

①消除污染源；②制订各类食品中有毒有害金属的最高允许限量标准，并加强经常性的监督检测工作；③妥善保管有毒有害金属及其化合物，防止误食误用及人为污染食品；④对已污染的食品应根据污染物种类、来源、毒性大小、污染方式、程度和范围、受污染食品的种类和数量等不同情况做不同处理。处理原则是在确保使用安全性的基础上尽可能减少损失。

## 三、N-亚硝基化合物污染及预防

### 1. N-亚硝基化合物的化学性质

N-亚硝基化合物是对人和动物具有较强致癌作用的一类化学物质，已研究的有 300 多种亚硝基化合物，其中 90% 具有致癌性。根据分子结构不同，N-亚硝基化合物可分为 N-亚硝胺和 N-亚硝酰胺。亚硝胺是研究最多的一类 N-亚硝基化合物，低分子量的亚硝胺（二甲基亚硝胺）在常温下为黄色油状液体，高分子量的亚硝胺多为固体；溶于有机溶剂，特别是三氯甲烷。亚硝胺在中性和碱性环境中较稳定，在酸性环境中易破坏，盐酸有较强的去亚硝基作用。加热到 $70\sim110℃$，N—N 之间可发生断裂，此键最弱，形成氢键和加成反应。亚硝酰胺的化学性质活泼，在酸性和碱性条件中均不稳定。在酸性条件下，分解为相应的酰胺和亚硝酸，在弱酸性条件下主要经重氮甲酸酯重排，放出 $N_2$ 和羟酯酸，在弱碱性条件下亚硝酰胺分解为重氮烷。

**2. N-亚硝基化合物的前体物**

（1）硝酸盐和亚硝酸盐

硝酸盐和亚硝酸盐广泛地存在于环境中，是自然界中最普遍含氮化合物。一般蔬菜中的硝酸盐含量较高，而亚硝酸盐含量较低。但腌制不充分、不新鲜的蔬菜中，泡菜中含有较多的亚硝酸盐（其中的硝酸盐在细菌作用下，转变成亚硝酸盐）。

（2）胺类物质

含氮的有机胺类化合物，是 N-亚硝基化合物的前体物，也广泛存在于环境中，尤其是食物中，因为蛋白质、氨基酸、磷脂等胺类的前体物，是各种天然食品的成分。

另外，胺类也是药物、化学农药和一些化工产品的原材料（如大量的二级胺用于药物和工业原料）。

**3. 食品中 N-亚硝基化合物的形成**

食品中的 N-亚硝基化合物是由环境和食物中的亚硝酸盐和胺类在一定条件下（主要是食品加工方法如加硝腌制及明火加热等）反应形成的。N-亚硝基化合物主要来源于蔬菜、肉制品和发酵制品，尤其是腌制和高温加热的食品。新鲜蔬菜水果运输不当和长期储存，或腌制蔬菜、咸菜和酸菜时，就会有大量的亚硝基化合物产生，如腐烂蔬菜水果、酸菜、豆瓣酱、酱油、啤酒等。

动物性食品中含有丰富的蛋白质、脂肪和少量胺类物质，在烹调、腌制、烘烤加工过程中，尤其是煎炸，可产生较多的亚硝基化合物，如腌制和熏制的咸鱼、海米、虾皮、火腿、腊肉、香肠、乳酪制品。腐烂变质的鱼肉类，也可产生大量胺类，并可与食品中的亚硝酸盐反应生成亚硝胺。用硝酸盐或亚硝酸盐作为防腐剂和护色剂腌制动物性食物的传统方法，虽然能达到防腐，并使腌制品保持红色但会生成亚硝胺和亚硝酰胺。目前尚无更好的替代品，故仍允许限量使用亚硝酸盐。

**4. 亚硝基化合物的危害性**

亚硝基化合物对人和动物有毒性、致畸性致突变性和致癌性。

（1）致毒性

慢性中毒以肝硬化为主，发生在长期习惯性喜食含 N-亚硝基化合物的食品（腌肉、咸鱼、酸腌菜等）的患者，患者呈肝病面，脸色发青，并常伴腹痛、胀腹、便秘、食欲减退、体重减轻、失眠等症状。

（2）致畸致突变性

亚硝酰胺类是直接致突发物，能引起细菌、真菌和哺乳动物细胞发生突变。亚硝胺需经哺乳动物混合功能氧化酶系统代谢活动后才有致突变性。

（3）致癌性

N-亚硝基化合物是一类分布广、致癌性很强的化学物质，在包括 5 种灵长类动物的 40 多种实验动物中，无一动物能幸免于致癌作用，其还可以通过胎盘引起子代的肿瘤。其致癌特点为：①能诱发各种实验动物的肿瘤；②能诱发多种组织器官的肿瘤；③多种途径摄入均可诱发肿瘤；④一次大量给药或长期少量接触均有致癌作用，且有明显的剂量-效应关系。

许多国家和地区的流行病学调查资料表明，人类的某些癌症（如胃癌、食管癌、肝癌、直肠癌）可能与接触 $N$-亚硝基化合物有关。

**5. 预防措施**

为防止亚硝基化合物对人体的危害，应从食品烹调加工、储存、抑制体内合成等方面采取措施。

1）防止食物霉变和被其他微生物污染。某些细菌和酶菌等微生物可还原硝酸盐为亚硝基盐，亚硝基盐与食物蛋白质分解产生的胺类反应生成 $N$-亚硝基化合物。因此，食品加工时保证食品新鲜、防止食品霉变和细菌污染对降低食物中亚硝基化合物含量至关重要。

2）控制食品加工中硝酸盐和亚硝酸盐的用量，在加工工艺可行的前提下，尽量采用亚硝酸盐、硝酸盐的替代品。

3）增加亚硝基化阻断剂的摄入量，阻断对胺的亚硝化作用，减少人体对 $N$-亚硝基化合物的接触。各种抗氧化剂，如抗坏血酸、生育酚和某些酚类化合物等能够抑制体内 $N$-亚硝基化合物的生成。因此应多食用富含维生素 C、维生素 E、多酚类物质的各类新鲜蔬菜、水果、茶叶、鲜葱、蒜等。此外，在肉、鱼、香肠等加硝腌制过程中加入维生素 C 或维生素 E，可以起到阻断 $N$-亚硝基化合物的形成，并且增加亚硝酸盐的发色作用。

4）推行科学的烹调方法和饮食习惯。做好食品保藏工作，防止其腐败变质以减少胺类的形成；尽量使用冰箱来保藏食品，而少用盐腌和酸渍方法；小白菜、菠菜等富含硝酸盐的蔬菜在常温中的保存时间应尽量缩短；少吃盐腌和酸渍食品；避免腌制鱼和肉的时间过长，并尽量少加硝酸盐或亚硝酸盐。

5）制定标准并加强检测。目前我国已制定出海产品、肉制品、啤酒中 $N$-二甲基亚硝胺的限量卫生标准，此外还应加强对食品中 $N$-亚硝基化合物含量的监测，严禁使用含量超标的食物。

## 四、多环芳香族化合物的污染及预防

多环芳香族化合物是食品污染物质中一类具有致癌作用的化合物。它包括多环芳烃与杂环胺等。

**1. 苯并芘**

苯并芘是一类多环香烃类化合物，具有强致癌性。它稍溶于甲醇和乙醇，在碱性条件下加热稳定，在酸性条件下不稳定，可被活性炭吸附。

多环芳香烃主要是由各种有机物不完全燃烧而来的。如烹调加工食品时，烘烤或熏制直接受污染，高温加热造成热解、热聚形成。此外，直接从环境中受到污染，如大气飘尘、柏油路上晒粮食及不良包装材料污染食物。还有植物直接从土壤、水中吸取和微生物，植物微量合成等。

苯并芘可以通过皮肤、呼吸道及被污染的食品等途径进入人体，在肠道内被很快吸收，进入血液循环后很快分布于全身。苯并芘主要导致胃癌的发生。

我国规定几种食品中苯并芘的允许限量标准（≤μg/kg）为：粮食、熏烤动物性食品为 5，植物油为 10。

预防苯并芘污染食品的措施有：①防止污染，加强环境治理；②改进食品加工烹调方法，熏制、烘干粮食应改进燃烧过程，改良食品烟熏剂，不使用煤炭烘烤，使用熏烟洗净器或冷熏液；③晾晒不许放在柏油路上，防止沥青玷污，机械化生产加工食品时，防止润滑油污染粮食；④对于已污染的食品，如果是油脂，可采用活性炭予以除去，粮谷类用碾磨加工除去。

**2. 杂环胺对食品的污染**

杂环胺是当烹调加工蛋白质食物时，由蛋白质、肽、氨基酸的热解物中分离的一类具有致突变、致癌的杂环芳烃类化合物。

杂环胺的生成主要是含蛋白质较多的食物，如鱼、肉类在烘烤、煎炸时产生的，烹调方式、时间、温度及食物的组成对多杂环胺的生成有很大影响。食物与明火接触和与灼热的金属表面接触，有助于杂环胺的生成，加工温度高生产的杂环胺含量高。

杂环胺化合物的致突变性可被多种物质所抑制或破坏，新鲜的水果蔬菜如苹果、茄子、白菜、生姜、菠萝等可除去色氨酸热解物的致突变作用。

预防杂环胺化合物危害的措施有如下两种办法。

1）改进烹调加工方法。杂环胺化合物的生成与不良烹调加工有关，特别是过高温度食物，因此，应注意烹调温度以免烧焦食物。

2）增加蔬菜水果的摄入量。膳食纤维有吸附杂环胺化合物并降低其生物活性的作用，水果中的某些成分有抑制杂环胺化合物的致突变作用。因此，增加蔬菜水果的摄入量对于防止杂环胺的危害有积极作用。

# 五、食品添加剂的污染

食品添加剂是指为了改善食品的品质和色、香、味及为防腐和加工工艺的需要而加入食品的化学合成或天然物质。食品添加剂在现代食品工业发展中是不可缺少的物质，与人们日常生活的消费食品息息相关。当前，食品添加剂总的发展趋势是向天然物质或人工合成天然类似物质及天然、营养和具有生理活性物质的多功能方向发展，一些毒性较大的食品添加剂正在被淘汰。我国对食品添加剂的生产和使用以法律的形式颁布了相关的标准和管理办法。

**1. 食品添加剂的分类**

（1）按照来源划分

食品添加剂分为天然食品添加剂和人工化学合成食品添加剂两类。天然食品添加剂是指不含有害物质的非化学合成食品添加剂，其主要以动植物组织或微生物代谢产物及一些矿物等天然物质为原料制得。人工合成食品添加剂则是通过化学手段使元素或化合物经过化学反应而得到的物质。

（2）按照功能用途划分

食品添加剂主要包括着色剂、乳化剂、防腐剂、漂白剂、酸度调节剂、增稠剂、抗氧化剂、抗结剂、消泡剂、膨松剂、护色剂、酶制剂、增味剂、面粉处理剂、营养强化剂、稳定和凝固剂、甜味剂等。

（3）根据卫生安全性划分

按联合国 FAO/WHO 食品添加剂专家委员会（Joint Expert Committee on Food Additives，JECFA）的标准，食品添加剂可分为四类。第一类为 GRAS（generally recognized as safe）类食品添加剂，即一般被认为是安全的物质，可以按照正常需要使用，不需要建立每日允许摄入量（acceptable daily intake，ADI）。第二类为 A 类，又分为 A1 和 A2 两个亚类。A1 类经过 JECFA 进行安全性评价后，认为毒理学性质已经清楚，可以使用并已制定出正式的 ADI 值；A2 类目前毒理学资料不够完善，但已经制定了暂定 ADI 值并允许暂时使用于食品。第三类为 B 类，JECFA 对其进行评价但毒理学资料不足，未建立 ADI 值。第四类为 C 类，又分为 C1 和 C2 两个亚类，为原则上禁止使用的食品添加剂。C1 类根据毒理学资料被认为在食品中使用是不安全的；C2 类则被严格限制在某些食品中作特殊使用。

**2. 食品添加剂的使用原则**

一般来说，餐饮企业正确使用食品添加剂应遵循以下原则。

1）使用经过食品毒理学安全性评价，在使用限量内长期摄入对人体安全无害的添加剂。

2）食品添加剂应符合我国卫生部颁布并批准执行的使用卫生标准和质量标准。

3）不影响食品感官性状和理化指标，对食品原有营养成分不得有降低、破坏作用。

4）使用食品添加剂不得以掩盖食品腐败变质或以掺杂、掺假、伪造为目的。

5）不得经营和使用无卫生许可证、无产品检验合格证及污染变质的食品添加剂，婴儿及儿童食品不得加入食品添加剂，如糖精、色素等。

6）使用食品添加剂在于减少消耗，改善储存条件，简化加工工艺，不得降低良好的加工措施和卫生要求。

7）在达到使用目的的前提下，食品添加剂的使用剂量应为最低剂量，并且能够经过加工、烹调和储存而被破坏或排除。

**3. 常用食品添加剂**

（1）抗氧化剂

抗氧化剂是指能延缓食品成分氧化变质的一类物质。由于食品中的不饱和脂肪酸易被氧化，导致食品酸败，因此在食品腌制和浸渍过程中常加入抗氧化剂来防止或延缓食品酸败。我国目前允许使用的抗氧化剂品种有丁基羟基茴香醚（BHA）、二丁基羟基甲苯（BHT）、没食子酸丙酯（PG）、TBHQ、硫醚类、抗坏血酸和其他天然抗氧化物（如丁香、桂皮、花椒等天然香料和一些植物树皮、树叶中的低聚原花青素）等。

（2）漂白剂、着色剂和护色剂

漂白剂是指能抑制食品色变或使色素消减的物质，包括氧化型和还原型两类。食用氧化漂白剂有过氧化氢（双氧水）、过硫酸铵、过氧化苯酰等，使用时可氧化破坏食品的营养成分。还原型漂白剂有亚硫酸钠、亚硫酸氢钠等，多用于蜜饯干果等食品的处理，但不适用于肉、鱼等动物性食品，以避免其残留的气味掩盖了肉鱼的腐败味及破坏其中的硫胺素。

着色剂俗称色素，可以使食品着色，改善其感官性状和增进食欲，可分为食用天然色素和食用合成色素两类。天然色素是直接来自植物组织的色素，如红曲米、甜菜红、胡萝卜素、番茄红素、焦糖等，合成色素以煤焦油为原料制成，性质稳定，着色力强，颜色鲜艳多样，可任意调色，且成本低廉，使用方便、广泛，但有些具有毒性。

护色剂，又称发色剂，是在食品加工中添加于食品原料中，可使制品呈现良好色泽的物质。常用发色剂包括硝酸盐和亚硝酸盐，主要用于肉类食品中着色，并起到抑制食品微生物繁殖、提高腌制品风味的作用。但因其会在食品中形成较多的 $N$-亚硝基化合物而具有较强的致癌作用，所以应尽量使用其替代品，或在使用时添加一些发色助剂，如抗坏血酸、抗坏血酸钠及烟酰胺，以减少硝酸盐和亚硝酸盐的用量。

（3）增味剂、甜味剂

增味剂是补充、增进、改善食品的原有口味或滋味及提高食品风味的物质，也称鲜味剂。按其化学性质不同可分为氨基酸系列和核苷酸系列两种，国内允许使用的增味剂有谷氨酸钠（味精）、$S'$-鸟苷酸二钠、$S'$-肌苷酸二钠等。味精属于氨基酸类物质，在餐饮业及家庭烹调中常被用作鲜味剂，并具有一定的营养价值。核苷酸鲜味独特，增鲜力强，多用于肉、鱼类食品的加工，其增味效果是味精的 10 倍。目前已开发了许多天然增味剂，如肉类抽取物、酵母抽取物、水解动物蛋白和水解植物蛋白等。

甜味剂是指赋予食品以甜味的食品添加剂，其使用最为普遍，分为天然和人工合成两类，也可分为营养性和非营养性甜味剂。天然甜味剂包括糖醇类和非糖醇类两类：糖醇类包括蔗糖、葡萄糖、果糖、木糖醇、山梨糖醇、乳糖醇、麦芽糖醇等；非糖醇类包括甜菊糖甙、甘草等。人工合成甜味剂主要是一些具有甜味的化学物质，甜度一般比蔗糖高数十倍甚至数百倍，包括磺胺类、二肽类和蔗糖衍生物三类，糖精属于磺胺类。合成甜味剂没有任何营养价值，对人体有潜在危害性。

（4）防腐剂

防腐剂是指能抑制食品微生物生长繁殖，延长保存时间的食品添加剂。狭义的防腐剂主要指山梨酸和山梨酸钾、苯甲酸（安息香酸）和苯甲酸钠等直接加入食品中的化学物质；广义的防腐剂还包括那些通常被认为是调料却具防腐作用的物质，如食盐、醋、蔗糖、乙醇等。我国允许使用的防腐剂有苯甲酸、山梨酸、乳酸链球菌素、二氧化硫等13 种。

（5）香精

香精是能使食品增香的物质，如水溶性香精、油溶性香精、调味液体香精、微胶囊粉末香精和拌和型粉末香精。

**4. 食品添使用中存在的问题**

食品生产加工中某些生产经营者为了降低成本，提高食品的感官性状，延长食品的保质期，滥用食品添加剂现象比较普遍，主要表现如下。

1）使用国家不允许使用的品种。某些生产者利欲熏心，使用非食品级的各种添加剂，给食品安全造成了严重威胁。例如，在某些食品中添加苏丹红、酸性橙等人工合成的致癌性化工染料；在面粉、米粉和粉条中添加"吊白块"进行漂白；使用甲醛等工业原料杀菌。

2）不按国家规定的使用范围和使用量，超范围、超剂量使用。例如，给大米着色素、加香料；给三黄鸡涂黄色；茶叶中加绿色；枸杞子用红色素浸泡；肉制品超量使用苯甲酸防腐剂；违规超量使用糖精、色素、香精，特别是在儿童食品、劣质饮料、蜜饯和果脯中。

3）为掩盖食品质量问题而使用食品添加剂。例如，在不新鲜的卤菜中添加防腐剂，在变质有异味的肉制品中加香料、加色素等。

4）国家规定必须使用食品级的食品添加剂，但部分食品生产单位为降低成本，使用工业级产品。例如，在面制品中添加廉价工业用碳酸氢钠，导致铅和砷含量严重超标。

5）不注明标志，误导消费者。食品生产单位明明在产品中使用了食品添加剂，却在产品标志上标注"不含任何添加剂"、"不含防腐剂"等词，误导消费者。

**5. 滥用食品添加剂的危害**

滥用食品添加剂或使用不符合卫生标准的食品添加剂和非食品用的化工产品将会产生以下危害。

（1）过敏反应

一些食品添加剂可能引起某些人免疫系统的过敏反应或化学物质过敏症。

（2）急性或慢性中毒

食品中滥用有害添加剂可能造成急性或慢性中毒。例如，我国有腌腊制品添加过量硝酸盐、亚硝酸盐引起食物中毒的报道。

（3）致癌作用

食品添加剂还与癌症有关，如亚硝胺的致癌性；人工合成色素的致癌和毒性作用。

（4）蓄积作用

食品添加剂摄入过量就会在人体内产生蓄积，到一定程度会引起中毒症状。此外，一些添加剂还有可能成为环境荷尔蒙，长期积累会引起人体内分泌失调，影响人体的生殖能力。

**6. 滥用食品添加剂的防治措施**

1）政府卫生管理部门应严格依据《食品添加剂卫生管理办法》，加强食品添加剂的审批、生产经营和使用、标志和说明书、卫生监督等方面的管理工作，对于违法者实施重罚；不断完善我国食品添加剂管理的法律法规标准，并以有关国际组织制定的危险性评价作为制定相关标准的基础；加强食品添加剂安全性的研究，包括食品添加剂的检测方法、生产规范、使用规范。

2）加强食品和餐饮企业的严格自律管理，遵守国家卫生标准和卫生要求，强化企业的食品安全和卫生意识，从源头杜绝和减少污染。

3）应尽量避免采购和食用含有添加剂的食物。由于超市、便利店、食品店、酒店等地方出售的加工食品几乎都含有食品添加剂，因此消费者应该采取现实的对策：尽量不吃或少吃含高危险添加剂的食品；对于那些含有相对安全添加剂的食品，也应尽量少吃；在购买时要注意那些颜色浓艳、夸张的食品。

## 六、食品容器与包装材料污染

食品在生产、加工、运输、储存过程中会接触各种容器、包装材料及设备，若容器、包装材料不符合卫生要求，某些有毒有害物质就会迁移到食品中，造成对食品的污染，威胁消费者健康。注意食品容器、包装材料的卫生质量，严格食品用具及设备的卫生原理，对食品的安全卫生有着重要的意义。国际上把食品容器、包装材料称为间接食品添加剂，列入食品卫生的范围之内。

### 1. 常用塑料及其制品

日常生活中有一些食具、用具和包装材料是塑料制品。塑料是一种高分子材料，塑料制品的安全卫生问题主要是其树脂单体对人体健康的危害和助剂的安全问题。塑料制品中有些单体物质如氯乙烯单体、丙烯氰单体等具有毒性，甚至有致癌作用，如果发生迁移，则对人体健康构成危害。用PVC生产保鲜膜，必须加入大量的添加增塑剂，其主要成分是乙基己基胺（DEHA），如果这种PVC保鲜膜和熟食表面的油脂接触或者放在微波炉里加热，其增塑剂成分就会析出，并随食物进入人体。对人体有致癌作用，特别是造成内分泌、荷尔蒙的紊乱。对这类塑料制品不能用于直接接触食品的加工，食品用的塑料制品不得使用回收塑料来加工。

### 2. 陶瓷和搪瓷制品

陶瓷和搪瓷制品多作为食品容器，其卫生和安全问题主要是防止釉料中重金属铅、镉、锑等溶出，当使用搪瓷或陶瓷容器长期盛装酸性食品（如醋、果汁等）和酒时，铅、镉等有害物质溶出而迁移入食品中，引起人体中毒，因此，应禁止使用劣质陶瓷器皿。

### 3. 金属、玻璃食具制品

金属用作包装材料的主要有镀锡薄钢板（马口铁）、铝板或箔板，用作食品容器的主要有不锈钢、铝、铜等，用作工具设备的多为不锈钢，用作食具的除不锈钢外，还有铜、锡、银等制品（如餐盘、餐叉等）。金属制品的主要安全卫生问题是控制有害金属铅、砷、镉、铬等的迁移，回收铝中的杂质和金属难以控制，因此不允许制作食具。

玻璃制品的原料为二氧化硅，毒性较小，但应注意原料的纯度。高档玻璃器皿中加入了铅化合物，这是较为突出的卫生问题，应加强管理。

### 4. 食品包装用纸

接触食品的包装纸应该是食品专用纸，由专厂生产，不能随意用其他纸代替。因为一些包装纸，由于纸原料不洁、霉变使纸品产生大量霉菌，有些还经荧光增白处理过，极易污染食品。另外，涂蜡包装纸的蜡必须纯净，彩色纸的色素不宜脱落，带油墨的纸不宜用来包装食品。

### 5. 橡胶

食品用橡胶制品主要有奶嘴、瓶盖垫片或垫圈、食品输送带等。橡胶奶嘴的安全卫生直接影响婴儿的健康，而食品用橡胶制品可能从接触乙醇饮料、含油的食品或高压蒸汽而溶出有害物质。

橡胶分为天然橡胶和合成橡胶两类。天然橡胶一般无毒无害，而合成橡胶的有害成分来源于各种助剂，如丁氯橡胶中的丙烯腈等。因此，选择食品生产橡胶制品必须符合国家规定的有关原量和卫生标准，不能随意代用，严禁使用再生胶。

# 第四节 食品的物理性污染

食品的物理性污染是指食品中非正常性出现，可能给食用者造成伤害或影响食品应有的感官性状，引起心理反感的物体或异物所造成的污染。物理污染的来源复杂，种类繁多，包括原料、水、原料处理设备、食物加工和服务器具、餐饮场所中的建筑装饰材料和生产服务人员本身。污染物可能是偶然混入的，也可能是故意加入的，如掺杂使假、故意破坏等。

## 一、食品的杂物污染及其预防

按照来源可将污染食品的杂物分为来自食品加工烹调过程中的污染物和食品掺杂掺假污染物。

**1. 污染物的来源**

食品在生产、销售和储存过程中可能受到杂物的污染，主要途径包括以下几方面。

1）生产时的污染。例如，动物在宰杀时，血污、毛发及粪便对肉的污染；厨房、餐厅、生产车间密闭不好，食品受到灰尘或烟尘的污染；加工过程中，工具和设备的陈旧和故障引起杂物颗粒与碎屑的污染。

2）食品储存过程中的污染。例如，食品原料和成品中的苍蝇、蟑螂等昆虫的尸体和鼠、雀毛发、粪便等的污染；食品容器和包装材料中昆虫、动物尸体的污染。

3）食品运输和传送过程中的污染。例如，运输车辆、装运工具、不清洁铺垫物和遮盖物对食品的污染；餐厅上菜（厨房至餐桌）过程中飘落的杂物。

4）意外污染。例如，生产和服务人员的戒指、头饰、毛发、指甲、烟头、废纸等个人杂物的污染。

5）食品的掺杂使假。这是一种人为向食品中加入杂物的过程，主要目的是攫取非法利润。例如，粮食中掺入沙石，肉中和螃蟹体内注水等。

**2. 食物中杂物污染的预防**

加强餐饮生产和销售过程的监督管理，把住产品质量关，执行良好生产规范（GMP）；采用先进的加工工艺设备和检验设备，清除食物中各类杂物，定期清洗专用池、槽，做好防尘、防蝇、防虫、防鼠工作；坚持诚信经营，杜绝掺杂使假现象。

## 二、食品中放射性污染

**1. 食品放射性污染的来源**

（1）食品中的天然放射性核素

由于生物体和其所处的外环境之间固有的物质交换过程，在绝大多数动植物性食品中都不同程度的含有天然放射性核素，即食品的放射性本底。

（2）环境中人为的放射性核素

环境中人为的放射性核素污染主要来源于以下几方面：核爆炸、核废物的排放、意外事故。

**2. 食品放射性污染对人体的危害**

食品放射性污染对人体的危害主要是由于摄入污染食品后放射性物质对人体内各种组织、器官和细胞产生的低剂量长期的内照射效应。

**3. 控制食品放射性污染的措施**

预防食品放射性污染及其对人体危害的主要措施是加强对污染源的卫生防护和经常性的卫生监督。定期进行食品卫生监测，严格执行国家卫生标准，使食品中放射性物质的含量控制在允许的范围之内。

# 第五节　转基因食品的安全性

## 一、转基因食品基本概述

### 1. 转基因食品的来源

"转基因食品"一词的最初来源是英语"transgenic food"，因为在 20 世纪 70 年代，重组脱氧核糖核酸技术（rDNA）刚开始应用于动植物育种来生产食物的时候，它便产生了，这个名词在生活中也便众所周知了。

### 2. 转基因食品的定义

通常所说的基因食品就是转基因食品，而提到转基因食品就涉及转基因生物技术这一名词，转基因生物技术是指运用科学技术提取某生物的特定生物基因片段并作相应的修饰然后将这个外源基因片段植入到目标生物基因组中，使这个目标生物在外形和营养物质等方面上表达出人们所想要的转基因生物。因而转基因食品就是以转基因生物为原料进行加工生产的食品。

### 3. 转基因食品的分类

（1）植物性转基因食品

植物性转基因食品就是以转基因植物为原料来生产加工的食品。例如，面包生产需要高蛋白含量的小麦，而目前的小麦品种含蛋白质较低，将高效的蛋白质基因转入小麦，将会使制作的面包具有更好的烘焙效果。

（2）动物性转基因食品

动物性转基因食品是指通过植入外源基因到动物体内利用动物来生产人们所需的食品或者是直接用动物为原料来加工生产的食品。例如，牛的体内转入了人的基因，牛长大后产生的牛乳中含有基因药物，提取之后可用于人类病症的治疗。

（3）微生物性转基因食物

微生物性转基因食物是指利用转基因微生物来加工生产的产品。例如，生产奶酪的凝乳酶以往只能从杀死的小牛的胃中才能取出，而现在利用转基因微生物技术就不再需要杀死小牛便可以在体外产生大量的凝乳酶。

（4）转基因特殊食品

这种转基因食品是利用生物遗传工程，将普通的蔬菜、水果、粮食等农作物变成能预防疾病的"疫苗食品"。例如，科学家培育出了一种能预防霍乱的苜蓿植物。用这种苜蓿来喂小白鼠，能使小白鼠的抗病能力大大增强。而且这种霍乱抗原，能经受胃酸的腐蚀而不被破坏，并能激发人体对霍乱的免疫能力。于是，越来越多的抗病基因正在被转入植物，使人们在品尝鲜果美味的同时，达到防病的目的等。

**4. 转基因食品的特点**

（1）具有较高的营养价值

世界上估计有 30％ 的人口缺铁，从而使铁元素成为世界范围内迄今最缺乏的营养元素。最近，通过转基因手段，在提高稻米中铁的含量及增加人体对铁的有效吸收两方面均取得了一定的进展。

（2）具有特殊免疫价值

食品疫苗是当前转基因食品生物技术研究的热点之一。食品疫苗就是将某些致病微生物的有关蛋白质（抗原）基因，通过转基因技术导入某些植物受体细胞中，并使其在受体植物细胞中得以表达。从而使受体植物成为具有抵抗相应疾病的疫苗。用转基因植物生产的疫苗保持了重组蛋白的理化特征和生物活性，可直接食用，也可提纯后作疫苗使用。例如，口服不耐热肠毒素转基因马铃薯后即可产生相应抗体。位于纽约的 BoyceThom Pson 植物研究所正致力于利用香蕉生产腹泻和 Norwalk 病毒病疫苗的研究。日前，此领域已获成功的还有狂犬病病毒、乙肝表面抗原、链球菌突受株表面蛋白等十多种转基因马铃薯、香蕉、番茄的食用疫苗。由于这些重组蛋白基因可以长期地储存于转基因植物的种子中，有利于疫苗的保存、生产、运输和推广。因此转基因植物件为廉价的疫苗生产系统，虽然才刚刚起步，却具有很好的发展潜力。

（3）改进食品品味

有些水果和蔬菜的营养价值很高，但都不好吃。如果能通过转基因手段直接培育出更加美味可口的植物产品，无疑对食品工业更加有利。奇甜蛋白基因的克隆使之成为可能，马槟榔甜蛋白和应乐果甜蛋白的植物表达载体以构建完成，并已经成功地应用于番茄和莴苣的遗传转化。这种无需糖或者其他化学添加剂就可使植物食品变甜的策略和技术将适用于品种繁多的水果和蔬菜。

（4）改善食品品质

小麦是面包的主要原材料，小麦的品质直接影响到烘烤面包的品质。小麦面粉品质由面筋的含量与质量所决定的。面筋主要有醇溶蛋白与麦谷蛋白组成。其中麦谷蛋白的高相对分子质量谷蛋白亚基（HMW2 subunit）决定面团的弹性，醇溶蛋白决定面团的伸展性，二者共同决定小麦面粉的烘烤品质。

（5）成本低、产量高

成本是传统产品的 40％～60％，产量至少增加 20％，有的增加几倍甚至几十倍。

## 二、为了保证转基因食品的安全性所采取的措施

虽然转基因生物给人类带来了很多好处，但是由于它还存在一些为科学界不能确定

的因素，因此各国也纷纷出台了一些关于这方面的规章制度来监控它。

中国已制定了《农业生物基因工程安全管理实施办法》、《转基因农产品安全管理临时措施》和《农业转基因生物标识管理办法》等法规。

多环节监控。转基因农作物研究、从实验室走向大田试验各阶段，以及产品商品化都有相应法规或规定进行严格的监控，只有在每一阶段实验获得认可证书后，才可进入下一阶段。例如，将大田试验分为中间试验阶段、环境释放阶段、生产试验阶段。

安全评价内容具体而严格。其中食物安全性评价的内容为：营养成分是否改变？是否存在抗营养因子？是否存在毒性、过敏性蛋白等。环境安全评价内容：转基因植物是否变得易得病？对周围植物有什么影响？是否可能变成杂草？会不会把外源基因转移给其他生物等。

## 三、转基因食品的安全性分析

### 1. 关键性营养成分是否发生改变的分析

插入外源基因的目的是改变靶生物特定的营养成分构成，提高其营养价值，如富含β-胡萝卜素的"金稻"，不含芥子酸的卡那油菜等。但是这种改变会不会朝着并不期望的方向发展，提高目的产物的同时降低了其他营养成分的含量，或者提高一种新营养成分表达的同时也提高了某些有毒物质的表达量。再如，由于外源基因的来源、导入位点的不同和随机性，极有可能产生基因缺失、错码等突变，使所表达的蛋白质产物的性状、数量及部位与期望不符。

转基因产品与原食品在关键性营养成分上的差异可作为转基因食品的安全性评价指标之一。关键性营养成分指主要营养成分和微量营养成分，包括脂肪、蛋白质、碳水化合物、矿物质、氨基酸、脂肪酸和维生素等。美国 Monsanto 公司有关人员对转草甘膦抗性基因大豆与常规对照大豆种子之间的关键性营养成分进行了比较研究，结果并未发现两者存在差异。国内对转生长激素基因鲤与普通鲤肌肉中粗蛋白、粗脂肪、灰分、Ca、Mg、Zn、Fe 含量及氨基酸种类与含量进行了测定，结果表明外源基因的插入对营养成分和氨基酸含量未产生影响。当然，这方面的研究还在深入进行中。

### 2. 人体对转基因食品是否有过敏性分析

转基因食品的致敏性是一个突出的问题。转基因食品中含有新基因所表达的新蛋白，有些可能是致敏原，有些蛋白质在胃肠内消化后的片段也可能有致敏性。一个典型的例子就是对巴西坚果过敏的人对转巴西坚果基因后的大豆也产生了过敏。因此转基因食品致敏性评价研究日益受到人们的重视。

目前对转基因食品致敏性评价的重点是：①基因来源；②新引入蛋白质与已知致敏原的氨基酸序列的同源性；③新引入蛋白质与发生过敏个体血清 IgE 的免疫结合反应。国内外对转基因食品致敏性评价方法的研究仍在进行之中，目前尚无权威性的评价方法。

### 3. 会不会使人体产生抗药性分析

将一个外来基因转入植物或动物中，该基因将会与其他基因连接在一起。人们在食用了这种改良食物后，食物会在人体内将抗药性基因传给致病细菌，使人体产生抗药性。2002 年英国进行了转基因食品 DNA 的人体残留实验，7 名做过切除大肠组织手术的志愿者，食用过用转基因大豆制成的汉堡包之后，在其小肠肠道的细菌中检测到了转基因 DNA 的残留物。转基因食品对人体健康的严重影响，可能需要经过较长时间才能逐渐表现和检测出来。

**4. 转基因生物对生态安全的影响**

许多学者担心将转基因生物释放到自然环境中去，如果其生存竞争力强，就会改变自然的生物种群，打破原有生物种群的生态平衡。但就目前研究而言，转基因生物同野生生物相比，其生存竞争力并没有增加，所以一般不会影响生态平衡。

## 四、转基因食品安全性评价原则

关于食品的安全性经和组织（Organization for Economic Co-operation and Development，OECD）1993 年提出了食品安全性评价的实质等同性原则。如果转基因植物生产的产品与传统产品具有实质等同性，则可以认为是安全的；反之，则应进行严格的安全性评价。在进行实质等同性评价时，一般要考虑以下主要方面：①有毒物质，必须确保转入的外援基因或基因产物对人畜无害；②过敏源，在自然条件下存在着许多过敏源，在基因工程中如果将控制过敏源形成的基因转入目标植物，则会对过敏源造成不利的影响。

## 五、为什么要进行安全性评价

因为现在任何新技术的出现，都有两重性，都是双刃剑。以重组 DNA 技术为代表的转基因技术，在为农业生产、人类生活和社会进步带来巨大利益的同时，也可能对生态环境和人类健康产生潜在的风险。关键是要权衡利弊，作出抉择。这里还应说明的是，危险和风险是两个不同的概念，潜在风险不等于现实危险，安全性评估是要分析潜在风险并加以避免。农业是转基因技术主要的应用领域。建立农业转基因生物安全评价制度，是世界各国的普遍做法，也是《生物安全议定书》的主要内容。之所以要对转基因作物及其食品进行安全性评估，是因为转基因技术可以使基因在动物、植物、微生物之间相互转移，甚至可以将多基因的大片段导入生物体中表达，因此需要进行科学的评估。

## 六、转基因食品发展国内外现状

据国际农业生物技术应用服务组织（International Service for the Acquisition of Agri-biotech Applications，ISAAA）的报告说，在过去 10 年里，转基因粮食的种植获得充足的发展。转基因作物的种植国家从 1996 年的 6 个已发展到 2010 年 29 个，自 1994 年商业化以来，1996～2010 年种植面积增长了 86 倍左右。世界大豆产量的 77% 来自转基因作物，世界棉花产量的 48% 是转基因的，转基因玉米和油菜的比例分别超过 25% 和 20%。

**1. 美国转基因食品发展状况**

1993 年，保鲜延熟型番茄在美国成功上市，标志着转基因食品开始走入美国人的生活。如今，美国已经成为转基因技术发展最快的国家，美国公众接受转基因食品的程度也最高。截至 2010 年年底，美国市场上大约 5％的农产品都是转基因作物，约 70％的玉米系转基因种子培育而成。此外，美国市场上的转基因大豆比例也很高。

**2. 印度转基因食品的发展状况**

印度这几年加大转基因食品的发展，大力投资转基因作物的种植，印度每年投入 5 亿美元用于农作物转基因生物技术研究。现在，印度 87％的棉花是转基因抗虫棉，年生产量从 2001 年的 158 万捆迅速增长到 3025 万捆。

**3. 国内转基因食品的发展状况**

中国从 1997 年开始批准商业化种植转基因植物，1997 年开始种植转基因抗虫棉、耐储藏番茄，1999 年种植改变花色矮牵牛、抗病甜椒，2006 年种植转基因抗病番木瓜，2009 年种植转基因抗虫水稻、转植酸酶玉米。目前我国市场上的转基因食品有两类，一类是进口的大豆、油菜籽和玉米及相关产品，二类是国产的棉籽油和番木瓜。目前，全球只有中国和美国批准商业化种植转基因番木瓜，而中国的转基因番木瓜种植主要集中在广东省。

## 七、转基因食品的发展前景

转基因食品作为高新的技术产业，虽然它现在还存在一些科学界不能解析的安全性，但是它在价格和性能方面有潜在的巨大优越性和旺盛生命力，这是不可否认的。其最终目的是为了提高资源产率、劳动生产率和商品化，优化产业结构，以缓解 21 世纪的人口、粮、能源危机，为农业带来一场新的技术革命。这一新兴技术产业将会在未来的几十年里扮演着重要的角色。

总的来说，在转基因食品安全性上存在很大的分歧，不过只要做好各方面的检测和建立一个严格的转基因食品安全性监督机制，对转基因食品实行对消费者的透明化、公开化，那么转基因食品还是安全的。

# 第六节　食品卫生及安全管理

## 一、粮豆的卫生及管理

### （一）粮豆的主要卫生问题

霉菌和霉菌毒素的污染：粮豆在农田生长期及收获、储存过程中的各个环节均可受到霉菌的污染。常见的霉菌有曲霉、青霉、毛霉、根霉和镰刀菌等。

农药残留：粮豆中的农药来自直接喷洒施用和污染，环境中的农药通过水、空气和土壤途径再进入粮豆作物。

有害毒物的污染：用工业废水和生活污水对农田和菜地进行灌溉时，其中可能含有的汞、镉、砷、铅、铬、酚和氰化物等，容易对粮豆作物造成污染。

仓储害虫：我国常见的主要是甲虫、螨虫及蛾类。

其他污染：包括无机夹杂物和有毒植物种子的污染，前者如砂石、泥土、金属等，后者有麦角、毒麦、曼陀罗籽、苍耳子等。

## （二）粮豆的卫生管理

粮豆的安全水分：为防止霉菌和仓储害虫生长繁殖，应将粮谷类水分控制为12%～14%，豆类为10%～13%。

仓库的卫生要求：仓库的建筑结构、内部温度、湿度及防虫熏蒸剂的使用，均应严格执行粮库的有关卫生管理要求。

粮豆运输、销售的卫生要求：粮豆运输时，铁路、交通、粮食部门要认真执行各项规章制度，防止意外污染。

防止农药和有害金属的污染：必须严格遵守《农药安全使用规定》、《农药安全使用标准》、《农田灌溉水质标准》及有关食品辐照的卫生标准，并做到定期检测。

防止无机夹杂物和有毒种子的污染：在粮豆的选种、农田管理、收获、加工过程中，防止无机夹杂物和有毒种子对粮豆造成污染。

## 二、蔬菜、水果的卫生管理

### （一）蔬菜、水果的主要卫生问题

#### 1. 细菌及寄生虫污染

施用人畜粪便和生活污水灌溉菜地，易使肠道致病菌和寄生虫卵污染蔬菜，有的地区蔬菜中大肠埃希菌阳性检出率为67%～95%，蛔虫卵为48%，钩虫为22%。水果采摘后在储、运、销过程中也可受到肠道致病菌的污染，污染程度和表皮破损有关。流行病学调查证实，生吃不洁的蔬菜水果是肠道疾病传播途径的重要途径。

#### 2. 有害化学物质对蔬菜、水果的污染

有害化学物污染是蔬菜和水果卫生的主要问题，包括农药残留（如高毒杀虫剂甲胺磷、对硫磷等）、工业废水中有害化学物质的污染（如酚、铬、镉、铅、汞等有毒有害物质）和其他有害化学物质（如不恰当地存放、储存和腌制使硝酸盐和亚硝酸盐含量增加）。

### （二）蔬菜、水果的卫生管理

#### 1. 防止肠道致病菌和寄生虫卵的污染

人畜粪便应经无害化处理后再施用；生活或工业污水必须先沉淀去除寄生虫卵和杀灭致病菌，进行无害化后方可用于灌溉；生食水果、蔬菜前应清洗干净或消毒；运输、销售蔬菜水果时应剔除残叶烂根、腐败变质及破损部分，推广净菜包装上市。

#### 2. 合理使用农药

严格控制蔬菜、水果中农药的使用，降低农药残留。严格遵守并执行有关农药安全使用规定，高毒农药如甲胺磷、对硫磷等不准用于蔬菜、水果；选用高效低毒低残留农药，并根据农药的毒性和残效期来确定对作物使用的次数、剂量和安全间隔期；制定和执行农药在蔬菜和水果中最大残留量限量标准；慎重使用激素类农药。

**3. 控制化学性有毒有害的污染水平**

尽量使用地下水灌溉方式，避免污水与瓜果蔬菜直接接触。

**4. 蔬菜、水果的合理储藏**

蔬菜、水果水分含量高，组织嫩脆，易损伤和腐败变质，保持蔬菜、水果新鲜度的关键是合理储藏。不同的蔬菜、水果储藏条件不同，一般保存蔬菜、水果最适宜的温度是 0℃左右，此温度既能抑制微生物生长繁殖，又能防止蔬菜、水果间隙结冰，避免在冰融时因水分溢出而造成蔬菜、水果的腐败。蔬菜、水果大量上市时可用冷藏或速冻的方法。

## 三、畜、禽肉、鱼类及其制品的卫生及管理

畜肉后熟：牲畜刚刚宰杀后，其肉质呈弱碱性（pH 7.0～7.4），肌肉中糖原和含磷有机化合物在组织组织酶的作用下，分解为乳酸和游离磷酸，食肉的酸度增加，当 pH 为 5.4 时，达到肌凝蛋白等电点，肌凝蛋白开始凝固，使肌纤维硬化而出现僵直。此时肉的味道较差，有不愉快气味，肉汤混浊，不鲜不香。此后，肉内糖原分解酶继续活动，pH 进一步下降，肌肉结缔组织变软，具有一定弹性，肉松软多汁，味美芳香，表面因蛋白凝固而形成有光泽的膜，有阻止微生物侵入的内部的作用，这个过程称为畜肉后熟，俗称排酸。

### （一）肉的腐败变质

畜肉从新鲜到腐败变质需要经过僵直、后熟、自溶和腐败 4 个过程。肉中组织酶催化蛋白质、脂肪的分解即为自溶，这为细菌的侵入繁殖创造了条件，肉在细菌的酶作用下，发生腐败变质。不适当的加工和保藏条件也会促进肉类腐败变质。

### （二）肉制品的卫生

肉制品加工时，必须保证原料肉的卫生质量；使用硝酸盐或亚硝酸盐等食品添加剂时，必须符合国家卫生标准的要求。

### （三）禽肉的卫生管理

禽肉污染沙门菌、金黄色葡萄球菌和其他致病菌后，如果在食用前未充分加热，可引起食物中毒。禽肉如污染能在低温下生长繁殖的假单胞菌等，可引起禽肉的感官改变甚至腐败变质。

鲜蛋内的微生物或来自卵巢、生殖腔，或来自不洁产蛋场所及运输、销售环节。微生物可通过蛋壳进入蛋内生长繁殖，导致腐败变质。对鲜蛋要在低温下保藏。制作蛋制品应用新鲜蛋。

## 四、鱼类食品的卫生及管理

### （一）鱼类食品的主要卫生问题

1）腐败变质：鱼死后的组织变化与畜肉相似，但其僵直持续时间较短，更容易发

生腐败变质。

　　2）鱼类食品的污染：鱼类体内重金属、农药和病原微生物的污染状况，与鱼类生长水域的污染程度有关。

### （二）鱼类食品的卫生管理

　　1）鱼类保鲜：在 10℃左右可冷藏 5～15d；在－25℃以下冷冻，可保鲜 6～9 个月。
　　2）运输、销售的卫生要求：运输鱼的船（车）应保持清洁尽量用冷冻调运。

## 五、奶及奶制品的卫生及管理

### （一）奶的腐败变质

　　奶中营养成分丰富，挤奶过程中污染的微生物容易生长繁殖，引起奶的腐败变质。

### （二）病畜奶的处理

　　当奶牛患有结核、布氏杆菌病、口蹄疫、乳腺炎等疾病时，起致病菌可通过乳腺排出污染到奶中，因此必须给予相应的消毒卫生处理，或限于食品工业用，或废弃。
　　乳品厂的厂房设计和设备的卫生应符合乳品厂卫生规范的要求；挤奶应按操作规程进行；对牛奶要做净化处理，除去草屑、牛毛、乳块等非溶解性杂质；对牛奶消毒的目的是杀灭致病菌和多数繁殖型微生物。

### （三）奶及奶制品的卫生要求

　　奶制品主要有全脂奶粉、甜炼乳、酸牛奶和奶油等，每一种都有相应的感官、理化、微生物指标。

# 第八章　食物中毒及预防

## 第一节　食物中毒概述

食源性疾病：WHO 的定义为食源性疾病是指通过设施进入人体内的各种致病因子引起的、通常具有感染性质或中毒性质的一类疾病。

食物中毒：指摄入含有毒有害物质的食品，或把有毒有害物质当作食品摄入后所出现的非传染性急性、亚急性疾病。

### （一）食源性疾病

有人将食源性疾病分为三类：内因性、外因性和诱发性食源性疾病。

食源性疾病包括最常见的食物中毒、食源性肠道传染病、食源性寄生虫病，食源性变态反应性疾病、暴饮暴食引起的急性胃肠炎、酒精中毒，以及由食物中有毒、有害污染物引起的中毒性疾病。

### （二）食物中毒

#### 1. 食物中毒的概念

食物中毒是指由于食用被生物性、化学性有毒有害物质污染的食品，或者食用含有毒有害物质的食品后出现的一类以急性、亚急性感染或中毒为主要症状的食源性疾患。

#### 2. 食物中毒原因

1）食物被某些病原微生物（包括细菌、病毒、真菌）污染，并在适宜条件下急剧繁殖或产生毒素，如细菌性食物中毒。

2）食物在生产、加工、运输、储存过程中被有毒化学物质污染，并达到了急性中毒剂量，如农药、金属和其他化学物质的污染。

3）因食物本身含有有毒物质，由于加工、烹调方法不当未除去有毒物质，如木薯、四季豆等中毒；或因食物储存条件不当而产生或增加了有毒物质，如发芽马铃薯、高组胺鱼类、酸败油脂、陈腐蔬菜等。

4）有的含毒动植物组织和可食食品容易混淆，误食后可发生中毒，如毒蕈、河鲀鱼等。

#### 3. 食物中毒的流行病学特点

影响食物中毒发病、潜伏期、病程、病情轻重和愈后的因素，主要取决于被食进有毒食物的种类、毒性和数量。同时也与食者胃肠空盈度、年龄、抵抗力、健康和营养状况等因素有关，当病因物质占绝对优势时，其个体差异就不明显。但就食物中毒流行病学特点而言，一般都具有以下共同的特点。

（1）潜伏期较短

集体暴发性食物中毒发生时，很多人在短时间内同时或先后相继发病，在短时间内达到高峰。

（2）症状相似

同期中毒患者都有大致相同的临床表现，多见急性胃肠炎症状。

（3）有共同的致病食物

所有中毒者都在相同或相近的时间食过同一种有毒食物，发病范围局限在食用该种有毒食物的人群中，未进食此有毒食物者不发病。

（4）人与人之间不直接传染

停止食用有毒食物后，不再出现新患者，呈一次性暴发，流行曲线常于发病后突然急剧上升又很快下降，形成一个高峰，无传染病所具有的尾端余波。

**4. 食物中毒的类型**

食物中毒主要有细菌性食物中毒、有毒动植物食物中毒、化学性食物中毒、真菌毒素和霉变食物中毒4种基本类型。

**5. 食源性疾病的预防**

在食品生产、加工、销售、储存各个环节防止污染。严格健康查体和上岗制度，提高食品从业人员的食品卫生知识。进行广泛的食品卫生知识宣传教育工作，增强消费者的自我保护意识。

# 第二节　细菌性食物中毒及预防

细菌性食物中毒是指摄入被细菌或细菌毒素污染的食品而引起的食物中毒，它是食物中毒中最多见的一类，涉及中毒人数最多，发病率较高，但病死率较低。细菌性食物中毒主要包括沙门菌属、副溶血性弧菌、变形杆菌属、致病性大肠杆菌属、葡萄球菌肠毒素、肉毒梭菌毒素食物中毒等多种。

## 一、细菌性食物中毒的流行病学特点

（1）有明显的季节性

细菌性食物中毒虽然全年皆可发生，但由于细菌的生长繁殖或产生毒素受温度条件的影响，因此细菌性食物中毒一般易发生于5～10月，尤其是7～9月。这与夏季气温高、细菌易于大量繁殖密切相关。

（2）发病率及病死率

常见的细菌性食物中毒的发病特点是发病急、病程短、恢复快、愈后好、病死率低。细菌性食物中毒的潜伏期短，一般食入被致病菌或其毒素污染的食物后，24h内即发病。如能及时抢救，一般病程短，恢复快，预后良好，但李斯特菌、肉毒梭菌等食物中毒的病死率较高，且病程长、病情重、恢复慢。

（3）发病与进食有关

同一起食物中毒事件的所有中毒患者，发病前在较短的时间内进食过同一种或几种被污染的食物，食用者发病人数较多，未食用者不发病。动物性食品是引起细菌性食物中毒的主要食品，其中畜肉类及其制品居首位，禽肉、鱼、乳、蛋类也占一定比例。植物性食物，如剩饭、米糕、米粉也易出现食物中毒。节日会餐或食品卫生监督不严时尤易发生食物中毒。此外，细菌性食物中毒也与进食者的机体防御功能低、易感性高有关。

　　（4）无传染性

　　细菌性食物中毒的流行病学特征属暴发性，没有拖尾现象，无传染性。

## 二、细菌性食物中毒发生的原因

　　（1）食物被致病菌污染

　　食品在生产、加工、运输、储藏、销售等过程中受到致病菌污染的机会很多，食品常常由于采购疏忽（食物不新鲜或病死牲畜、禽肉）、保存不善（各类食品混杂存放或储藏条件差、储藏时间过长、昆虫叮爬污染等致使食品腐败变质）、烹调不当（肉块过大、加热不够，被污染的食物未经烧熟煮透或凉拌菜）、从业人员带菌污染、操作污染、工具容器使用前不清洗消毒污染、生熟交叉污染（生熟不分）和二次污染（熟食又受到从业人员带菌者或害虫的污染）或剩余食物处理不当等原因而造成污染。

　　（2）具有适合致病菌生长繁殖或产生毒素的条件

　　合适的温度、食品中充足的水分、适宜的 pH 及营养条件可使食物中的致病菌大量生长繁殖并产生毒素，食用后引起中毒。

　　细菌毒素是病原菌致病的重要物质基础，按其来源、性质和作用等方面的不同，可将其分为外毒素和内毒素两种。外毒素是在细菌细胞内合成后分泌于胞外的细菌毒素，毒性作用强，产毒细菌主要是革兰氏阳性菌，不同种类细菌产生的外毒素对机体组织器官有选择性作用，引起的病症也各不相同。例如，肉毒素能使眼及咽肌等麻痹，引起复视、斜视、吞咽困难等，严重者可因呼吸麻痹而致死。

　　内毒素是革兰氏阴性菌细胞壁中的脂多糖成分，只有当菌体死亡或用人工方法裂解细菌后才释放。内毒素耐热，必须加热至 160℃、2～4h，或用强碱、强酸和强氧化剂加温煮沸 30min 才能灭活。内毒素具有多种生物学活性，如发热反应、白细胞反应、内毒素毒血症、休克等。

## 三、细菌性食物中毒的发病机制

　　细菌性食物中毒发病机制可分为感染性、毒素型和混合型三种，不同中毒机制的食物中毒其临床表现通常不同。

　　（1）感染型

　　由于人体食入了含大量致病菌的污染食物，致病菌进入肠道并继续生长繁殖，侵入肠黏膜及黏膜下，引起黏膜充血、白细胞浸润、水肿、渗出等炎性病理变化。某些病原菌如沙门菌被人体巨噬细胞杀灭后，菌体会裂解释放出内毒素，刺激体温调节中枢引起体温升高等症状。感染型食物中毒通常伴有发热，中毒潜伏期较长。

（2）毒素型

大多数致病菌能产生外毒素，细菌污染食物后能迅速繁殖并产生大量肠毒素，人体食入被污染的食物后就会中毒。外毒素能够刺激肠壁上皮细胞，改变细胞分泌功能，抑制细胞对钠离子和水的吸收，导致腹泻。常见的毒素型食物中毒有葡萄球菌肠毒素和肉毒梭菌毒素食物中毒。毒素型食物中毒很少有发热情况，以恶心、呕吐为突出症状，中毒潜伏期的长短与毒素类型有关。

（3）混合型

人食入被某些病原菌及其毒素污染的食物后，致病菌与肠毒素会发生协同作用，即细菌侵入肠黏膜引起肠黏膜的炎性反应，而肠毒素引起急性胃肠道症状。常见的混合型食物中毒病原菌有副溶血性弧菌等。

### 四、细菌性食物中毒的预防和处理

1）控制病原体繁殖及外毒素的形成。绝大部分致病菌生长繁殖的最适宜温度为 $20\sim40℃$，在 $10℃$ 以下繁殖减弱，低于 $0℃$ 多数细菌不能繁殖和产毒。因此，食品应存放在低温和通风阴凉处，以控制细菌繁殖和毒素的形成。食品中加盐量达 $10\%$ 也可控制细菌繁殖及形成毒素。

2）食品食用前彻底加热以杀灭病原体及破坏毒素是防止食物中毒的关键措施。为彻底杀灭肉中病原体，肉块不应太大，并务必使内部温度达到 $80℃$ 以上，持续 $12min$；蛋类应彻底煮熟。

3）食品加工、储存和销售过程要严格遵守卫生制度，严防食品被病原体污染。食具、容器、砧板、刀具等应严格生熟分开使用，做好消毒工作，避免生熟交叉污染和二次污染。生产场所、厨房、食堂要有防蝇、防鼠设备。

4）饮食行业人员和炊事人员应严格遵守个人卫生制度，认真执行就业前体检和录用后定期体检制度，应经常接受食品卫生教育，养成良好的个人卫生习惯。患化脓性疾病和上呼吸道感染的患者，在治愈前不应参加接触食品的工作。

## 第三节　真菌毒素和霉变食物中毒及预防

真菌毒素和霉变食物中毒是指食用被真菌及其毒素污染的食品而引起的食物中毒，如食用赤霉病麦、霉变甘蔗等引起的中毒。此类食物中毒发病率、死亡率较高，发病的季节性及地区性较明显，且被污染的食物用一般烹调方法加热处理不能破坏其中的真菌毒素。

霉变食品中毒主要是真菌毒素中毒，它同其他食物中毒一样，没有传染性，患者不能成为一种传染源去感染别人。但它不同于一般化学性食物中毒，在流行病学上仍然受生物学因子的支配，因此，真菌毒素中毒往往具有地方性、相对的季节性和波动性等流行特点。真菌毒素和细菌内素毒和外毒素不同，它能耐高温，没有抗原性，不能引起机体产生抗毒素，也不能使机体产生其他感应机体等（如沉淀素等）。

霉菌在谷物或食品中生长繁殖产生有毒的代谢产物，人和动物摄入含有这种毒素物质发生的中毒症称为霉菌毒素中毒症。霉菌毒素中毒具有以下特点：中毒的发生主要通过被霉菌污染的食物；被霉菌毒素污染的食品和粮食用一般烹调方法加热处理不能将其破坏去除；没有污染性免疫，霉菌毒素一般都是小分子化合物，机体对霉菌毒素不产生抗体；霉菌生长繁殖和产生毒素需要一定的温度和湿度，因此中毒往往有明显的季节性和地区性。

常见的种类有麦角中毒、赤霉病麦和霉玉米中毒、霉变甘蔗中毒等。

## 一、赤霉病麦食物中毒

麦类赤霉病是粮食作物的一种重要病害。麦类赤霉病一方面造成大麦和小麦的大量减产，同时人畜食用赤霉病麦后也可引起赤霉病麦中毒。除麦类外，玉米也可发生。

### 1. 赤霉菌毒素

小麦赤霉病的病原菌主要是禾谷镰刀菌，所产毒素主要为赤霉病麦毒素和玉米赤霉烯酮，引起食物中毒的是赤霉病麦毒素。

### 2. 中毒临床表现

多在进食后 30min 内发病，长的 2～4h，短的在十几分钟内即出现恶心、头痛、头晕、眼花、神志抑郁、步伐紊乱，有醉酒样欣快感和面部潮红或发紫，故有"醉谷病"之称。症状以呕吐最明显，可持续 2h。中毒症状轻者一般在 1d 左右，重者在 1 周左右可自行消失。死亡病例较少。

### 3. 诊断

1) 可疑中毒物中检出赤霉菌毒素，并出现以神经中毒症状为主的临床表现。

2) 病麦的鉴定。

感官检查：可见病麦麦粒核呈灰白色，皮皱干瘪，无光泽，麦粒组织松散，易碎。

物理检查：可见病麦的容重、千粒重、出粉率均较正常麦粒低，甚至只有正常麦粒的半数。

生物方法：病麦发芽能力降低，对猫和鸽有致呕吐作用。

### 4. 预防措施

1) 做好粮食在田间和储藏期的防霉工作。选择抗赤霉病谷类品种，适当使用杀菌剂。收获后及时脱粒、晾干，储存时粮食水分不超过 13%。

2) 采用下列方法除去粮食中的病麦：利用风车或自然风进行风扬，去除病麦；采用比重分离法去除病麦；采用碾磨去皮法将病麦除去；采用稀释法，即将病麦与好麦混合，使病麦含量为 3%～5%。

## 二、霉变甘蔗中毒

### 1. 中毒食物和病原

甘蔗在不良条件下经过冬季储存，到次年春季出售时，真菌大量繁殖产生毒素，导致中毒发生。变质甘蔗外观缺少光泽，有霉斑，质软，切开后剖面呈浅黄色或浅褐色，有轻度霉味或酒糟味。切片于显微镜下检查，可见真菌菌丝侵染，从变质甘蔗中分离出节菱孢霉菌，实验证明是其产生的 3-硝基丙酸引起神经毒中毒。

**2. 中毒临床表现**

潜伏期为 15min 至数小时。中毒症状最初为呕吐、头昏、视力障碍，继而眼球偏侧凝视，阵发性抽搐，抽搐时四肢强直、屈曲内旋、手呈鸡爪状、昏迷。毒素主要侵犯中枢神经，患者多因呼吸衰竭而死亡。

**3. 流行病学**

霉变甘蔗中毒主要发生在我国北方地区的河南、山东、山西及辽宁等省，但迄今为止尚未见南方有中毒报告。发病季节多为初春 2~3 月。发病人群多为儿童。

**4. 治疗及预防措施**

中毒治疗一般采用对症处理，如保护肝、肾，纠正水电解质紊乱和消除脑水肿等。甘蔗在储存过程中应采取措施防止真菌繁殖，储存时间不宜过长。储存过程中应定期检查，对变质甘蔗不得出售和食用。

# 第四节　动植物性食物中毒及预防

动植物食物中毒是指一些动植物本身含有某种天然有毒成分或由于储存条件不当形成某种有毒物质，被人食用后所引起的中毒，主要包括河鲀鱼、有毒贝类等引起的有毒动物中毒和毒蕈、豆角、木薯、含氰甙果仁等引起的有毒植物中毒。该类食物中毒发病率及病死率较高。动物性中毒食品可分为两类，一类是将天然含有有毒成分的动物或动物的某一部分当作食品（如河鲀鱼）；一类是在一定条件下产生大量的有毒成分的动物性食品（如鲐鱼）。植物性中毒食品可分为三类：一是将天然含有有毒成分的植物或其加工制品当作食品（如大麻油、桐油等）；二是加工过程中未能破坏或除去有毒成分的植物性食品（如木薯、苦杏仁等）；三是在一定条件下产生了大量的有毒成分的植物性食品（如发芽的马铃薯等）。

自然界有毒的动植物种类很多，所含的有毒成分也较复杂，现主要介绍一些常见的动植物食物中毒类型。

## 一、河鲀鱼中毒

河鲀鱼产于我国沿海、长江中下游及日本沿海。河鲀鱼身体浑圆，头部大，腹尾部小，背上有鲜艳的斑纹或色彩，体表无鳞，光滑而有细刺，在受到威胁时腹部能膨气。河鲀鱼品种甚多，其中东方鲀分布较为广泛，每年 3~5 月为生殖期，在长江中下游产卵。

**1. 毒素与中毒机制**

河鲀鱼含毒成分是河鲀毒素，其含量因鱼的品种、部位和季节不同而异。河鲀鱼的肝和卵巢毒性最强，其次为肾、脾、血液、眼睛、鳃和皮肤，肌肉一般无毒，但鱼死后较久，内脏毒素可渗入肌肉内，仍不可忽视。河鲀鱼含毒素量的多少，随季节的变化而异。每年 3~5 月为卵巢发育期，此时卵巢的毒性最强，肝也是毒性最强。产卵期（6~7 月）过后卵巢萎缩，毒性可减弱，但全年都有毒。同一种鱼类，一般雌性比雄性的毒性强。

河鲀毒素是一种很强的神经毒素，微溶于水，在 pH 3 以下和 pH 7 以上时不稳定，4％氢氧化钠处理 20min 可无毒性，对热稳定，加热至 100℃经 20min 仍有毒性残存；对日晒和盐腌也很稳定。

河鲀毒素的毒理作用表现在：毒素使神经发生麻痹，阻断神经肌肉间的传导，首先是感觉神经，其次是运动神经发生障碍，严重者脑干麻痹，并使血管运动中枢麻痹而死亡。

**2. 中毒临床表现**

中毒的特点是发病急速而剧烈，一般潜伏期在 10min～3h。轻者仅有唇、舌和指尖发麻，很快可恢复正常。典型患者开始时会周身感觉不适，出现胃肠道症状、恶心、呕吐、腹痛，随后出现手指、口唇、舌感觉麻木和刺痛，直至感觉消失；接着四肢肌肉麻痹，逐渐失去运动能力，以致呈瘫痪状态。重者吞咽困难，语言不清，眼球运动迟缓，瞳孔散大，对光的反射消失，意识不清，呼吸困难，以致呼吸麻痹、血压下降，甚至休克，常因呼吸循环衰竭而死亡。心脏受累很少见，因此呼吸停止后，心跳仍可维持一段时间。死亡常发生在病后 4～6h，最快可在病后 10min 死亡。如病程超过 8～9h 者多可存活。病死率在 40％～60％。

**3. 预防措施**

河鲀鱼中毒的发生，主要是误食而引起，有的则因喜食河鲀鱼，但未将毒素除净以致食后引起中毒。一般居民往往不易做到安全食用。因此，治疗以催吐、洗胃和泻下为主，配合对症治疗，目前无特效解毒药。

预防：河鲀毒素耐热，一般家庭烹调方法难以将毒素去除。应教育群众学会识别河鲀鱼，上缴集中处理，不要出售。更不要"拼死吃河鲀"。

应做好下列工作：①加强宣传，使群众了解河鲀鱼有毒，并能识别形状，以防误食中毒；②加强市场管理，禁止出售河鲀鱼，市场出售海杂鱼类时应事先经过仔细挑拣，将拣出的河鲀鱼妥善处理，不可随便扔丢，以防发生意外；③在生产过程中对捕获的河鲀鱼应分别装运，由水产部门统一收购，集中加工，加工后经鉴定合格，证明无毒方能出厂。

# 二、鱼类组胺中毒

**1. 中毒原因**

发生中毒主要是由于某些鱼类在不新鲜或腐败变质的情况下，产生一定量的组胺及腐败胺类物质，同时也与个人体质的过敏性有关，因此食用含高组胺的鱼类中毒被认为是一种类过敏性食物中毒。中毒原因除组胺外，腐败胺类（二甲胺及其氧化物）等类组胺物质可与组胺起协同作用，使毒性增强。中毒不仅容易在过敏性体质的人群中发生，非过敏性体质的人食用同样也可能发生中毒。

**2. 组胺的形成**

组胺是鱼体中的游离组氨酸经组氨酸脱羧酶催化后形成的一种胺类，鱼体中形成大量组胺必须有两个前提。

（1）鱼的种类

容易形成组胺的鱼主要是海产鱼类中的青皮红肉鱼，如鲭鱼、金枪鱼、沙丁鱼和秋刀鱼等。这些鱼的特点是活动能力强、皮下肌肉血管系统比较发达、血红蛋白含量高和青皮红肉。而青皮白肉鱼类则产组胺很少或不产生。淡水鱼类中除鲤鱼少量产生之外，其余均不产生组胺。

（2）含有组氨酸脱羧酶的微生物并具备这些微生物的生长繁殖条件

这些微生物主要是链球菌、沙门菌属、志贺菌属或摩根变形杆菌等。含组氨酸较高的鱼类被以上微生物污染后，由于存放条件不佳而自溶，先由鱼体中组织蛋白酶等将组氨酸释放出来，然后再经过以上微生物的组氨酸脱羧酶将组氨酸脱去羧基即形成组胺。在温度 15～37℃、有氧、弱酸性（pH 6.0～6.2）和渗透压不高（盐分含量 3%～5%）的条件下，适于组氨酸分解形成组胺。

**3. 组胺的毒性**

组胺可使鸡和豚鼠等动物中毒，豚鼠腹腔注射 4.0～4.5mg/kg 体重即可引起死亡。用胃管经口给予的致死量为 150～200mg/kg 体重。人类组胺中毒与鱼肉中组胺含量及鱼肉摄入量有关。成人摄入组胺超过 100mg 即有可能引起中毒，但个体差异较大。

**4. 中毒临床表现**

组胺中毒是组胺使毛细血管扩张和支气管收缩引起。中毒表现特点是潜伏期短、发病急、症状轻和恢复快。潜伏期为数分钟至数小时，症状为面部、胸部及全身皮肤潮红，眼结合膜充血、瞳孔散大、视力模糊、脸水肿、唇水肿，口、舌和四肢麻木，并伴有头痛、头晕、脉频、胸闷、心悸、呼吸频数和血压下降；有时还出现麻疹、咽喉烧灼感，个别可出现哮喘，少数有胃肠道症状、全身乏力和烦躁等现象。患者体温不升高，多数在 1～2d 恢复，病程短的可在 30min 内消失症状，一般预后良好。

**5. 预防措施**

1）注意鱼的保鲜，防止鱼类腐败变质，加强市场管理，不允许出售腐败变质的鱼类，对易产生组胺的鱼类，更应注意。

2）对于易产生组胺的青皮红肉鱼类，加工和烹调时可采取去除组胺的措施。烹调前应彻底刷洗鱼体，去除鱼头、内脏和血块，然后将鱼切成两半后以冷水浸泡。也可用 30%食盐液浸泡 1h，水洗后再进行烹调，可使鲭鱼组胺含量降低 54%。烹调时可加入少许醋或红果，或先将鱼加盐、醋和水蒸 30min 后去汤再加作料烹调，可使鱼组胺含量下降 65%以上。

3）对体弱、过敏性体质和患有慢性病者（如慢性支气管炎、哮喘、心脏病、低血压和肺结核等）食用含组胺鱼类尤应注意。

## 三、贝类中毒

**1. 中毒原因**

中毒原因与海水中甲藻类的大量繁殖和集结形成赤潮有关。当贝类摄食大量有毒藻类，使其毒素被贝类富集，尽管对贝类本身没有毒性，但当人食用贝肉后，毒素迅速被释放并对人产生毒性作用。

**2. 中毒机制**

有毒成分为石房蛤毒素，系神经毒，主要毒作用为阻断神经传导，与河鲀毒素相似，毒性很强。

**3. 中毒症状**

潜伏期短至数分钟至 20min。早期症状有口、唇、舌、指尖麻木，进而四肢末端和颈部出现麻痹，然后出现运动失调。患者伴有头痛、头晕、恶心和呕吐，随着病程发展，呼吸困难逐渐加重。重症者常在 2~24h 因呼吸麻痹而死亡，病死率 5%~18%，经过 24h 免于死亡者，则预后良好。

**4. 预防措施**

1）在海藻大量繁殖期及出现赤潮时，禁止采集、出售、贩运和食用贝类。

2）在贝类生长的水域采取藻类进行显微镜检查，如有毒的藻类大量存在，即有发生中毒的危险，有关部门应定期预报，有关人员应注意收听。

3）贝类的毒素主要积聚于内脏，应注意去除。

# 四、毒蕈中毒

蕈类通称蘑菇，属真菌植物，自古以来就是一种珍贵的食品，具有较高的营养价值和食用价值。在我国蕈类很多，分布范围广阔，其中食用蕈 300 多种，毒蕈约 80 种，其中 9 种毒蕈剧毒能使人致死。毒蕈虽然占的比例小，但因其形态特征复杂及毒蕈与食用蕈不易区别而常常使人误食中毒。

毒蕈中毒多发生在高温多雨的夏秋季节，往往因采摘野生鲜蕈又缺乏经验而误食中毒，因此多为散在发生。毒蕈的有毒成分比较复杂，因此，中毒表现复杂多变，通常为综合症状。

**1. 毒蕈中毒的类型**

一般按毒蕈所含有毒成分和中毒表现分为 4 种类型。

（1）胃肠毒型

含有胃肠毒的毒蕈很多，比较多见的有褐盖粉褶菌、毒红菇和白乳菇等，其有毒成分尚待研究。中毒主要表现为剧烈腹泻、水样便和阵发性腹痛，一般体温不高，经适当对症处理可迅速恢复，一般无死亡发生。

（2）神经精神型

引起本型的中毒物质至今尚不清楚，一般可分为 4 类，即毒蝇碱、恶唑和恶唑衍生物、色胺类化合物及致幻素。

（3）溶血毒型

因食马鞍蕈（又称鹿花蕈）类引起。其内含有鹿花蕈素，系甲基联氨化合物，它可使大量红细胞被破坏，有强烈的溶血作用，也是一种原浆毒，可作用于肝和肾。中毒潜伏期 6~12h，开始为呕吐和腹泻，1~2d 后出现头痛、无力和痉挛，严重的有肝、肾区疼痛，以后出现急性溶血，严重时可引起死亡。给予肾上腺素可以很快恢复。

（4）原浆毒型

原浆毒素主要有毒肽和毒伞肽两大类，通称毒伞属毒素。此型中毒潜伏期长，病情复杂而凶险，病死率高是该型的特点。临床表现一般分为潜伏期、胃肠炎期、假愈期、内脏损害期、精神症状期及恢复期。

**2. 毒蕈中毒的预防**

急救治疗原则：及时采用催吐、洗胃、导泻、灌肠等措施。凡食蕈后10h内均应用1：4000高锰酸钾溶液大量、反复地洗胃。一般常用二巯基丙磺酸钠进行治疗，因患者肝受损，不宜采用二巯丙醇。

预防：切勿采摘自己不认识的蘑菇食用。

广泛宣传毒蕈中毒的危险性，提高广大群众对毒蕈的识别能力，对不认识和未食用过的蕈类，不要采摘和食用，以防止误食中毒。一般肉眼鉴定时，以下特征可供参考：①颜色鲜艳，蕈盖上长疣，蕈柄上有蕈环、蕈托；②多生于腐物或粪肥上，不生蛆，不长虫，有腥、辣、苦、酸、臭味；③碰坏后容易变色或流乳状汁液，煮时能使银器或大蒜变黑的蕈属有毒。

以上这些都不是鉴别标准。因此，用不可靠的方法来鉴别种类繁多、形态各异和含毒成分复杂的各种毒蕈是极其危险的。只有熟悉和掌握各种毒蕈的形态特征和内部结构，再参考当地群众的经验鉴别毒蕈，才是科学可靠的。

# 五、发芽马铃薯中毒

马铃薯，别名土豆、洋山芋等，是居民日常生活中常用的一种烹饪原料。发芽马铃薯中毒全年均可发生，尤以春末夏初季节更为常见。

**1. 中毒原因和表现**

马铃薯因储藏不当，其部分表皮变绿或发芽时，所含有毒成分龙葵素（又名龙葵碱）含量激增，食用后常可发生中毒。新鲜成熟的马铃薯中龙葵素含量一般为 2～10mg/100g，当发芽或表皮变绿后，龙葵素含量可高达 35～50mg/100g。龙葵素主要分布于马铃薯幼芽及芽基部，当食入 0.29～0.49mg 龙葵素后，就可能发生严重中毒。

龙葵素是一种弱碱性糖甙，易溶于水，对酸敏感，对热不稳定。龙葵素对胃肠黏膜有较强的刺激作用，对呼吸中枢有麻痹作用，对红细胞有溶血作用，并能引起脑水肿及充血。

中毒后发病急，表现为舌、咽部麻痒，胃部灼痛及恶心、呕吐、腹泻等胃肠炎症状，严重者可脱水、抽搐、意识不清、呼吸困难，甚至因中枢麻痹而致死。

**2. 预防措施**

马铃薯应妥善储存于干燥阴凉处，避免日光照射，以防止发芽。对于发芽较多，且皮肉青紫的应禁止食用；对于出芽较少的，应慎重处理，先挖出芽眼，再去皮浸漂，并充分烧熟煮透后食用。因龙葵素对酸敏感，烹调中加醋可有效祛毒。

# 六、四季豆中毒

四季豆又名菜豆、芸豆、豆角等，一般情况下不发生中毒，当储存过久，或烹调中未熟透时，食用后可中毒。四季豆中毒一年四季均可发生，但以秋季较为常见。

### 1. 中毒原因和表现

四季豆中所含的有毒成分至今尚未十分清楚，通常认为是皂甙和植物凝血素。皂甙（皂素）常含于豆荚外皮中，其对消化道黏膜有较强的刺激性，能引起消化道急性炎症。植物凝血素主要含于豆粒中，对红细胞具有凝集作用。四季豆毒素耐热性强，经浸泡后，100℃烹煮 1h 方可破坏其毒性。

四季豆中毒潜伏期短，以急性胃肠炎症状为主，如恶心、呕吐、腹痛、腹泻、头痛、头晕等，少数患者可出现心慌、畏寒、手脚发冷、四脚麻木等症状。该病一般病程短，恢复快，愈后良好。

### 2. 预防措施

为预防四季豆中毒，原料选择应新鲜，不宜选用储存过久的四季豆。烹调过程中，应求熟不贪脆，以烹至无豆腥味、无生硬感为最低限度；如作凉拌菜，必须先煮 10min 以上，然后拌食。食用时，一次性进食量宜少不宜多，以尽量减少四季豆毒素的摄入量。

## 七、鲜黄花菜中毒

黄花菜又名金针菜，日常生活中以干黄花菜较为常见，食用鲜黄花菜时，若烹制不当则可能引起中毒。

### 1. 中毒原因和表现

新鲜黄花菜中含有一种被称为秋水仙碱的物质，其本身没有毒性，易溶于水，但被人体吸收后可氧化为剧毒性的二秋水仙碱。二秋水仙碱对胃肠道具有较强的刺激作用，从而导致中毒。

鲜黄花菜中毒潜伏期短，主要表现为恶心、呕吐、口渴、腹痛、头晕、耳鸣等症状，严重者可致死。该病病程短，愈后良好。

### 2. 预防措施

新鲜黄花菜在食用前应置于水中充分浸漂（1~2h），或用开水烫漂后再烧熟煮透食用，且一次食用量不宜过多，最好以不超过 50g 为宜。鲜黄花菜经蒸煮后晾干成干制品，其中秋水仙碱基本上已被去除或破坏，故选食干黄花菜。

## 八、生豆浆中毒

### 1. 中毒原因和表现

大豆中所含主要的有害物质，一般认为是皂素、胰蛋白酶抑制剂、红细胞凝集素等。皂素对胃肠黏膜有刺激作用。胰蛋白酶抑制剂能抑制胰蛋白酶的活性，影响蛋白质的消化和吸收。红细胞凝集素具有凝血作用，并可使人产生恶心、呕吐、腹痛、腹泻等症状。由于豆浆在加热过程中，易产生泡沫而出现假沸现象，其中所含的有害物质未被有效破坏，食用后引起中毒。

生豆浆中毒潜伏期短，主要表现为恶心、呕吐、腹痛、腹泻等急性胃肠炎症状，有时伴有头晕、头痛、发热、无力等症状。

**2. 预防措施**

日常生活中，不得随意饮用生的豆浆，豆浆必须经充分加热煮透后食用。豆浆加热时，易产生泡沫，此为豆浆的假沸现象，应等到泡沫自行消失后，继续煮沸 5～10min，以有效破坏所含的有害成分。

# 第五节　化学性食物中毒及预防

化学性食物中毒是指由于食用被有毒化学物污染的食品而引起的食物中毒，主要包括亚硝酸盐、有机磷农药、鼠药、有毒重金属及其化合物等引起的食物中毒。该类食物中毒发病的季节性、地区性均不明显，但发病率和病死率较高。

## 一、亚硝酸盐中毒

**1. 食物中亚硝酸盐的来源和中毒原因**

1）摄入含有大量亚硝酸盐的蔬菜。蔬菜中含有较多量的硝酸盐，当污染某些还原菌如大肠杆菌、沙门氏菌、摩根变形杆菌和产气荚膜梭菌等，在温度、水分、pH 和渗透压等都适合的条件下生长繁殖可使硝酸盐还原为亚硝酸盐。

首先，新鲜蔬菜在储藏初期，亚硝酸盐含量无明显增多，如存放条件不好，则开始腐烂变质，其含量会明显增高。其次，蔬菜在腌制过程中，亚硝酸盐含量可发生变化，腌制 2～4d 后含量增加，7～8d 时最高。食盐浓度为 5%，温度越高（37℃左右）所产生的亚硝酸盐越多，10%盐水次之，15%盐水不论温度多高，亚硝酸盐含量均无明显变化，因此腌制的蔬菜在 8d 左右，食盐浓度在 15%以下时，易引起亚硝酸盐中毒。最后，烹调后蔬菜存放在不洁容器中，如果温度较高，存放过久，亚硝酸盐含量也会增高。因此，有时细菌性食物中毒和亚硝酸盐中毒可以同时发生。

2）在短时期内食入大量蔬菜也会引起亚硝酸盐中毒。在吃掉很多蔬菜时，就有大量的硝酸盐进入胃肠道。若患者胃肠消化功能低下，使胃肠道内硝酸盐还原菌大量繁殖，从而很快地产生大量的亚硝酸盐而发生中毒。这种情况下引起的中毒，通常称为肠原性青紫症。

3）某些地区的井水中含有较多的硝酸盐及亚硝酸盐，如用这种水煮粥，并在不洁的容器内存放过久，由于细菌的作用，将硝酸盐转变成亚硝酸盐而使粥内亚硝酸盐的含量增高。水在不洁净的锅内过夜或用微火长时间加热，则亚硝酸盐的含量增加，可引起中毒。

4）在食品加工时常用硝酸盐或亚硝酸盐作为腌制鱼和肉的发色剂，如过量使用，或其中硝酸盐被还原为亚硝酸盐，也可引起中毒。此外，误将亚硝酸盐作为食盐、发酵粉等食用而引起中毒也可见到。

5）有的乳制品中含有枯草杆菌，可使硝酸盐还原为亚硝酸盐。用这种乳制品喂养婴儿时，也可出现肠原性青紫症。

**2. 中毒机制**

当大量亚硝酸盐吸收入血液时，可将血红蛋白中二价铁离子氧化为三价铁离子，形成高铁血红蛋白血症，失去携带氧的能力，对缺氧最为敏感的中枢神经系统首先受到损害，可引起呼吸困难、循环衰竭、昏迷等。此外，亚硝酸盐有松弛平滑肌的作用，特别是对小血管的平滑肌的松弛作用更强，致使血管扩张，血压下降。

### 3. 中毒临床表现

潜伏期长短可因摄入亚硝酸盐的量和中毒原因而异。纯亚硝酸盐中毒一般为 10min 左右，食入蔬菜类引起的中毒一般为 1～3h，长者可达 20h 以上。中毒后口唇、指甲和全身皮肤出现青紫等组织缺氧表现，并有精神委靡、头晕、头痛、乏力、心跳加速、嗜睡、烦躁不安、呼吸困难等症，也有恶心、呕吐、腹胀、腹痛、腹泻等症状。严重者常因呼吸衰竭而死亡。

### 4. 预防措施

加强亚硝酸盐管理，防止误食。蔬菜应注意保鲜，防止腐烂。胃肠功能不好时，不要在短期内食用大量蔬菜。不要用苦井水煮饭做菜。盐渍蔬菜时要选用新鲜蔬菜，腌菜要腌透，至少 20d 以上再食用。但现腌的菜，最好马上食用，不能存放过久。

## 二、砷化物中毒

砷的化合物多数为剧毒。常见的为三氧化二砷，俗称砒霜、信石。纯品为无臭、无味的白色粉末或块状化合物。

### 1. 中毒原因

1）主要是误用误食。因三氧化二砷的外观与食盐、食碱、淀粉、白糖等相似，易被误食而中毒。

2）使用含砷杀虫剂污染食品。例如，误食砒霜拌过的粮食种子、毒饵、喷洒过量砷剂农药的蔬菜等，以致残留量过高而中毒。

3）通过食品容器和包装材料而污染食品。例如，拌农药的容器盛放食品，碾子加工农药后再加工食品，运输农药的车、船装运粮食等。

4）食品加工时使用原料和添加剂含砷过高。例如，食品生产中使用质量不纯的色素、盐酸和碱等。

### 2. 砷的毒性和中毒机制

砷的毒性作用一般指三氧化二砷而言，二价砷为原浆毒物。成人中毒剂量为 5～50mg，对敏感者 1mg 即可中毒，致死量为 60～300mg。二价砷化合物的毒性大于五价砷化合物，亚砷酸化合物的毒性大于砷酸化合物。砷对接触部位有直接的腐蚀作用，食后可引起口腔、食道和胃肠黏膜水肿、出血、糜烂、溃疡等。砷化物经过吸收入血液，与血红蛋白的珠蛋白结合，随血液循环分布全身组织，约 4/5 储存于肝、肾、脾、胃肠壁和肌肉中，皮肤、毛发、指甲和骨髓为其牢固储存库。

砷化物进入体内后，与细胞内酶系统的巯基结合，使酶失去活性而影响细胞正常代谢，引起细胞死亡和代谢障碍，从而出现神经系统机能紊乱，导致脑水肿和神经炎。砷直接损害毛细血管和麻痹血管舒缩中枢，导致毛细血管扩张和管壁麻痹，造成渗透性变化和腹腔严重充血，引起肝、肾、心等实质脏器损害。

砷从体内排除缓慢，常因蓄积作用而造成慢性中毒。摄入的砷主要由尿和粪便排出，少量随乳汁或汗液排出。

**3. 临床表现**

潜伏期为数分钟至数小时。患者口腔和咽部有烧灼感，口渴，吞咽困难，口中有金属味，继而恶心、呕吐，甚至可吐出血液和胆汁。呕吐可持续数小时不止。心窝部有烧灼感，剧烈腹痛，顽固性腹泻，常有类霍乱症状的米泔样便和血便。剧烈的吐泻可导致脱水、血压下降，严重者甚至引起昏迷、惊厥和虚脱，患者常因呼吸循环衰竭而死亡。

**4. 预防措施**

应严格做好农药的保管和使用，砷剂农药及其包装物外部须标明有毒标志。加工、盛装砷剂农药的容器应标明有毒字样，不能用来盛装粮食。不能将粮食与砷剂混放混运。砷中毒死亡的动物必须烧毁，剩余毒饵和拌有农药的粮食不得食用或混入好粮中。食品生产加工使用的化学物质如食品添加剂、盐酸、碱等砷含量必须符合国家食品卫生标准要求。

## 三、盐酸克伦特罗食物中毒

**1. 中毒原因**

盐酸克伦特罗（非法用于养殖时，俗称瘦肉精），原本是一种主要用于治疗支气管哮喘的药物，为我国按兴奋剂管制的蛋白同化制剂，国务院《反兴奋剂条例》第十六条将其规定为处方药。20世纪80年代初，美国一家公司意外发现，一定剂量的盐酸克伦特罗添加到饲料中可以明显地促进动物生产，增加瘦肉率，随后这一发现在一些国家被用于养殖业。然而，人摄取一定量的瘦肉精会导致中毒。

**2. 临床表现**

瘦肉精中毒的临床表现为心动过速，面颈、四肢肌肉震颤，头晕、头疼，恶心、呕吐，神经紊乱等症状，严重的还会危及生命，特别是对患有高血压、心脏病的患者，可能会加重病情导致意外，因此全球禁止将其作为饲料添加剂。

**3. 预防措施**

餐饮企业食品生产销售应注意预防中毒的发生，首先应加强肉类食品原料和成品的采购和验货管理，如果发现猪肉颜色比较深，肉质鲜艳，而后臀圈饱满，脂肪层非常薄，这可能就是服用过瘦肉精的猪肉。其次，购买肉类食品原料也应选择正规的食品经营企业，不要向流动摊贩、无证摊贩购买没有检疫的猪肉和猪内脏。最后，应尽量避免食用猪肝等内脏。

其他化学性食物中毒见表8-1。

**表 8-1　其他化学性食物中毒**

| 化学物品中毒类型 | 主要临床表现 | 急救处理 | 预防措施 |
|---|---|---|---|
| 有机磷农药中毒 | 潜伏期 0.5～1h；头昏、头疼、腹痛、流涎、多汗、肌肉震颤、瞳孔缩小、呼吸困难有大蒜味；重者可区昏迷、肺水肿及呼吸突然停止而死亡 | 催吐、洗胃，尽快使用特效解毒剂，如阿托品等 | 药品应专人、专柜、专库保存，不得用盛过农药的容器盛放食物；灭鼠灭虫应严格；遵守农药使用的有关规定 |
| 锌化物中毒 | 潜伏期仅数分钟至 1h；胃肠道刺激症状，如恶心、上腹绞痛、口中烧灼感及麻辣感，伴有眩晕及全身不适，严重者可因剧烈呕吐腹泻而虚脱；几小时至 1d 可痊愈 | 洗胃、导泻，对症治疗 | 禁止使用锌铁桶盛放酸性食物、醋及清凉饮料；食品加工储存不可使用镀锌容器，镀锌工具不可接触酸性食物 |
| 氟化物中毒 | 潜伏期 0.5～3h；有上腹部灼痛及胃肠炎症状，头晕、全身酸痛、无力、手足抽搐、虚脱，可因呼吸衰竭而死亡 | 立即大量服用钙剂，静脉注射高渗葡萄糖液和大量维生素及对症治疗 | 各种氟化物制剂应严加保管，应与食物分开存放，防止误食中毒 |
| 有机汞中毒 | 口、咽和上腹部灼痛，流涎，齿龈黏膜灰白出血；严重者便血，血尿，肾衰竭，全身水肿；也可发生中蒽性肝炎，最后因昏迷、呼吸困难死亡 | 催吐、洗胃、服牛乳、豆浆等富含蛋白质的食物；尽快进行驱汞治疗，如二巯基丙磺酸钠 | 严格执行管理使用制度，拌过有机汞的粮谷种子不能食用 |

# 主要参考文献

蔡东联. 2010. 营养师必读. 2 版 [M]. 北京：人民军医出版社.

蔡威，邵玉芬. 2010. 现代营养学 [M]. 上海：复旦大学出版社.

陈炳卿. 1999. 营养与食品卫生学 [M]. 北京：人民卫生出版社.

陈君石. 2011. 食品安全风险评估概述 [J]. 中国食品卫生杂志，23（1）：4-7.

丁晓雯，沈立荣. 2008. 食品安全导论 [M]. 北京：中国林业出版社.

樊永祥. 2008. 食品安全风险分析——国家食品安全管理机构应用指南 [M]. 北京：人民卫生出版社.

冯婷. 2004. 生物技术在食品工业中的应用 [J]. 生物技术通报，3：36-39.

葛可佑. 2004. 中国营养科学全书 [M]. 北京：人民卫生出版社.

郭红卫. 2009. 医学营养学. 2 版 [M]. 上海：复旦大学出版社.

何志谦. 2001. 人类营养学. 2 版 [M]. 北京：人民卫生出版社.

胡耀辉. 2007. 生物技术与食品工业的发展 [J]. 农产品科技，1：6-9.

李刚，胡海英. 2007. 平衡膳食与人体健康 [J]. 中国食物与营养，2007（4）：58-60.

李素云. 2007. 自由基与衰老的研究进展 [J]. 中国老年学杂志，2046-2052.

厉曙光. 2012. 营养与食品卫生学 [M]. 上海：复旦大学出版社.

梁永海，李凤林，张丽丽. 2006. 浅谈生物技术在食品工业中的应用及其影响 [J]. 食品工程，3：17-18.

刘志皋. 2009. 食品营养学. 2 版 [M]. 北京：中国轻工业出版社.

史贤明. 2003. 食品安全与卫生学 [M]. 北京：中国农业出版社.

宋贤良，朱利. 2002. 国内外食品生物技术研究进展 [J]. 粮食与油脂，3：32-34.

孙远明. 2008. 食品营养学. 4 版 [M]. 北京：科学出版社.

田克勤. 2007. 食品营养与卫生. 3 版 [M]. 大连：东北财经大学出版社.

吴坤. 2007. 营养与食品卫生学. 6 版 [M]. 北京：人民卫生出版社.

吴永宁. 2003. 现代食品安全科学 [M]. 北京：化学工业出版社.

薛建平. 2004. 食物营养与健康 [M]. 合肥：中国科技大学出版社.

杨玉红，林海，张永华. 2010. 食品营养与卫生 [M]. 西安：西北工业大学出版社.

荫士安，汪之顼，王茵. 2008. 现代营养学. 9 版 [M]. 北京：人民卫生出版社.

中国营养学会. 2000. 中国居民膳食营养素参考摄入量 [M] 北京：中国轻工业出版社.

中国营养学会妇幼分会. 2008. 中国孕期、哺乳期妇女和 0-6 岁儿童膳食指南（2007）[M]. 北京：人民卫生出版社.

中华人民共和国卫生部，中华人民共和国科学技术部，中华人民共和国国家统计局. 2004. 中国居民营养与健康现状 [J]. 中国心血管病研究杂志，2（12）：919-922.

中华医学会糖尿病学分会. 2005. 中国糖尿病防治指南 [G].

中华医学会糖尿病学分会. 2010. 中国糖尿病医学营养治疗指南（2010）[G].

Al-Waili NS, Salom K, Butler G, et al. 2011. Honey and microbial infections：a review supporting the use of honey for microbial control [J]. J Med Food，14（10）：1079-1096.

ASPEN Board of Directors and the clinical guidelines task force. 2002. Guidelines for the use of parenteral and enteral nutrition in adult and pediatric patients [J]. JPEN，26（1）：1SA-138SA.

Cahill NE，Narasimhan S，Dhaliwal R，et al. 2010. Attitudes and beliefs related to the Canadian critical care nutrition practice guidelines: an international survey of critical care physicians and dietitians [J]. JPEN，34 (6): 685-696.

Cano NJ，Aparicio M，Brunori G，et al. 2009. ESPEN guidelines on parenteral nutrition: adult renal failure [J]. Clin Nutr, 28 (4): 401-414.

Fukatsu K，Kudsk KA. 2011. Nutrition and gut immunity [J]. Surg Clin North Am, 91 (4): 755-770 .

Messina M，Messina VL，Chan P. 2011. Soyfoods，hyperuricemia and gout: a review of the epidermologic and clinieal data [J]. Asia Pac J Clin Nutr, 20 (3): 347-358.

Michiel K. 2006. Molecular advances and novel directions in food biotechnology innovation [J]. Current Opinion in Biotechnology. 17: 179-182.

Niculescu M，Erichsen T，Sukharev V. 2002. Quinohemo protein alcohol dehydrogenase based reagentless amperometric biosensor for ethanol monitoring during wine fermentation [J]. Analytica Chimica Acta，463: 39-51.

Oh H，Park J，Seo W. 2011. Development of a web-based gout self-management program [J]. Orthop Nurs, 30 (5): 333-341.

Preiser J，Schneider SM. 2011. ESPEN disease-specific guideline framework [J]. Clin Nutr, 30 (5): 549-552.

Timmer C P. 2003. Biotechnology and food systems in developing countries [J]. Journal of Nutritio, 133: 3319-3322.

WHO. 2011. Use of glyeated haemoglobin (HbAl c) in the diagnosis of diabetes mellitus.

Willem M. 2005. Frontiers in food biotechnology fermentations and functionality [J]. Current Opinion in Biotechnology，16: 187-189.

World Health Organization. 2006. Definition and diagnosis of diabetes mellitus and intermediate hyperglyeaemia [R]. Geneva: Report of a WHO/IDF Consultation.

Zaknun D，Schmecksnadel S，Kurz K，et al. 2012. Pc，tential role of antioxidant food supplements，preservatives and colorants in the pathogenesis of allergy and asthma [J]. Int Arch Allergy Immunol，157 (2): 113-124.

Zhu Y，Pandya BJ，Choi HK. 2011. Prevalence of gout and hyperuricemia in the US general population: the National Health and Nutrition Examination Survey 2007-2008 [J]. Arthritis Rheum，63 (10): 3136-3141.

# 附　录

## I 各年龄组人群的体重代表值

性别、年龄和体重不同的个体或群体一般对营养素的需要量是不同的。由一个群体的 DRIs 推导另一群体的 DRIs 时，往往主要依据体重的差别。计算中国居民 DRIs 使用的体重值是根据有代表性的测定值经加权平均计算得出"计算值"，再经简化修改为代表值（附表1和附表2）。

**附表 1　中国居民体重代表值（一）**

| 年龄/岁 | 体重/kg | |
|---|---|---|
| | 男 | 女 |
| 0 ～ | 6.0 | 6.0 |
| 0.5～ | 9.0 | 9.0 |
| 1 ～ | 13.5 | 12.5 |
| 4 ～ | 19.0 | 18.5 |
| 7 ～ | 28.5 | 25.5 |
| 11 ～ | 42.0 | 41.0 |
| 14 ～ | 56.5 | 50.0 |
| 18 ～ | 63.0 | 56.0 |
| 50 ～ | 65.0 | 58.0 |
| 60 ～ | 65.0 | 58.0 |
| 70 ～ | 62.0 | 54.0 |
| 80 ～ | 57.0 | 50.0 |

**附表 2　中国居民体重代表值（二）**

| 年龄/岁 | 体重/kg | | 年龄/岁 | 体重/kg | |
|---|---|---|---|---|---|
| | 男 | 女 | | 男 | 女 |
| 0 ～ | 6.0 | 6.0 | 11 ～ | 37.0 | 36.5 |
| 0.5～ | 9.0 | 9.0 | 12 ～ | 41.5 | 41.5 |
| 1 ～ | 11.0 | 10.5 | 13 ～ | 48.0 | 45.5 |
| 2 ～ | 13.0 | 12.5 | 14 ～ | 52.5 | 47.5 |
| 3 ～ | 15.0 | 14.5 | 15 ～ | 55.5 | 50.0 |
| 4 ～ | 17.0 | 16.5 | 16 ～ | 58.5 | 51.0 |
| 5 ～ | 19.0 | 18.5 | 17 ～ | 60.0 | 52.0 |
| 6 ～ | 21.0 | 20.5 | 18 ～ | 63.0 | 56.0 |
| 7 ～ | 24.0 | 23.0 | 50 ～ | 65.0 | 58.0 |
| 8 ～ | 26.5 | 25.0 | 60 ～ | 65.0 | 58.0 |
| 9 ～ | 29.5 | 29.0 | 70 ～ | 62.0 | 54.0 |
| 10 ～ | 33.0 | 31.5 | 80 ～ | 57.0 | 50.0 |

# II 营养素参考摄入量

### 附表 3　能量和蛋白质的 RNIs 及脂肪供能比

| 年龄/岁 | 能量# | | | | 蛋白质 | | | | 脂肪 |
| --- | --- | --- | --- | --- | --- | --- | --- | --- | --- |
| | RNI/MJ | | RNI/kcal | | | RNI/g | | | 占能量百分 |
| | 男 | 女 | 男 | 女 | | 男 | | 女 | 比/% |
| 0～ | 0.4MJ/kg | | 95kcal/kg* | | | 1.5～3g/（kg·d） | | | 45～50 |
| 0.5～ | | | | | | | | | 35～40 |
| 1～ | 4.60 | 4.40 | 1100 | 1050 | | 35 | | 35 | |
| 2～ | 5.02 | 4.81 | 1200 | 1150 | | 40 | | 40 | 30～35 |
| 3～ | 5.64 | 5.43 | 1350 | 1300 | | 45 | | 45 | |
| 4～ | 6.06 | 5.83 | 1450 | 1400 | | 50 | | 50 | |
| 5～ | 6.70 | 6.27 | 1600 | 1500 | | 55 | | 55 | |
| 6～ | 7.10 | 6.67 | 1700 | 1600 | | 55 | | 55 | |
| 7～ | 7.53 | 7.10 | 1800 | 1700 | | 60 | | 60 | 25～30 |
| 8～ | 7.94 | 7.53 | 1900 | 1800 | | 65 | | 65 | |
| 9～ | 8.36 | 7.94 | 2000 | 1900 | | 65 | | 65 | |
| 10～ | 8.80 | 8.36 | 2100 | 2000 | | 70 | | 65 | |
| 11～ | 10.04 | 9.20 | 2400 | 2200 | | 75 | | 75 | |
| 14～ | 12.00 | 9.62 | 2900 | 2400 | | 85 | | 80 | 25～30 |
| 18～ | | | | | | | | | 20～30 |
| 体力活动 PAL▲ | | | | | | | | | |
| 轻 | 10.03 | 8.80 | 2400 | 2100 | | 75 | | 65 | |
| 中 | 11.29 | 9.62 | 2700 | 2300 | | 80 | | 70 | |
| 重 | 13.38 | 11.30 | 3200 | 2700 | | 90 | | 80 | |
| 孕妇 | ＋0.84 | | ＋200 | | | ＋5，＋15，＋20 | | | |
| 乳母 | ＋2.09 | | ＋500 | | | | | ＋20 | |
| 50～ | | | | | | | | | 20～30 |
| 体力活动 PAL▲ | | | | | | | | | |
| 轻 | 9.62 | 8.00 | 2300 | 1900 | | | | | |
| 中 | 10.87 | 8.36 | 2600 | 2000 | | | | | |
| 重 | 13.00 | 9.20 | 3100 | 2200 | | | | | |
| 60～ | | | | | | 75 | | 65 | 20～30 |
| 体力活动 PAL▲ | | | | | | | | | |
| 轻 | 7.94 | 7.53 | 1900 | 1800 | | | | | |
| 中 | 9.20 | 8.36 | 2200 | 2000 | | | | | |
| 70～ | | | | | | 75 | | 65 | 20～30 |
| 体力活动 PAL▲ | | | | | | | | | |
| 轻 | 7.94 | 7.10 | 1900 | 1700 | | | | | |
| 中 | 8.80 | 8.00 | 2100 | 1900 | | | | | |
| 80～ | 7.74 | 7.10 | 1900 | 1700 | | 75 | | 65 | |

＃各年龄组的能量的 RNI 值与其 EAR 值相同；＊为 AI 值，非母乳喂养应增加 20%；

注：PAL▲，体力活动水平；凡表中数字缺如之处表示未制定该参考值

## 附表 4　常量和微量元素的 RNIs 或 AIs

| 年龄/岁 | 钙 AI/mg | 磷 AI/mg | 钾 AI/mg | 钠 AI/mg | 镁 AI/mg | 铁 AI/mg 男 | 铁 AI/mg 女 | 碘 RNI/mg | 锌 RNI/mg 男 | 锌 RNI/mg 女 | 硒 RNI/mg | 铜 AI/mg | 氟 AI/mg | 铬 AI/mg | 锰 AI/mg | 钼 AI/mg |
|---|---|---|---|---|---|---|---|---|---|---|---|---|---|---|---|---|
| 0~ | 300 | 150 | 500 | 200 | 30 | 0.3 | | 50 | 1.5 | | 15 (AI) | 0.4 | 0.1 | 10 | | |
| 0.5~ | 400 | 300 | 700 | 500 | 70 | 10 | | 50 | 8.0 | | 20 (AI) | 0.6 | 0.4 | 15 | | |
| 1~ | 600 | 450 | 1000 | 650 | 100 | 12 | | 50 | 9.0 | | 20 | 0.8 | 0.6 | 20 | | 15 |
| 4~ | 800 | 500 | 1500 | 900 | 150 | 12 | | 90 | 12 | | 25 | 1.0 | 0.8 | 30 | | 20 |
| 7~ | 800 | 700 | 1500 | 1000 | 250 | 12 | | 90 | 13.5 | | 35 | 1.2 | 1.0 | 30 | | 30 |
| 11~ | 1000 | 1000 | 1500 | 1200 | 350 | 16 | 18 | 120 | 18.0 | 15.0 | 45 | 1.8 | 1.2 | 40 | | 50 |
| 14~ | 1000 | 1000 | 2000 | 1800 | 350 | 20 | 25 | 150 | 19.0 | 15.5 | 50 | 2.0 | 1.4 | 40 | | 50 |
| 18~ | 800 | 700 | 2000 | 2200 | 350 | 15 | 20 | 150 | 15.0 | 11.5 | 50 | 2.0 | 1.5 | 50 | 3.5 | 60 |
| 50~ | 1000 | 700 | 2000 | 2200 | 350 | 15 | | 150 | 11.5 | | 50 | 2.0 | 1.5 | 50 | 3.5 | 60 |
| 孕妇　早期 | 800 | 700 | 2500 | 2200 | 400 | 15 | | 200 | 11.5 | | 50 | | | | | |
| 中期 | 1000 | 700 | 2500 | 2200 | 400 | 25 | | 200 | 16.5 | | 50 | | | | | |
| 晚期 | 1200 | 700 | 2500 | 2200 | 400 | 35 | | 200 | 16.5 | | 50 | | | | | |
| 乳母 | 1200 | 700 | 2500 | 2200 | 400 | 25 | | 200 | 21.5 | | 65 | | | | | |

注：凡表中数字缺如之处表示未制定该参考值

### 附表 5　脂溶性和水溶性维生素的 RNIs 或 AIs

| 年龄/岁 | 维生素A RNI /μgRE# | 维生素D RNI /μg | 维生素E AI /mgα-TE* | 维生素B₁ RNI /mg | 维生素B₂ RNI /mg | 维生素B₆ AI /mg | 维生素B₁₂ AI /μg | 维生素C RNI /mg | 泛酸 AI /mg | 叶酸 RNI /μgDFE▲ | 烟酸 RNI /mgNE▲ | 胆碱 AI /mg | 生物素 AI /μg |
|---|---|---|---|---|---|---|---|---|---|---|---|---|---|
| 0~ | 400 (AI) | 10 | 3 | 0.2 (AI) | 0.4 (AI) | 0.1 | 0.4 | 40 | 1.7 | 65 (AI) | 2 (AI) | 100 | 5 |
| 0.5~ | 400 (AI) | 10 | 3 | 0.3 (AI) | 0.5 (AI) | 0.3 | 0.5 | 50 | 1.8 | 80 (AI) | 3 (AI) | 150 | 6 |
| 1~ | 500 | 10 | 4 | 0.6 | 0.6 | 0.5 | 0.9 | 60 | 2.0 | 150 | 6 | 200 | 8 |
| 4~ | 600 | 10 | 5 | 0.7 | 0.7 | 0.6 | 1.2 | 70 | 3.0 | 200 | 7 | 250 | 12 |
| 7~ | 700 | 10 | 7 | 0.9 | 1.0 | 0.7 | 1.2 | 80 | 4.0 | 200 | 9 | 300 | 16 |
| 11~ | 700 | 5 | 10 | 1.2 | 1.2 | 0.9 | 1.8 | 90 | 5.0 | 300 | 12 | 350 | 20 |
|  | 男 / 女 |  |  | 男 / 女 | 男 / 女 |  |  |  |  |  | 男 / 女 |  |  |
| 14~ | 800 / 700 | 5 | 14 | 1.5 / 1.2 | 1.5 / 1.2 | 1.1 | 2.4 | 100 | 5.0 | 400 | 15 / 12 | 450 | 25 |
| 18~ | 800 / 700 | 5 | 14 | 1.4 / 1.3 | 1.4 / 1.2 | 1.2 | 2.4 | 100 | 5.0 | 400 | 14 / 13 | 450 | 30 |
| 50~ | 800 / 700 | 10 | 14 | 1.3 | 1.4 | 1.5 | 2.4 | 100 | 5.0 | 400 | 13 | 450 | 30 |
| 孕妇 早期 | 800 | 5 | 14 | 1.5 | 1.7 | 1.9 | 2.6 | 100 | 6.0 | 600 | 15 | 500 | 30 |
| 中期 | 900 | 10 | 14 | 1.5 | 1.7 | 1.9 | 2.6 | 130 | 6.0 | 600 | 15 | 500 | 30 |
| 晚期 | 900 | 10 | 14 | 1.5 | 1.7 | 1.9 | 2.6 | 130 | 6.0 | 600 | 15 | 500 | 30 |
| 乳母 | 1200 | 10 | 14 | 1.8 | 1.7 | 1.9 | 2.8 | 130 | 7.0 | 500 | 18 | 500 | 35 |

\* α-TE 为 α-生育酚当量；

注：#RE 为视黄醇当量；▲DFE 为膳食叶酸当量；△NE 为烟酸当量；凡表中数字缺如之处表示未制定该参考值

## 附表 6　某些微量营养素的 ULs

| 年龄/岁 | 钙/mg | 磷/mg | 镁/mg | 铁/mg | 碘/mg | 锌/mg | 硒/mg | 铜/mg | 氟/mg | 铬/mg | 锰/mg | 钼/mg | 维生素A/mgRE | 维生素D/mg | 维生素B₁/mg | 维生素C/mg | 叶酸/mgDFE# | 烟酸/mgNE* | 胆碱/mg |
|---|---|---|---|---|---|---|---|---|---|---|---|---|---|---|---|---|---|---|---|
| 0~ | | | | 10 | | | 55 | | 0.4 | | | | | | | 400 | | | 600 |
| 0.5~ | | | | 30 | | 13 | 80 | | 0.8 | | | | | | | 500 | | | 800 |
| 1~ | 2000 | 3000 | 200 | 30 | | 23 | 120 | 1.5 | 1.2 | 200 | | 80 | | | | 600 | 300 | 10 | 1000 |
| 4~ | 2000 | 3000 | 300 | 30 | | 23 | 180 | 2.0 | 1.6 | 200 | | 110 | 2000 | 20 | 50 | 700 | 400 | 15 | 1500 |
| 7~ | 2000 | 3000 | 500 | 30 | 800 | 28 | 240 | 3.5 | 2.0 | 300 | | 160 | 2000 | 20 | 50 | 800 | 400 | 20 | 2000 |
| 11~ | 2000 | 3500 | 700 | 50 | 800 | 男37　女34 | 300 | 5.0 | 2.4 | 400 | | 280 | 2000 | 20 | 50 | 900 | 600 | 30 | 2500 |
| 14~ | 2000 | 3500 | 700 | 50 | 800 | 男42　女35 | 360 | 7.0 | 2.8 | 400 | | 280 | 2000 | 20 | 50 | 1000 | 800 | 30 | 3000 |
| 18~ | 2000 | 3500 | 700 | 50 | 1000 | 男45　女37 | 400 | 8.0 | 3.0 | 500 | 10 | 350 | 3000 | 20 | 50 | 1000 | 1000 | 35 | 3500 |
| 50~ | 2000 | 3500~ | 700 | 50 | 1000 | 男37　女37 | 400 | 8.0 | 3.0 | 500 | 10 | 350 | 3000 | 20 | 50 | 1000 | 1000 | 35 | 3500 |
| 孕妇 | 2000 | 3000 | 700 | 60 | 1000 | 35 | 400 | | | | | | 2400 | 20 | | 1000 | 1000 | | 3500 |
| 乳母 | 2000 | 3500 | 700 | 50 | 1000 | 35 | | | 35 | 400 | | | | 20 | | 1000 | 1000 | | 3500 |

注：* NE 为烟酸当量；#DFE 为膳食叶酸当量；60 岁以上磷的 UL 为 3000mg；凡表中数字缺如之处表示未制定该参考值

附表 7　蛋白质及某些微量营养素的 EARs

| 年龄/岁 | 蛋白质/(g/kg) | 锌/mg 男 | 锌/mg 女 | 硒/mg | 维生素A/mgRE# | 维生素D/mg | 维生素B$_1$/mg 男 | 维生素B$_1$/mg 女 | 维生素B$_2$/mg 男 | 维生素B$_2$/mg 女 | 维生素C/mg | 叶酸/mgDFE |
|---|---|---|---|---|---|---|---|---|---|---|---|---|
| 0~ | 2.25~1.25 | 1.5 | | | 375 | 8.88* | | | | | | |
| 0.5~ | 1.25~1.15 | 6.7 | | | 400 | 13.8* | | | | | | |
| 1~ | | 7.4 | | 17 | 300 | | 0.4 | | 0.5 | | 13 | 320 |
| 4~ | | 8.7 | | 20 | | | 0.5 | | 0.6 | | 22 | 320 |
| 7~ | | 9.7 | | 26 | 700 | | 0.5 | | 0.8 | | 39 | 320 |
| 11~ | | 13.1 | 10.8 | 36 | | | | 0.7 | | 1.0 | 13 | 320 |
| 14~ | | 13.9 | 11.2 | 40 | | | 1.0 | 0.9 | 1.3 | 1.0 | 75 | 320 |
| 18~ | 0.92 | 13.2 | 8.3 | 41 | | | 1.4 | 1.3 | 1.2 | 1.0 | | 320 |
| 孕妇 | | | | | | | | 1.3 | | 1.45 | 66 | 520 |
| 　早期 | | | 8.3 | 50 | | | | | | | | |
| 　中期 | | | +5 | 50 | | | | | | | | |
| 　晚期 | | | +5 | 50 | | | | | | | | |
| 乳母 | +0.18 | | +10 | 65 | | | | 1.3 | | 1.4 | 96 | 450 |
| 50~ | 0.92 | | | | | | | 1.3 | | 1.4 | 75 | 320 |

注：*0~2.9 岁南方 8.88μg，北方地区为 13.8μg；# RE 为视黄醇当量；凡表中数字缺如之处表示未制定该参考值